KOMI記録システム

―― KOMI理論で展開する記録様式 ――

金井一薫 著

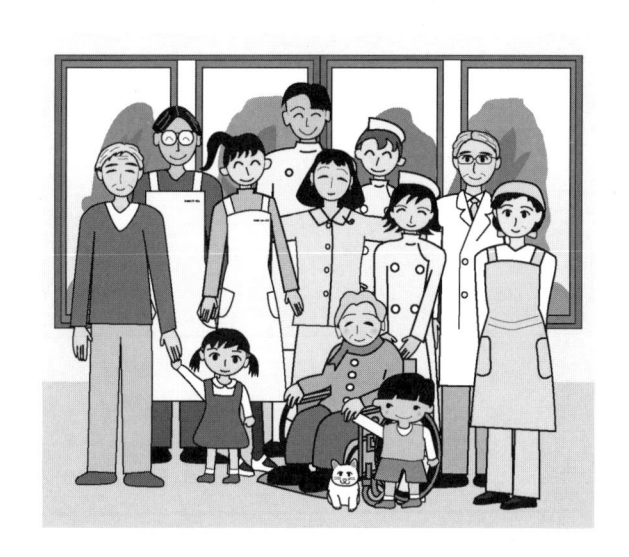

現代社

は じ め に

　たった1枚の「KOMIチャート」を世に出したのは1996年のこと。
　それから3年後の1999年に記録システムとしての「KOMIチャートシステム・2000」を完成させた。しかし，この「KOMIチャートシステム」は1年半後の2001年には改訂されて「KOMIチャートシステム・2001」となった。
　そして今回の大改訂である。
　短期間で，こんなに頻繁に改訂を繰り返している記録ツールはないだろう。だが，その結果，今では使いやすい，看護・福祉現場に即したツールになった。

> 看護・介護の現場で使いやすいように改訂された記録ツール

　本書は，最新版「KOMI記録システム」の解説書であり，活用の手引書である。

　今の日本では，高齢社会が到来したことによって，高齢者の生活を支えるケアシステムが整備され，同時に障害者や子どもたちが住みやすい豊かな社会を創ろうという試みが始まっている。高齢者や障害者など，これまで福祉の恩恵を一方的に受けてきた社会的弱者だった人々が，人間として当たり前の生活を送ることができるような社会の仕組みを創る動きが始まったのである。
　これまでの社会には見られない，新しい価値観の形成とその実現に向けた動きのなかで，看護・福祉の世界にも変革の波が伝わってきている。
　国民が看護・介護サービスの利用者として，サービスを選択し，評価するという時代が訪れたことによって，今や，看護職や介護職が提供するケアは商品となり，市場経済のあり方や方向性にまで影響を及ぼすようになっているのである。

　こうした状況において，これまでの看護や福祉の世界では，ほとんど表面化することのなかった以下のような問題がクローズアップされてきている。

> 看護や福祉の世界でクローズアップされてきた問題

　①看護と介護の連携と協働のあり方
　②ケアマネジメント展開における多職種からなるケアマネジャー養成のあり方
　③各事業所間や多職種間同士または同一法人内における記録の共有化とネットワーク化の実現

　上記の内容は，今後のわが国のケアの質を左右する重要な課題となるはずである。
　ところで筆者は，これまでに①の課題解決のために「KOMI理論」[1]を構築し，

1）金井一薫『KOMI理論――看護とは何か，介護とは何か』現代社，2004．

②と③の課題については,「KOMIチャートシステム」を開発したことで,その解決に向けての具体的方法を提示してきた。

<small>看護と介護を結ぶ理念で貫かれているKOMI理論</small>

「KOMI理論」は,看護と介護を結ぶ理念で貫かれており,両実践者は実践の目的を共有しながら,相互の役割を果たしていく協働者であると位置づけている。

また両者が「KOMIチャートシステム」を活用することで,特に慢性期の患者・利用者や高齢者に対応する記録の共有を可能とし,同じ目的に向かってケアプランを立案,実践できるように方向づけた。

しかし,一連の看護・介護過程をたどる「KOMIチャートシステム」のみでは,急性期の患者に対する看護記録として,即,対応しきれない面があるばかりか,看護・介護現場のすべての具体的業務を反映させることは不可能であることがわかっている。

つまり,「KOMIチャートシステム」のほかに,現実の業務を反映させ,かつケアの姿が浮き彫りにされるような記録用紙を追加する必要性に迫られているのが現状であった。

<small>急性期看護に対応した記録用紙の開発</small>

そこでこのたび,病院における急性期看護をはじめとする,ケアのあらゆる側面(病院看護・施設看護/介護・在宅ケア)に対応できる記録様式を開発したのである。それは従来の「KOMIチャートシステム」をも包含する新しい記録システムである。

このことによって,先に挙げた3点の課題を解決し,合わせて,看護界から強い要望があった急性期ケアへの対応を可能にしようというわけである。

この新記録様式全体を「KOMI記録システム」と命名し,これからの時代を担う記録システムとして世に問うことにした。

<small>KOMI記録システムの4種類の記録様式</small>

「KOMI記録システム」は,以下の4種類の記録様式によって構成されている。
　①KOMIチャートシステム
　②KOMIケアリングシート
　③KOMI治療展開シート
　④KOMI場面シート

これらの様式を自由自在に活用すれば,いかなる現場にあってもケアの記録に不自由することはないと思われる。

ところで,本書において提示する「KOMI記録システム」の様式は,すでに1年前に開発されており,「KOMI理論研究会」のメンバーらによって,看護・介護現場において試用されているのが現状である。つまり「KOMI記録システム」はすでに稼動していて,その成果も徐々に挙がっているのである。

本著の発行によって,看護と福祉の両分野において,「KOMI記録システム」の活用拡大に弾みがつけば,保健・医療・福祉の連携と統合という難問は,実践

の具体的展開という側面から，難なく解決されることだろう。
　このシステムがより広範囲の地域や多くの病院・施設において活用され，「KOMI」理論の理念が形になる日を，心から祈り，待ちたいと思う。

　　　　　　　　　　　2004年：猛暑の空を仰ぎつつ……
　　　　　　　　　　　　　　　　　金井　一薫

目　次

はじめに ……………………………………………………………………… 3

第1章：「KOMI記録システム」の履歴書 ……………………………………… 9
1．第1ステップ：「KOMIチャート」の誕生　9
2．第2ステップ：「KOMIチャートシステム・2000」の誕生　12
3．第3ステップ：「KOMIチャートシステム・2001」の誕生　21
4．第4ステップ：「KOMI記録システム」の誕生　31

第2章：「KOMI理論」を基盤にした"実践方法論" ……………………………… 33
1．ケアの目的論を確認する　33
2．ケアのための"疾病論"の存在　34
3．対象論の全体像を描く　35
4．方法論が目指すもの　38

第3章：方法論展開の道具としての「KOMIチャートシステム」 ……………… 43
1．「KOMIチャートシステム」の構成要素　43
2．「KOMIチャートシステム」の具体像　44
3．各シートの特徴と活用のポイント　56

第4章："生命力の姿"を映し出す「KOMIレーダーチャート」 ……………… 67
1．「KOMIレーダーチャート」の活用法　67
2．「KOMIレーダーチャート」マーク時の判断ポイント　69
3．「KOMIレーダーチャート」を読む　72

第5章：「KOMIチャート」で生活の全体像を描く ……………………………… 77
――"もてる力"と"生活の不自由度"を知る――
1．「KOMIチャート」を支える基本的な視点　77
2．「KOMIチャート」マーク時の手引き　80
3．各項目チェック時の判断ポイント　83

第6章：アセスメントから"個別ケアプラン"作成へ ………………………… 101
1．情報の整理　101
2．アセスメント　101
3．ケアプランの作成　112
4．個別ケアの実践に向けて　115
5．ケアマネジメント展開のためのプログラム　118

第7章：「KOMI記録システム」を構成する3種類の新記録用紙 ･･････････････ 125
　　　　──ケアの質を保証し，仕事の能率を上げるシート類──
　　　　1．「KOMIケアリングシート」の理念と活用法　126
　　　　2．「KOMI治療展開シート」の意義と活用法　135
　　　　3．「KOMI場面シート」の意義と活用法　141

第8章："情報開示"や"継続ケア"を実現するために ････････････････････ 147
　　　　1．「KOMIチャートシステム」を活用した"継続ケア"のあり方　148
　　　　2．「KOMIサマリーチャート」をマスターするために　151
　　　　3．5枚の「KOMIサマリーチャート」から事実を読み解く　154

第9章：看護・介護学生の"実習展開"を支援する ････････････････････････ 165
　　　　1．「看護・介護過程」とは何か　166
　　　　2．「KOMI理論」で展開する「看護・介護過程」の視点　171
　　　　3．実習記録としての「KOMI記録システム」　175

第10章：「KOMIの認知症スケール」と"スタンダードケアプラン" ･･････････ 185
　　　　1．「KOMIの認知症スケール」とは何か　185
　　　　2．各グループ別に見た「KOMIチャート」と「KOMIレーダーチャート」の特徴　190
　　　　3．グループ別に見る"欠落している認識"と"残された能力"　193
　　　　4．"スタンダードケアプラン"立案の試み　200
　　　　5．結　論　202
　　　　6．本研究の価値と今後への期待　202

補　章：「Q&A」 ･･･ 205
　　　　1．「KOMIチャート」に関する質問と答え　205
　　　　2．「KOMIレーダーチャート」に関する質問と答え　209
　　　　3．「KOMIチャートシステム」の活用全体に関する質問と答え　212
　　　　4．「KOMI記録システム」の電子化に関連した質問と答え　218

あとがき ･･･ 225

第1章 「KOMI記録システム」の履歴書

まず，"KOMI"の意味するところについて説明しておこう。

この言葉は，筆者の名前に因んで，「Kanai Original Modern Instrument」の頭文字をとってつけた呼称である。

筆者が構築した「KOMI理論」は，ナイチンゲール看護思想を基盤にしながらも，看護と介護を統合させた思想体系を持つもので，ナイチンゲール思想を継承する"金井方式"のケアの原理論として位置づけられ，今日を迎えている。したがって，"KOMI"という言葉には，ナイチンゲール思想を継承するものという意味が込められている。

> "KOMI"という言葉の由来

本著で紹介する「KOMI記録システム」は，以下の4種類の記録様式から成り立っている。

①KOMIチャートシステム
②KOMIケアリングシート
③KOMI治療展開シート
④KOMI場面シート

ここでは，広範囲におよぶ臨床現場に，あらためて「KOMI記録システム」が活用されていくことを願って，システム開発に至る経過を述べるなかで，そこに込められた思想的背景に触れ，「KOMI記録システム」誕生のシナリオを描いてみたい。

1．第1ステップ：「KOMIチャート」の誕生

たった1枚の「KOMIチャート」を誕生させたのは，1996年のことである。

たった1枚ではあったが，「KOMIチャート」は当時の看護・介護界を揺り動かすほどの存在感があった。

当時の看護界においては，実践の視点を「生活」や「人間」に置いているにもかかわらず，病院を中心とする医療現場での治療が優先される現実のなかで，患者の生活や人生やその人らしさというテーマは後回しにされ，症状や病状を中心とした看護計画の立案と実施に傾きがちな実態があった。

> 「生活」や「人間」に焦点を当てる「KOMIチャート」の誕生

また介護福祉界にあっては，介護の目的は"生活ケア"にあると定めてはいるものの，「生活」や「人間」をどう見つめればよいのかという，肝心なところが

曖昧で，各自の職業観や人生観を通して仕事をしているのが実態であった。

　本来，看護・介護職は，患者・利用者の生活過程の不自由さに関心を寄せ，その方の認識のあり方に着目しながら，適切な"生活の処方箋"を描くことができる専門職であるべきである。この理念とは遠く隔たっている現実を，何とか本来の姿に戻せないか，そして両者が協同して働ける基盤づくりができないかと思考した末に考案したのが「KOMIチャート」なのである。

　そのために，何はさておいてもしなければならないことは，患者・利用者の「生活過程」の全体像を，ケアの視点で把握できるように，思考の道筋をつけることであった。加えて，誰が観察を行なっても，またどのような状況に置かれた対象者であっても（たとえば，高齢者であっても，心身障害者であっても，また彼らが病院や施設にいようが，地域で暮らしていようが，そういうことを問題とせずに）あらゆる状況下で活用できるような"生活モデル"を開発することであった。この考えに基づき，対象者の生活過程の全体像を視覚的に一目で把握することができるようなものを作成することに全力を注いだのである。それが「KOMIチャート」である。

> 対象者の生活過程の全体像を一目で把握する

　当時はたった1枚のチャートだったが，「KOMIチャート」を活用した看護師たちによって，看護臨床は明らかに変化を見せた。看護師たちが本来の看護（生活過程を健康的に整える実践）を取り戻そうと動きはじめたからである。さらにこの同じ発想は，介護福祉界においても素早く，かつ素直に受け入れられていった。もともと介護は，生活の援助行為によって成り立っている職業なので，「KOMIチャート」によって，対象となる利用者の生活過程や認識を見つめる視点が示された時点で，その見解にそって実践を展開しようとする人々が誕生したことは，ごく自然の流れであったのである。

　ここに「初代：KOMIチャート」を掲載する。

　今となっては懐かしいチャートである。当時はまだ，色塗りの面積を指定する法則が確立しておらず，1マスを半分に区切る点線が入っているのが特徴である。また，1枚の用紙のなかに「対象の状況」「このチャートからわかること」「具体的援助計画」までを書き込むようになっていて，これだけでなんとか"看護・介護過程展開"を目指そうとしていたことがうかがえる。（【資料1】初代：KOMIチャート参照）

　「KOMIチャート」はその円形デザインを完成させるまでに，さまざまな試み（長方形で碁盤の目のようなデザインも作った）を行なったが，とりわけ苦労したのは15の大項目の決定と"150の小項目"の判定内容づくりだった。日本人の当たり前の日常生活を思い描き，それが阻害された状況を想像しながら，1項目ずつ判定文章を完成させる作業は，気の遠くなるような取り組みであった。完成したときには手ごたえはあったが，出来上がったチャートと判定項目が，はた

> 15の大項目と150の小項目の判定項目

【資料１】初代・KOMIチャート

氏　名：
年　齢：　　　歳（男・女）
居住場所（病棟名）：
疾患名：

対象の状況：

判定：　　年　月　日現在
判定者：

このチャートからわかること：

具体的援助計画

■ 本人がわかる・できる。
□ 本人はわからない・できない。
▨ 判別できない。（要観察事項）

▨ 専門家の援助がはいっている。
▨ 身内の援助でまかなわれている。

KOMIチャート
(生活過程評価チャート)
(認識面)

KOMIチャート
(生活過程評価チャート)
(行動面)

して現場で使えるのかという不安がつきまとった。試運転が始まったときの緊張感は、今でも忘れられない。

1996年に発刊された『KOMIチャート――日常ケアの実践を導く方法論』（現代社）において、筆者は次のように語っている。

「KOMIチャートが完成するまでには、項目を仕上げたと思ったときから、さらに1年半以上の歳月を要した。社会福祉現場と看護現場にいる方々に、これは使えると太鼓判を押してもらうことが不可欠の条件だったからである。何回も手直しをした。両分野で合計1,000例を超えるケースに適用してみて、その使い具合を検討した。

私の最大の関心は、"KOMIチャートは、どの領域で、どの程度まで使えるか"にあったし、"はたして看護界と福祉界とが仲良く活用できるだろうか"という点にあった。

——略——（著作のなかで紹介した）12施設の方々によるKOMIチャートの活用実態の報告を最初に手にしたとき、私は正直いって驚き、また感動した。私の予想と期待をはるかに超えた実践の姿がそこにあったからである。」（カッコ内は筆者が今回追加）

「KOMIチャート」は飛行機にたとえれば"片翼"

こうして世に出た「KOMIチャート」だったが、「KOMIチャート」は"生活過程評価チャート"としての役割しか担えないことは、当然、当初からわかっていたことだった。たった1枚のチャートだけでは、トータルなケアプラン立案のためのアセスメントができるはずはない。飛行機にたとえれば、「KOMIチャート」は"片翼"であり、飛行のためには"もう1つの翼"と、安全で的確な"飛行プログラム"が絶対に必要であった。

2．第2ステップ：「KOMIチャートシステム・2000」の誕生

「KOMIレーダーチャート」で人間をトータルに見つめる

もう1つの翼は、「KOMIレーダーチャート」として、1999年の秋に完成した。これで、「KOMI理論」がその対象論として唱えている、人間をトータルに見つめる看護・介護の視点を、具体的に、かつ視覚的に示すことができるようになった。（【資料2】KOMIレーダーチャート参照）

「KOMIチャート」の判定項目もわかりやすい表現に改訂

さらに「KOMIチャート」もデザインを一部変更し、各々のマスを2分するように付いていた点線の仕切りを取り除き、"排泄"項目に"排便"と"排尿"を区別する実線を引いて、細目数を155に定めた。また155の判定項目の内容をわかりやすい表現に改訂し、これに伴い初代「KOMIチャート」の細目の並び順も変更させた。（【資料3】2代目KOMIチャート参照）

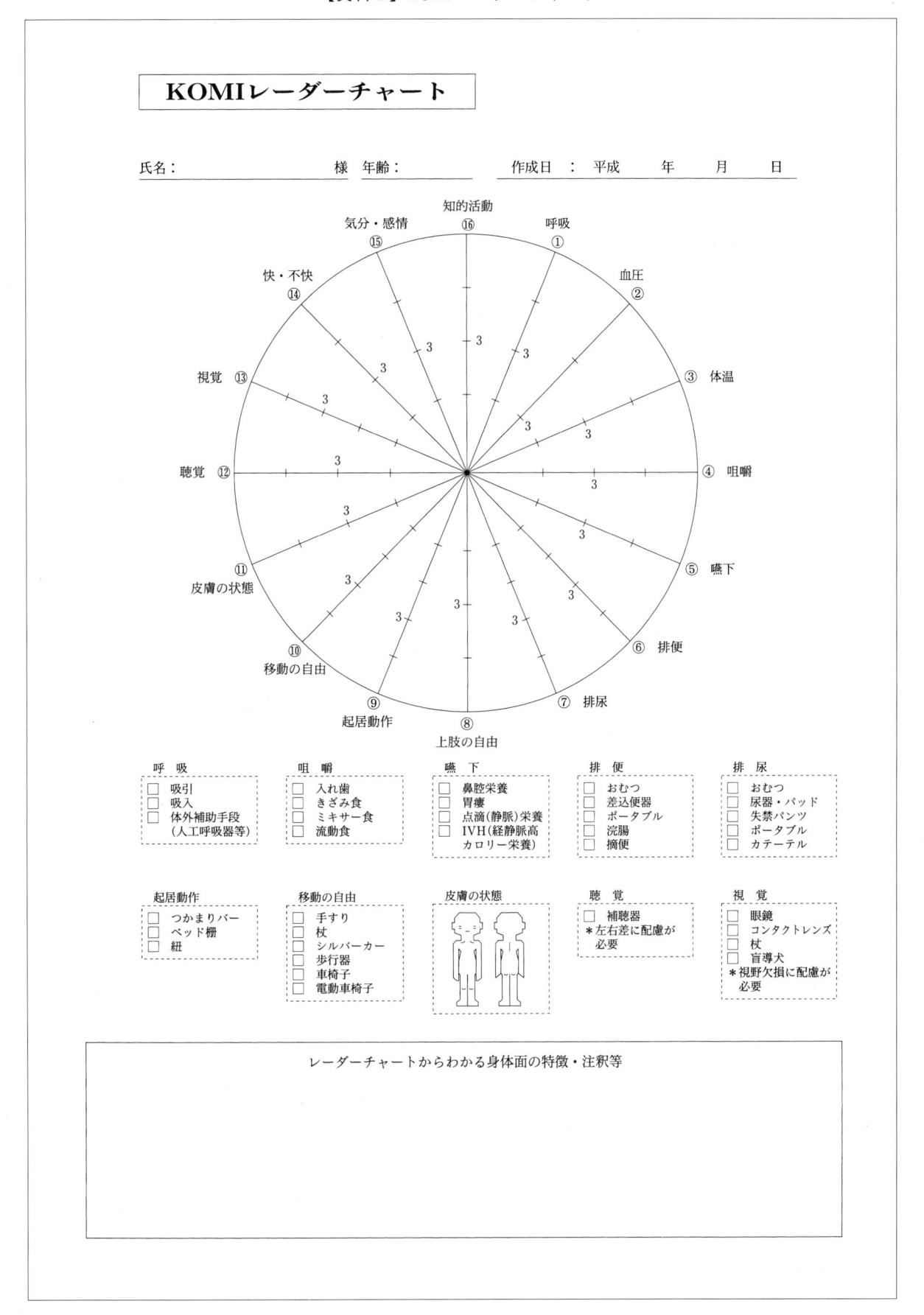

【資料2】KOMIレーダーチャート

KOMIレーダーチャート

氏名：　　　　　　　様　年齢：　　　　　　作成日：平成　　年　　月　　日

レーダーチャート項目：
① 呼吸
② 血圧
③ 体温
④ 咀嚼
⑤ 嚥下
⑥ 排便
⑦ 排尿
⑧ 上肢の自由
⑨ 起居動作
⑩ 移動の自由
⑪ 皮膚の状態
⑫ 聴覚
⑬ 視覚
⑭ 快・不快
⑮ 気分・感情
⑯ 知的活動

呼吸
- [ ] 吸引
- [ ] 吸入
- [ ] 体外補助手段（人工呼吸器等）

咀嚼
- [ ] 入れ歯
- [ ] きざみ食
- [ ] ミキサー食
- [ ] 流動食

嚥下
- [ ] 鼻腔栄養
- [ ] 胃瘻
- [ ] 点滴(静脈)栄養
- [ ] IVH（経静脈高カロリー栄養）

排便
- [ ] おむつ
- [ ] 差込便器
- [ ] ポータブル
- [ ] 浣腸
- [ ] 摘便

排尿
- [ ] おむつ
- [ ] 尿器・パッド
- [ ] 失禁パンツ
- [ ] ポータブル
- [ ] カテーテル

起居動作
- [ ] つかまりバー
- [ ] ベッド棚
- [ ] 紐

移動の自由
- [ ] 手すり
- [ ] 杖
- [ ] シルバーカー
- [ ] 歩行器
- [ ] 車椅子
- [ ] 電動車椅子

皮膚の状態

聴覚
- [ ] 補聴器
*左右差に配慮が必要

視覚
- [ ] 眼鏡
- [ ] コンタクトレンズ
- [ ] 杖
- [ ] 盲導犬
*視野欠損に配慮が必要

レーダーチャートからわかる身体面の特徴・注釈等

【資料3】 2代目 KOMI チャート

KOMIチャート

氏名： ＿＿＿＿＿＿＿＿＿＿ 様

性別： 男・女　　年齢： ＿＿＿＿＿

判定者 ＿＿＿＿＿＿＿＿＿＿

判定日：平成　　　年　　　月　　　日

- ■ 本人がわかる・できる。
- □ 本人はわからない・できない。
- ▨ 判別できない。（要観察事項）
- ▨ 専門家の援助がはいっている。
- ▨ 身内の援助でまかなわれている。

KOMIチャートからわかること（事実のよみとり）

第1分野

黒マーク	認識面	／27か所
	行動面	／28か所

第2分野

黒マーク	認識面	／25か所
	行動面	／25か所

第3分野

黒マーク	認識面	／25か所
	行動面	／25か所

（認識面）

（行動面）

ここに至って，新たに発案した「KOMI レーダーチャート」によって「身体面」の状態を把握し，そして改訂版「KOMI チャート」によって，その「認識面」と「行動面」の状態を，より明確に判断することが可能となった。この3方向から人間を観察するという手法によって，その人の生活の自立度と QOL を見定め，今の生活過程の全体像を描くことができるようになったことは，"KOMI 理論の展開"というテーマから見れば，実に大きな出来事である。

> 「KOMI レーダーチャート」で身体面，「KOMI チャート」で認識面と行動面を判断

ところで，「KOMI チャートシステム」が誕生した 1999 年当時にあっては，翌 2000 年から始まる「介護保険」に向けて，ケアマネジャーの養成が開始されており，ケアマネジャーが活用する"アセスメントツール"として，どれが優れているかという議論で，日本中が沸きかえっていた。

「KOMI チャートシステム」も，それらのツールの1つに加えて欲しいとは願ったものの，そうなると「KOMI チャートシステム」は介護保険のためのツールというイメージが強くなってしまい，筆者が望むようにすべての領域で活用できるという長所が消えてしまう。そこで，介護保険のために作成されたツールであるというイメージを，極力持たせないように説明してきたつもりである。とはいえ，実際には介護保険と連動して活用できるように工夫した点もあり，そのために「KOMI チャートシステム」は"高齢者向け""在宅・地域ケア向け"というレッテルが貼られてしまったようである。

この点を訂正する必要があるという強い要請は，2000 年版が完成した直後から出はじめていた。

しかしながら，「KOMI チャートシステム」の完成という出来事は，先にも述べたように，「KOMI 理論」から見れば，飛躍への第一歩であった。

何といっても，「KOMI チャートシステム」においては，「身体面」を判定する「KOMI レーダーチャート」と，「認識面」「行動面」を同時に判定する「KOMI チャート」が存在するのである。さらに判定に際しては，対象者の"もてる力"や"残された力"，反対に"欠けた力"をも，正確に一目で見てとれるように画像化されたことで，誰が見ても一目で生活の状態を判断できるようになり，かつ生活の自立度を数値化できるように工夫を凝らした結果，援助者が提供したケアの質をも判定することを可能にしたのである。

> 生活の自立度を数値化する

結果として，「KOMI チャートシステム」は，「KOMI チャート」1枚では担い切れなかった看護・介護過程展開様式として，さらにはケアマネジメント過程展開様式となってデビューしたことになる。これで「KOMI」という飛行機は安定して，安全に，長距離を飛べるようになった。(【資料4】「KOMI チャートシステム・2000」の全体像参照)

【資料４】「KOMI チャートシステム・2000」の全体像

A 用紙（基本フェイスシート）

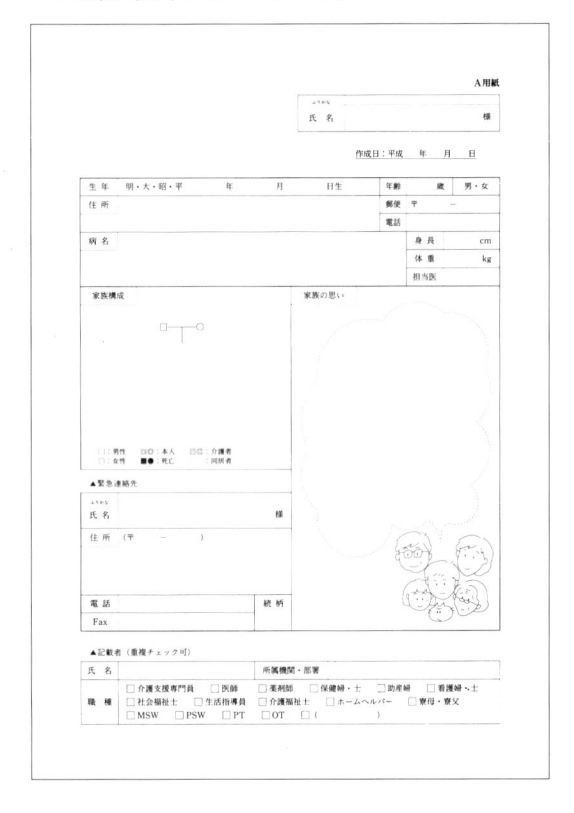

B 用紙（症状・病状情報）

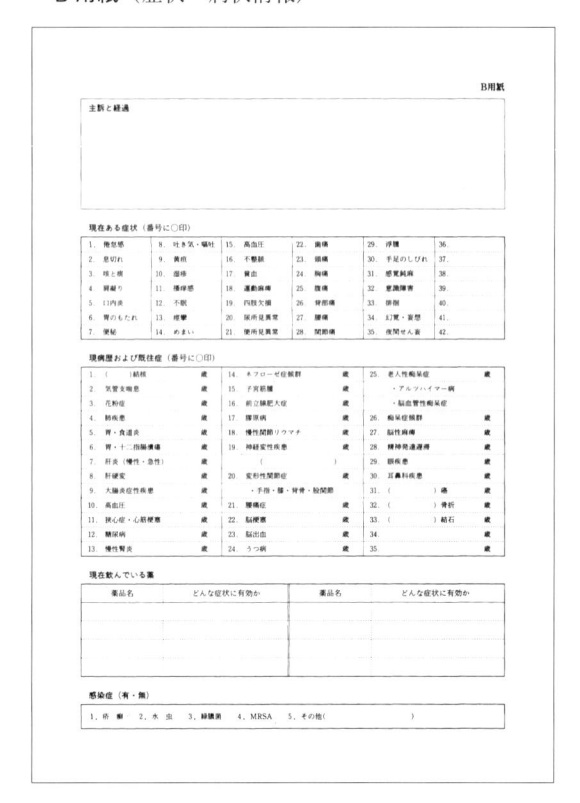

KOMI サークルチャート（生活歴）

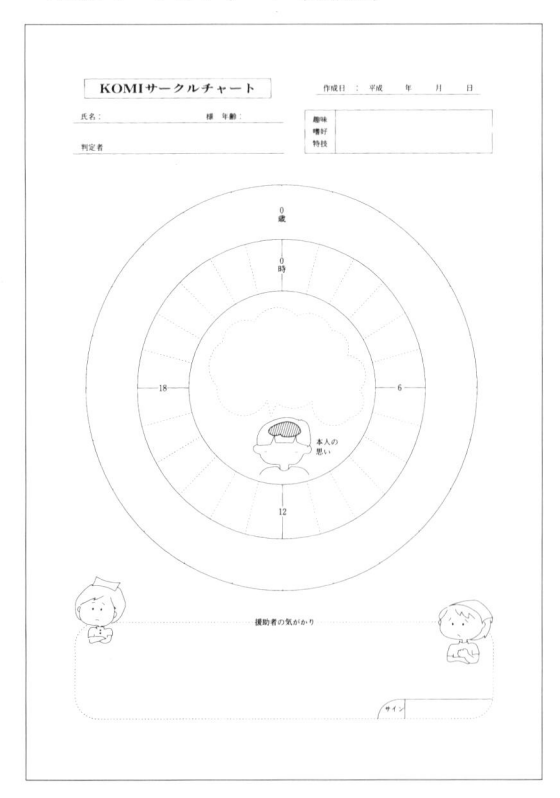

C 用紙（介護認定度とサービス受給状況）

D 用紙（家族の介護状況）

KOMI レーダーチャート（生命過程判定用紙）

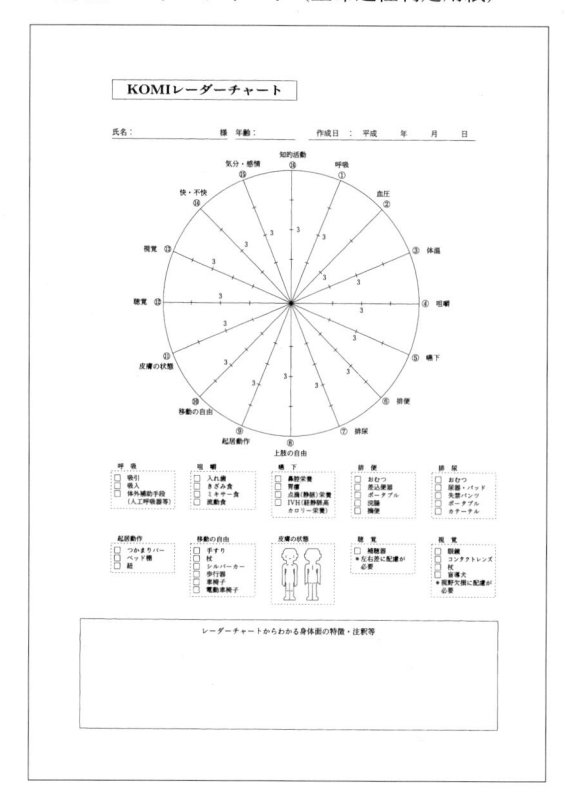

KOMI チャート（生活過程判定用紙）

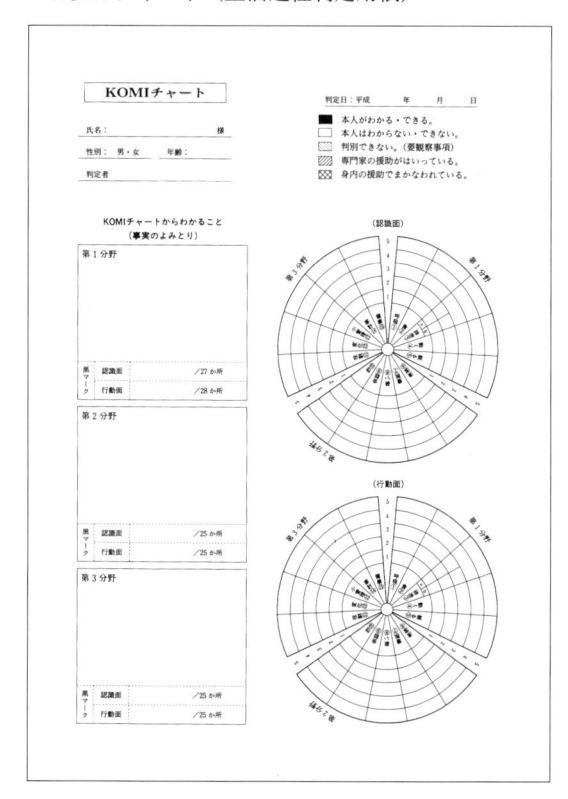

グランドアセスメント用紙（ケア計画を導く根拠）

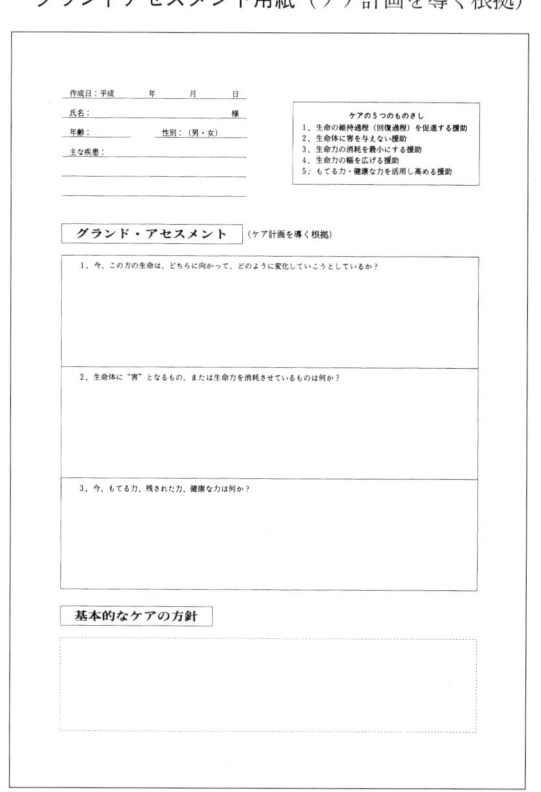

ケア計画と変化の状況用紙

介護サービス計画書

1週間の予定表

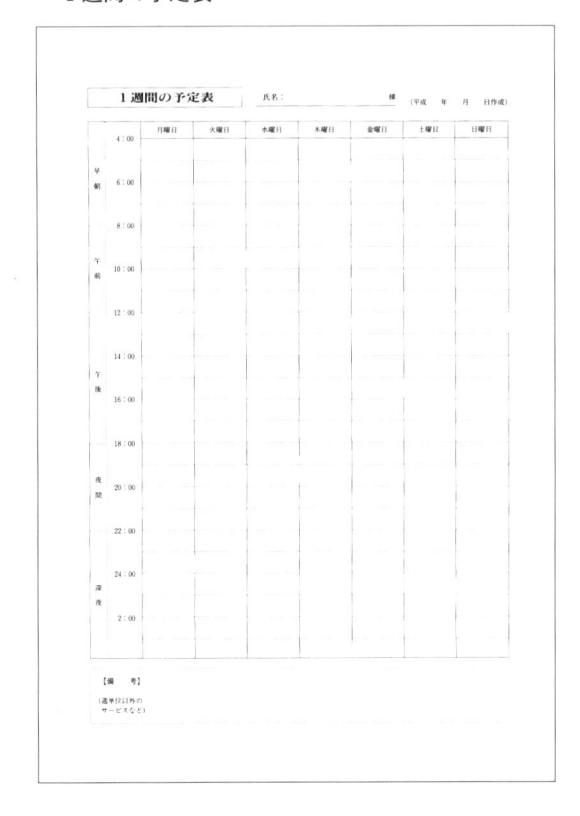

日々の記録用紙

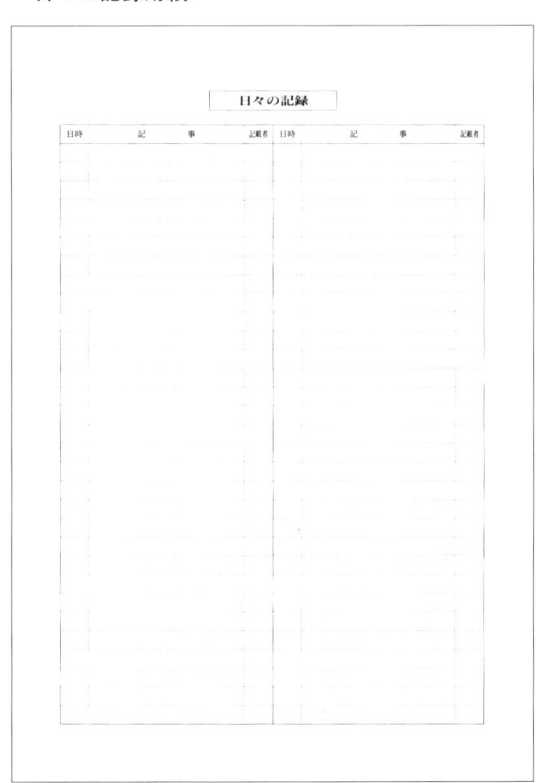

KOMIサマリーチャート（継続情報用紙）

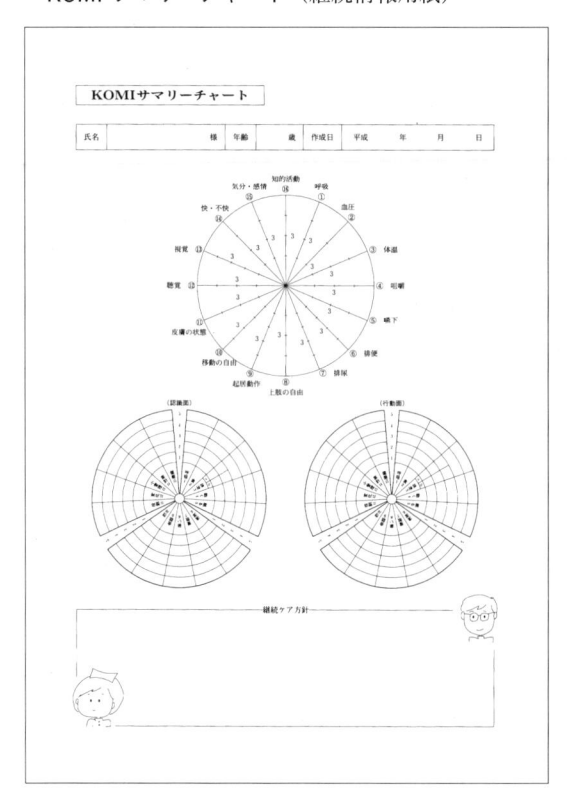

　次に、「KOMIチャートシステム」の特徴であり、また同時に利点でもある要素として挙げられる点は、「KOMIレーダーチャート」や「KOMIチャート」を活用しながら収集した対象者の情報を、「グランドアセスメント」用紙において、"ケアの5つのものさし"[1]の頭で整理し、個別のケアプランを導くというスタイルをとったことである。「KOMI理論」の頭で収集した情報を、「KOMI理論」の頭でアセスメントするという、一貫した事の運びができるようになったことで、理論と実践に一本の筋が通るようになったのである。

　それゆえに、「KOMIチャートシステム」の活用について学んだケア提供者によって導き出されるケア計画は、まさに「KOMI理論」が目指す方向性と一致

「KOMI理論」の頭で収集した情報を「KOMI理論」の頭でアセスメントする「グランドアセスメント」用紙

1）"ケアの5つのものさし"は、ナイチンゲール看護思想をベースにおいて、金井一薫によって1993年に作成されたもので、この10年間に看護・介護界に浸透した。
　　"ケアの5つのものさし"は、次の5点である（②番の表現は一部変更）。
　　①生命の維持過程（回復過程）を促進する援助
　　②生命体に害となる条件・状況を作らない援助
　　③生命力の消耗を最小にする援助
　　④生命力の幅を広げる援助
　　⑤もてる力・健康な力を活用し高める援助

する可能性が高いのである。それは実践の質を高め，保証することにつながると言えよう。

個別状況を根拠にしたケアプランの作成

さらに次のステップとしては，「グランドアセスメント」から導かれた「基本的なケアの方針」を根拠にして，その先に実践可能な具体策を描くことである。「行ない整える内容＝具体策」は，抽象的な表現で描いてしまったら意味がない。看護・介護界においては，マニュアル思考（標準看護計画など）が定着しているので，ケア提供者の頭はどうしても一般論から答えを出そうとしてしまいやすいのだが，マニュアルから導かれたケアプランは，画一的で，個別性が表現されにくいことが欠点である。

1人ひとりの条件・状況に見合ったケアプランを立てるには，その条件・状況のなかに存在する，個別の事象を根拠にしなければならない。これは情報収集の段階で見定めないかぎり，ケアプラン作成段階で答えをいくら考えても出てくるものではない。「KOMIチャートシステム」の特徴は，ケアプランの内容を「グランドアセスメント」が支えるという点にある。

基本的ケア方針と目指すものを考え出していくシステム

つまり「KOMIチャートシステム」という記録様式は，「KOMIレーダーチャート」と「KOMIチャート」を心臓部分とし，「グランドアセスメント」を頭脳部分として，「基本的ケア方針」と「目指すこと」さらに「行ない整える内容」を考え出していくシステムなのである。

この点をしっかりと見据えて活用してほしいというのが，開発当初の願いであった。

パソコンソフトと連動

ところで，「KOMIチャートシステム・2000」は，「ケアデザイナー」というパソコンソフトと連動し，セットになって活用できるようになった。この点も看護・介護界にとっては画期的な出来事である。しかし，今からわずか5年前とはいえ，当時の看護・介護界のパソコン活用人口は必ずしも多くはなく，パソコンの威力は，まだ十分に認識されてはいない状態であった。

"問題点思考"が妨げになる

まずは「手入力」で実力を養うのが先決であるという結論が出たものの，看護・介護界で育てられたケア提供者たちの頭は，"問題思考型"で塗り固められており，せっかく「KOMIレーダーチャート」や「KOMIチャート」で情報収集しても，「グランドアセスメント」を書く段階で，問題思考型に戻ってしまい，「KOMI理論」に即した内容表現がなかなかできないという悪戦苦闘状態が続いた。

さらに，「KOMIチャートシステム・2000」の記録用紙は，一連の看護・介護過程の展開用紙であるにもかかわらず，すべて通して活用されることがなく，システムの一部分（特に「KOMIレーダーチャート」のみ）を使用した施設や病院が圧倒的に多かった。これでは情報が不十分であり，「グランドアセスメント」が真っ当に書けないのは当然であった。

ここに，活用の仕方そのものを指導する"活用の手引書"を作成しなければならないという課題が生まれた。

3．第3ステップ：「KOMIチャートシステム・2001」の誕生

「KOMIチャートシステム・2000」の発刊からわずか1年半で，新しい内容を持つ「KOMIチャートシステム・2001」が誕生した。

2001年には，介護保険制度も定着してきており，利用者への情報開示は当たり前に行なわれ，多職種が連携して仕事をするという風潮もゆるぎないものとなった。こうした時代の変化のなかで，時代の波に逆らわず，その波の性質をとらえて同調する組織のあり方や，仕事の仕方が問われはじめた。しかし，保健・医療・福祉の連携と統合という未来図は，ここで大きな課題にぶつかっていた。それは"看護と介護の連携と協働の問題"であり，また"具体的連携のあり方をめぐる問題"であった。

> 看護と看護との具体的連携のあり方を目指して

「KOMI理論」と「KOMIチャートシステム」は，まさにこうした課題を解決するために構築されたものである。その有用性を検証しなければならない時期に入ったと思った。

そこで，「KOMIチャートシステム・2000」においては不明確だった活用のルール全体を提示し，「KOMIチャートシステム」を保健・医療・福祉の連携と統合の道具となるように明示する手立てを探ることにした。

ユーザーたちからの多くの意見や助言をもとに，「KOMIチャートシステム・2000」において，不都合な箇所や不明確な部分を訂正し，結果として「KOMIチャートシステム・2001」を作成した。それは，より明確に「KOMI理論」展開の道具として位置づけられるようになったし，看護・介護過程展開と同時に，ケアマネジメント過程展開を導くものとして，価値ある道具であるという側面が強化された。同時に看護界においては，高齢者だけでなく広範な領域においても活用できる道具であるとの側面を訴えるものとなった。

そして「KOMIチャートシステム」の部分使用は避け，「グランドアセスメント」を「KOMI理論」の思考で描いて，具体的なケアプランにつなげ，さらにその先に豊かな実践の世界を創りあげられるように，ていねいに文字化したつもりである。

「KOMIチャートシステム」においては，その根幹部分である「KOMIチャート」を正確に記載できなければ意味がない。「KOMIチャート」をマスターすれば，「KOMI理論」はマスターできるといっても過言ではないのである。それほどに，筆者は「KOMIチャート」を大事にしている。

ところで，2000年版の改訂にあたって，その「KOMIチャート」の判定項目の文言をめぐって議論が起きた。それは，「行動面」の「～できる」という表現では，今は本人がしていない，あるいはできていない場合でも，その人の能力が残っている場合や，元気になればできるという，その可能性に対して黒マークをつけてしまうという見解が示されたためである。これはなんとかしなければなら

> 「KOMIチャート」の文言の再検討

ないと思った。

　結果として,「KOMI チャート」の「行動面」の判定項目表現は,「KOMI チャートシステム・2001」において変更された。つまり,それまでの「〜できる」という表現を,実際に自分が行なっている状態であることを示すために「自ら〜している」という表現に切り替えたのである。

　これによって「KOMI チャート」は2回目の大幅改訂が行なわれたことになる。初代「KOMI チャート」の文言と比較すれば,3世代目の変更のポイントがわかるはずである。(「KOMI チャート」の文言の移り変わり(認識面)(行動面)参照)

「KOMI チャートシステム・2001」の特徴

　「KOMI チャートシステム・2001」の特徴を挙げれば,以下のとおりである。
①対象者の個別ケアプランを立案・実施・継続するために,専門的なケアの視点で開発された記録様式である。
②ケアプランの作成から実践,評価までの一連のケアのプロセスを,ケアの視点で記録できるようになっているので,記載された記録用紙を読むことで,そこに"なされた看護・介護の姿"を見出すことができる。
③多職種が同時に活用でき,かつ患者・利用者・家族の参加も可能なため,情報開示はもとより,あらゆる関係者と情報の共有が可能になる。
④コンピュータソフトと完全に連動し,記録のネットワーク化に向けて動き出している。
⑤患者・利用者本人,または家族自身も記録することが可能である。
⑥臨床研究の質的向上に資すること。
⑦看護・介護学生の実習教育を支援するシステムであること。

　上記のように「KOMI チャートシステム・2001」は,新しい課題を乗り越えるべく構築され,世に出たのであった。
　しかしながら,ここでまた問題が持ち上がった。
　「KOMI チャートシステム・2001」の記録用紙のなかには,施設や病院では活用しないものまで含まれていること,そしてこの様式は相変わらず,基本的に"高齢者向け""在宅・地域向け"であるなど,対象を限定せずに,広範囲での活用を目指しているわりには,使いづらい点が明らかにされた。

高齢者ケアとともに障害者ケアにも対応できる枠組みづくりを

　2003年からは,身体障害者に対する国のケア方針が打ち出され,支援費制度が敷かれたし,同時に精神障害者に対する対策も本格化しはじめた。こうした背景をふまえると,高齢者ケアに並んで,障害者ケアに対しても対応できる枠組みを作らなければならない時代になった。
　さらに,この2〜3年でコンピュータの普及は急速に進み,「ケアデザイナー」の機能も大幅にアップさせる必要が出てきた。
　再度,有力なユーザーたちによる意見交換が行なわれた。ここにおいて「KOMI チャートシステム・2001」を全面改訂する方向が打ち出されたのである。

「KOMI チャート」の文言の移り変わり（認識面）

	KOMI チャート	KOMI チャートシステム・2000	KOMI チャートシステム・2001
①呼吸する	1. 息苦しさがわかる 2. 匂いがわかる 3. 暑さ・寒さがわかる 4. 空気の汚れがわかる 5. 陽光を気持よく感じ，それを取り込む必要がわかる	1. 空気の汚れ（匂い・よどみ・ムッとする感じ）がわかる 2. 暑さ・寒さがわかる 3. 陽光を気持ちよく感じる 4. 新鮮な空気は気持ちよいと感じる 5. 空気を清浄にするための各種電気製品（掃除機・冷暖房器具など）の使い方や扱い方がわかる	1. 空気の汚れ（匂い・よどみ・ムッとする感じ）がわかる 2. 暑さ・寒さがわかる 3. 陽光を気持ちよく感じる 4. 新鮮な空気は気持ちよいと感じる 5. 空気を清浄にするための各種電気製品（掃除機・冷暖房器具など）の使い方や扱い方がわかる
②食べる	1. 食物がわかる（異食がない） 2. 食欲を感じる 3. 空腹を感じる時間に自然のリズムがある（食事を摂る時間に一定の間隔がある） 4. 人と交わって食べたいと思う 5. 栄養のバランスや適切な水分量を考えられる	1. 食べ物がわかる 2. 空腹を感じる 3. 適切な食物量や水分量がわかる（過食や拒食にならない） 4. 健康にとってどんな食物がよいかわかる 5. 人と一緒に食べたいと思う	1. 食べ物がわかる 2. 空腹を感じ，異常食欲がない 3. 適切な食物量や水分量がわかる（過食や拒食にならない） 4. 健康にとってどんな食物がよいかわかる 5. 人と一緒に食べたいと思う
③排泄する	1. 尿意・便意がわかる 　a. 尿意　b. 便意 2. 排泄終了がわかる 　a. 尿　b. 便 3. 現体調（現状）における排泄場所がわかる 　a. 尿　b. 便 4. 世話されることに羞恥心を持っている（自尊心意識がある） 5. 自分の排泄のリズムや習慣（頻尿や便秘など）を知っていて，不調時への対応を心得ている	1. 便意・尿意がわかる 　a. 便意　b. 尿意 2. 排泄終了がわかる 　a. 便　b. 尿 3. 今，どこで排泄すべきかわかる 4. 排泄の不調（下痢・便秘・頻尿・乏尿など）に対して解決するための方策がわかる 5. 世話されることに羞恥心やためらいなどの気持ちがある	1. 便意・尿意がわかる 　a. 便意　b. 尿意 2. 排泄終了がわかる 　a. 便　b. 尿 3. 今，どこで排泄すべきかわかる 4. 排泄の不調（下痢・便秘・頻尿・乏尿など）に対して解決するための方策がわかる 5. 世話されることに羞恥心やためらいなどの気持ちがある
④動く	1. 日常生活動作に不便や痛みや苦痛を少しも感じない（痛みなどによる動作の制限がなく 異常感がまったくない） 2. 自分にとって安楽な姿勢や無理のない動作がわかる 3. 動きたいという意欲がある 4. 動くために必要な体力が今どれ位あるかを知っている 5. 健康維持や回復にとって必要な運動量がわかる	1. 日常のすべての動作に痛みや苦痛を感じない（苦痛など何もない） 2. 動きたいという意欲・意志がある 3. 健康にとって運動や作業が大切であると思う 4. できる動作や作業は自分の力でやりたいと思う 5. 今，自分の行動が自他を過度に消耗させたり，危害を加えたりしていないと自覚している（徘徊・閉じこもり・自傷行為などが見られない）	1. 日常のすべての動作に痛みや苦痛を感じない（苦痛など何もない） 2. 動きたいという意欲・意志がある 3. 健康にとって運動や作業が大切であると思う 4. できる動作や作業は自分の力でやりたいと思う 5. 今，自分の行動が自他を過度に消耗させたり，危害を加えたりしていないと自覚している（徘徊・閉じこもり・自傷や他傷行為などが見られない）

	KOMI チャート	KOMI チャートシステム・2000	KOMI チャートシステム・2001
⑤眠る	1．眠さ・疲れを感じる 2．昼と夜の区別がわかる 3．眠りに際して不安や恐怖心がない 4．自分にとって必要な睡眠時間を知っている 5．よく眠れたと感じる	1．良く眠れた，または良く眠れないと感じることができる 2．今，昼か夜かがわかる 3．眠りに際して不安や恐怖心がない（暗闇が恐いなど） 4．起きる意欲・意志がある 5．睡眠の不調に対して解決する方策を知っている	1．良く眠れた，または良く眠れないと感じることができる 2．今，昼か夜かがわかる 3．眠りに際して不安や恐怖心がない（暗闇が恐いなど） 4．起きる意欲・意志がある 5．睡眠の不調に対して解決する方策を知っている
⑥身体を清潔に保つ	1．身体の不快感（痒み・汗ばみ・脂ばみなど）を感じる 2．身体細部（爪・目やに・耳あか・鼻毛など）の不潔に気をとめることができる 3．さっぱり感を感じることができる 4．身体を清潔にしようという意欲がある 5．不衛生（汚れたものや不潔な場所）への観念がある	1．不衛生（便や尿に触れること，不潔な場所や物など）がわかる 2．不潔（下着の汚れ，衣類の汚染など）による身体の不快感を感じる 3．身体細部（爪，目やに，耳垢，鼻毛など）の不潔に気を止めることができる 4．お風呂に入りたいと思う 5．さっぱりしたと感じる	1．不衛生（便や尿に触れること，不潔な場所や物など）がわかる 2．不潔（下着の汚れ，衣類の汚染など）による身体の不快感を感じる 3．身体細部（爪，目やに，耳垢，鼻毛など）の不潔に気を止めることができる 4．お風呂に入りたいと思う 5．さっぱりしたと感じる
⑦衣服の着脱と清潔	1．人前で衣服を着るのは当然と感じる 2．着替える意欲がある 3．好みの衣服がわかる 4．季節（気候）に合った衣服がわかる 5．衣服の清潔がわかる	1．朝起きたら衣服を着替えるのは当然と感じる 2．着替える意欲・意志がある 3．衣服の好みがある 4．季節（気候）に合った衣服がわかる 5．洗濯する意欲・意志がある	1．朝起きたら衣服を着替えるのは当然と感じる 2．着替える意欲・意志がある 3．衣服の好みがある 4．季節（気候）に合った衣服がわかる 5．洗濯する意欲・意志がある
⑧身だしなみを整える	1．髪型や身につけているものを誉められると嬉しいと感じる 2．だらしないこと（シャツが裏表・靴が左右逆・髪がボサボサなど）がどういうことかわかる 3．自分の装いに関心を持っている 4．装いにおける自分の好みを選択できる（髪型・商品・店など） 5．時・所・目的に適した身だしなみがわかる	1．髪型や身につけているものを誉められると嬉しいと感じる 2．だらしないこと（シャツが裏表，髪がボサボサなど）がどういうことかわかる 3．自分の装いに関心を持っている 4．装いにおける自分の好みを選択できる（髪型，装身具，化粧品など） 5．時・所・目的に適した身だしなみがわかる	1．髪型や身につけているものを誉められると嬉しいと感じる 2．だらしないこと（シャツが裏表，髪がボサボサなど）がどういうことかわかる 3．自分の装いに関心を持っている 4．装いにおける自分の好みを知っている（髪型，装身具，化粧品など） 5．時・所・目的に適した身だしなみがわかる

	KOMIチャート	KOMIチャートシステム・2000	KOMIチャートシステム・2001
⑨伝える・会話する	1．対象を認識できる（視覚・聴覚に障害がないか，あっても認識の手段を備えている） 2．伝えようという意志がある 3．相手の言うことがわかる 4．継続的な会話ができる程度の記憶力がある 5．人と話すことを拒否する気持がなく，自然に会話を運ぼうという意識がある	1．相手が誰かわかる 2．相手の言うことがわかる 3．伝えよう・話そうという意欲・意志がある 4．記憶に大きな欠落や乱れがない 5．人と話すことに苦痛がない	1．相手が誰かわかる 2．相手の言うことがわかる 3．伝えよう・話そうという意欲・意志がある 4．記憶に大きな欠落や乱れがない 5．人と話すことに苦痛がない
⑩性にかかわること	1．見知らぬ人の前で裸になることに羞恥心を感じる 2．自分が男性あるいは女性であることを自覚している 3．異性に対して自然な関心を抱くことができる 4．異性と話すことなどに極端な拒否感情を持っていない 5．性に対して自制心を働かせることができる	1．人前で裸になるのは恥ずかしいと感じる 2．自分が男性か女性かがわかる 3．スキンシップを心地よいと感じる 4．異性に対して自然な関心を持っている（異性を極端に嫌ったり，極端に好意を示すことがない） 5．自己の性に対する自制心がある	1．人前で裸になるのは恥ずかしいと感じる 2．自分が男性か女性かがわかる 3．スキンシップを心地よいと感じる 4．異性に対して自然な関心を持っている（異性を極端に嫌ったり，極端に好意を示すことがない） 5．自己の性に対する自制心がある
⑪役割（有用感）を持つ	1．自分は誰かわかる 2．生い立ちを理解している（自分史を認識できる） 3．人とのかかわりを求めている 4．相手の状況や立場などを理解できる（思いやりがある） 5．自分でできること，しなければならないことは自分でしようとする意識がある（自立精神がある）	1．自分は誰かわかる 2．自分史・おいたちを覚えている 3．相手のことを思いやる気持ちがある 4．自分のことは自分で決定しようと思う 5．家族や社会の中で自分の役割がある	1．自分は誰かわかる 2．自分史・おいたちを覚えている 3．相手のことを思いやる気持ちがある 4．自分のことは自分で決定しようと思う 5．家族や社会の中で自分の役割がある
⑫変化を創り出す	1．変化のないことによる退屈や辛さを認識できる 2．変化を与えられれば，愉しむことができる 3．今の生活に少しでも変化をつける意欲がある 4．自分にとって今したいこと，実現したい事柄を思い描くことができる 5．どんな変化であれば今の自分の体力や状況に適しているかがわかる	1．変化のない生活に退屈や辛さを感じる 2．小さな変化（花一輪，絵，本，音楽など）に心地よさを感じる 3．変化を望む気持ちがある 4．具体的に望む事柄を思い描くことができる 5．変化を創る場合，自分が置かれている今の状況や体力に適した事柄がわかる	1．変化のない生活に退屈や辛さを感じる 2．小さな変化（花一輪，絵，本，音楽など）に心地よさを感じる 3．変化を望む気持ちがある 4．具体的に望む事柄を思い描くことができる 5．変化を創る場合，自分が置かれている今の状況や体力に適した事柄がわかる

	KOMIチャート	KOMIチャートシステム・2000	KOMIチャートシステム・2001
⑬生活における小管理	1．居室の不潔や乱れがわかる 2．日常生活で不足しているものがわかる 3．段取りよく物事を進めていく力がある（その日の過ごし方が頭のなかに描けるなど） 4．日々直面するこまごました問題を解決していく判断力がある（手紙の処理・不用品の処理・不足品の補充など） 5．生活におけるバランス感覚を持っている（ある事柄だけに熱中して長期間掃除や洗濯をやらない人はバランス感覚に欠けている）	1．居室の不潔や乱れがわかる 2．日常生活で不足しているものがわかる 3．その日，1日の過ごし方がわかる 4．日常起こるこまごまとした問題を解決するための判断力がある 5．居室や居宅に自分らしさを表現したいと思う	1．居室の不潔や乱れがわかる 2．日常生活で不足しているものがわかる 3．その日，1日の過ごし方がわかる 4．日常起こるこまごまとした問題を解決するための判断力がある 5．居室や居宅に自分らしさを表現したいと思う
⑭家計（金銭）を管理する	1．お金の意味がわかる 2．収支の計算ができる 3．収入のルートとその額を知っている 4．自分が現在使える金額がわかる 5．収支にバランスのとれた金銭感覚がある	1．お金の意味がわかる 2．収支の計算ができる 3．自分が現在使える金額がわかる 4．1ヵ月の収入の額を知っている 5．具体的に買いたいものを考えることができる	1．お金の意味がわかる 2．収支の計算ができる 3．自分が現在使える金額がわかる 4．1ヵ月の収入の額を知っている 5．具体的に買いたいものを考えることができる
⑮健康を管理する	1．心身の異常・違和感を感じることができる 2．異常解決のために必要な情報を入手しようという気持がある 3．他者や専門家への相談の必要性を判断できる 4．回復や健康への意欲がある 5．心身の乱れに対して具体的な生活の仕方が理解できる	1．心身の不調（異常・違和感）を感じることができる 2．不調解決のために必要な情報を入手したいと思う 3．他者や専門家に相談すべきかどうかの判断ができる 4．健康回復や健康増進への意欲・意志がある 5．自分にとって今，必要な健康法や養生法やリハビリがわかる	1．心身の不調（異常・違和感）を感じることができる 2．不調解決のために必要な情報を入手したいと思う 3．他者や専門家に相談すべきかどうかの判断ができる 4．健康回復や健康増進への意欲・意志がある 5．自分にとって今，必要な健康法や養生法やリハビリがわかる

「KOMIチャート」の文言の移り変わり（行動面）

	KOMIチャート	KOMIチャートシステム・2000	KOMIチャートシステム・2001
①呼吸する	1. 自然に呼吸できる 2. 息苦しい時には訴えることができる 3. 息苦しさに応じて適切な行動がとれる 4. 換気や温度・湿度の調節ができる 5. 陽光を取り込んだり，陽光を浴びることができる	1. 自然に呼吸できる 2. 息苦しい時には訴えることができる 3. 換気ができる 4. 温度・湿度の調節ができる 5. 陽光を取り込んだり，陽光を浴びることができる	1. 自力で自然に呼吸している 2. 息苦しい時には訴えることができる 3. 自分で部屋の換気をしている 4. 自分で部屋の温度・湿度の調節をしている 5. 自分で陽光を取り込んだり，陽光を浴びたりしている
②食べる	1. 経口的に摂取できる 2. 自力で摂取できる（食べさせてもらわないで食べられる） 3. 適切な量を摂取できる 4. 調理や準備・後片付け（配膳・下膳は除く）ができる 5. 食事のための買い物をすることができる	1. 経口的に摂取できる 2. 自力で摂取できる（食べさせてもらわないで食べる） 3. 食事内容に大きな偏り（食事量や偏食の有無など）がない 4. 配膳・下膳ができる 5. 調理ができる	1. 経口的に摂取している 2. 自力で摂取している（介助なしで食べている） 3. 食事内容に大きな偏り（食事の量と質の偏り）がない 4. 自分で配膳・下膳をしている 5. 自分で調理をしている
③排泄する	1. 排泄機能に障害がなく，自然排泄ができる（おむつでもよい） 　a. 尿　　b. 便 2. 尿意・便意を表現できる 　a. 尿意　　b. 便意 3. 適切な場所（おむつやベッド上ではなく）で排泄できる 　a. 尿　　b. 便 4. 一日の適切な排泄量（回数）がある 　a. 尿　　b. 便 5. 一連の排泄行為が適切にできる（下着を下ろして排泄し，紙で拭いてから下着を上げて身繕いする）	1. 肛門・尿道口から排泄できる 　a. 便　　b. 尿 2. 便意・尿意を表現できる 　a. 便意　　b. 尿意 3. ベッド上でなくトイレ（ポータブルトイレも含む）で排泄できる 　a. 便　　b. 尿 4. 局所を清潔にできる 5. 下着の上げ下ろしができる	1. （肛門・尿道口から）自然に排泄している 　a. 便　　b. 尿 2. 便意・尿意を表現している 　a. 便意　　b. 尿意 3. ベッド上でなくトイレ（ポータブルトイレも含む）で排泄でしている 　a. 便　　b. 尿 4. 自分で局所を清潔にしている 5. 自分で着衣の上げ下ろしをしている
④動く	1. 身体の一部分でも動かすことができる 2. 楽な姿勢や動作が自由にとれる 3. 住まいのなかでは自由に移動することができる 4. 屋外までも自由に移動することができる 5. 行動・動作に目的が見え，自他に危害を加えるようなことがない（動いていて，その言動に異常がない）	1. 身体の一部分でも動かすことができる 2. 寝床の上で楽な姿勢や動作が困難がなく自由にとれる 3. 室内では困難がなく自由に動くことができる 4. 住まいの外（家屋周囲）に困難がなく自由に出ることができる 5. 乗用車やバスや電車に乗って自由に行動できる	1. 身体の一部分でも動かすことができる 2. 寝床の上で楽な姿勢や動作が困難なく自由にとれている 3. 室内では自力で困難なく自由に動いている 4. 住まいの外（家屋周囲）に，困難なく自力で自由に出入りしている 5. 乗用車やバスや電車に乗って，自力で自由に行動している

〈註〉網かけの項目にはチャートマーク時に"援助マーク"を付けてはならない。

	KOMIチャート	KOMIチャートシステム・2000	KOMIチャートシステム・2001
⑤眠る	1．眠りの準備ができる（着替え・洗面・寝室の準備・明かりの具合・静けさなど） 2．眠くなって寝られる（薬の力を借りない） 3．必要な睡眠時間がとれる 4．時間がきたら起きることができる 5．睡眠のリズムが整えられ，日常生活を送るために適切な睡眠習慣が身についている	1．自力で眠ることができる（薬の力を借りない） 2．必要な睡眠時間がとれる 3．眠るに適した着替えができる 4．眠りに際して洗面・歯磨きができる 5．眠るために寝床を整えることができる	1．自力で眠ることができる（薬の力を借りない） 2．必要な睡眠時間がとれている 3．自分で眠るに適した着替えをしている 4．眠りに際して洗面・歯磨きを自分でしている 5．眠るための寝床や寝室の環境を，自分で整えている
⑥身体を清潔に保つ	1．身体の不快感や爽快感を表現できる 2．手指を清潔にすることができる 3．洗髪ができる 4．シャワー浴・入浴ができる 5．身体細部（爪・目やに・耳あか・鼻毛など）の清潔が保てる	1．手指を清潔にすることができる 2．口腔内の清潔を保つことができる 3．身体細部（爪，目やに，耳垢，鼻毛など）の清潔を保つことができる 4．洗髪ができる 5．入浴・シャワー浴ができる	1．自ら手指を清潔にしている 2．自ら口腔内の清潔を保っている 3．自ら身体細部（爪，目やに，耳垢，鼻毛など）の清潔を保っている 4．自分で洗髪をしている 5．自分で入浴・シャワー浴をしている
⑦衣服の着脱と清潔	1．着脱ができる 2．日々，好みの衣服を選ぶことができる 3．選ぶ衣服の素材や着る枚数が，体温調節に適している 4．脱いだものを整理できる 5．洗濯ができる	1．着脱ができる 2．朝起きたら着たい洋服を選ぶことができる 3．選ぶ衣服の素材や枚数が体温調節に適している 4．脱いだものを整理できる 5．洗濯ができる（洗う・干す・取り込む・たたむ・しまう）	1．自力で衣服の着脱ができる 2．朝起きた時など，自分で着たい衣服を選んでいる 3．自分で選んだ衣服の素材や枚数が体温調節に適している 4．脱いだものを自分で整理している 5．自分で洗濯をしている（洗う・干す・取り込む・たたむ・しまう）
⑧身だしなみを整える	1．朝夕の洗面・歯磨き（入歯も含む）ができる 2．だらしなくなく，衣服がきちんと着られる 3．日々の髭剃・整髪・肌の手入れを怠りなく行なうことができる 4．理容師・美容師を利用して自己を表出することができる 5．時・所・目的に適した身だしなみができる	1．朝の洗面・歯磨きができる 2．だらしなくないように衣服がきちんとこざっぱりと着られる 3．日々，髪型を整えたり，ひげそり，肌の手入れ，化粧などの身繕いができる 4．理容師・美容師などの力を借りて自己を表出することができる 5．時・所・目的に適した身だしなみができる	1．自ら朝の洗面・歯磨きをしている 2．自ら，だらしなくないように，衣服をきちんとこざっぱりと着ている 3．自ら日々，髪型を整えたり，ひげそり，肌の手入れ，化粧などの身づくろいをしている 4．自ら（理容師・美容師などの力を借りて）自己を表出している 5．自ら時・所・目的に適した身だしなみをしている

〈註〉網かけの項目にはチャートマーク時に"援助マーク"を付けてはならない。

	KOMI チャート	KOMI チャートシステム・2000	KOMI チャートシステム・2001
⑨伝える会話する	1. 快・不快の表現ができる 2. 意味のあるサインを出すことができる 3. 質問にハイ・イイエで答えることができる 4. 短い会話ができる（手話・点字・ワープロを含む） 5. 口頭で普通に（常識的な）会話のやりとりができる	1. 意味のあるサインを出すことができる（表情・まばたきなど） 2. 質問にハイ・イイエで答えることができる 3. 短い会話ができる（手話・点字・ワープロなどを含む） 4. 会話の内容に違和感や乱れ（繰り返し・長い沈黙・脈絡の無さなど）がない 5. 1日の会話量が充分にある	1. 意味のあるサインを出すことができる（表情・まばたきなど） 2. 質問の意味がわかり，ハイ・イイエで答えることができる 3. 短い会話ができる（手話・点字・ワープロなどを含む） 4. 会話の内容に違和感や乱れ（繰り返し・長い沈黙・脈絡のなさなど）がない 5. 1日の会話量が充分にある
⑩性にかかわること	1. 人前で恥ずかしさを表現できる 2. "男らしく""女らしく"振舞うことができる（言葉使い・着衣・髪型など常識の範囲で） 3. 生活空間に両性の存在がある（家庭内だけでなく暮らし全体で） 4. 生理的欲求に振り回わされず，トラブルを起こさない 5. 性に関して成熟した見解を持ち，大人として振舞うことができる	1. 生活の場に両性の存在がある 2. 着衣・髪型・言葉づかいなどを通して，男性性，女性性を表出している 3. スキンシップをする・されるという関係（対象）がある 4. 性的欲求に振り回されず，問題を起こさない 5. 異性と自然に付き合える	1. 生活の場に両性の存在がある 2. 自ら，着衣・髪型・言葉づかいなどを通して，男性性，女性性を表出している 3. スキンシップをする・されるという関係（対象）がある 4. 性的欲求に振り回されず，問題を起こしていない。 5. 異性とごく自然に付き合っている
⑪役割（有用感）を持つ	1. 寂しさ・孤独感などを表現できる（人に求められる何らかのサインを出すことができる） 2. 家族や親族とのつながりがあり，家族や親族に支えられている 3. 周囲に特定の（特に行き来のある）友人・知人を持っている 4. 自分にとって安定した（心安まる）居場所を持っている 5. 社会的活動に少しでも参与できる（労働や学習や遊びの仲間に入り，居場所を広げることができる）	1. 家族や親族に支えられている 2. 自分にとって安定した（心休まる）居場所を持っている 3. 周囲に特定の（特に行き来のある）友人・知人がいる 4. 今やりたいこと，打ち込みたいものに取り組んでいる 5. 社会との接点を持っている（家庭以外に居場所を広げることができる）	1. 家族や親族に支えられている 2. 自分にとって安定した（心休まる）居場所を持っている 3. 周囲に特定の（特に行き来のある）友人・知人がいる 4. 今やりたいこと，打ち込みたいものに取り組んでいる 5. 社会との接点を持っている（家庭以外にも居場所を広げて生活している）

〈註〉網かけの項目にはチャートマーク時に"援助マーク"を付けてはならない。

	KOMIチャート	KOMIチャートシステム・2000	KOMIチャートシステム・2001
⑫変化を創り出す	1. 長期にわたって一つの部屋に閉じこもったような生活をしてはいない 2. 変化のないことによる退屈さや辛さを表現することができる 3. 居宅（施設）内においては，進んで体力に見合った変化を創り出すことができる 4. 変化を創り出す場を家屋周囲（近くの公園やお店など）に広げることができる 5. 変化を創り出す場を広範囲の地域に広げることができる	1. 長期にわたって1つの部屋に閉じこもったような生活をしていない 2. 変化のない生活の辛さを表現できる 3. 室内で快となる小さな変化を自ら創り出すことができる 4. 身近にある自然や文化を楽しむことができる 5. 遠方の自然や文化をも楽しむことができる	1. 長期にわたって1つの部屋に閉じこもったような生活をしていない 2. 生活に変化のない場合には，その辛さを表現できる 3. 自ら室内で小さな変化を創り出し，楽しんでいる 4. 自ら身近にある自然や文化を楽しんでいる 5. 自ら遠方の自然や文化をも楽しんでいる
⑬生活における小管理	1. 居住場所に対する不快の感情を表現できる 2. 居室を清潔に保つことができる（掃除，整理，整頓） 3. 日常生活品で不足しているものを補充できる 4. 安全管理ができる（戸締まり・鍵・火の始末など） 5. 暮らしを快適に営むために創意・工夫する力を持ち，生活上に自分らしさを表現できる（好みの食器・壁掛・衣類の整理整頓の工夫など）	1. 居室の清潔を保つことができる（掃除，整理，整頓） 2. ゴミを分別し，決められた場所に持って行くことができる 3. 日常生活で不足しているものを補充できる 4. 届けられた手紙や品物などを適切に処理できる 5. 安全管理ができる（戸締まり，鍵，火の始末など）	1. 自分で居室の清潔を保っている（掃除，整理，整頓） 2. 自分でゴミを分別し，決められた場所に持って行っている 3. 日常生活で不足している物品を自分で補充している 4. 届けられた手紙や品物などを，自分で適切に処理している 5. 自ら安全管理をしている（戸締まり，鍵，火の始末など）
⑭家計（金銭）を管理する	1. 現時点で毎月の生活費が確保されている(生活保護費を含む) 2. お金を持って適切な判断で物を買うことができる 3. 自分のお金の出し入れとサイフの管理ができる 4. 1ヵ月の生活費（小遣い）の配分ができる 5. 計画的にお金を使うことができる(将来の見通しを持っている)	1. 店で欲しいものを選ぶことができる 2. 物を買うことができる 3. 財布の管理ができる 4. 1ヵ月の生活費の出し入れができる（銀行や郵便局などの利用） 5. 預貯金や財産全体の管理ができる	1. 店で欲しいものを自分で選んでいる 2. 自ら物を買っている 3. 自分で財布の管理をしている 4. 1ヵ月の生活費の出し入れを自分でしている（銀行や郵便局などの利用） 5. 自ら，預貯金や財産全体の管理をしている
⑮健康を管理する	1. 心身の不調を訴えることができる 2. 解決にとって必要な情報を入手できる手段を持っている 3. 服薬でき，かつその管理もできる 4. 不調時には受診し，治療を受けることができる 5. 必要な療法やリハビリなどに，積極的に取り込むことができる	1. 心身の不調を訴えることができる 2. 不調時には受診し，治療を受けることができる 3. 服薬ができ，かつその管理ができる 4. 健康回復のために必要な療法やリハビリなどに，積極的に取り組むことができる 5. 健康維持のために何らかの工夫や対策を講じ，実践している	1. 心身の不調を自分から訴えることができる 2. 不調時には自ら受診し，治療を受けている 3. 必要時には，自ら服薬ができ，かつその管理をしている 4. 健康回復のために必要な療法やリハビリなどには，必要時には積極的に取り組んでいる 5. 自らの健康維持に気を配り，何らかの工夫や対策を講じ，実践している

〈註〉網かけの項目にはチャートマーク時に"援助マーク"を付けてはならない。

4．第4ステップ：「KOMI 記録システム」の誕生

2004年に入り，いよいよ「KOMI 記録システム」の時代を迎えた。
「KOMI チャートシステム・2001」から「KOMI 記録システム」展開に至る主なポイントをまとめてみると，以下の3点である。

> 「KOMI 記録システム」展開に至る主なポイント

①「KOMI チャートシステム」は，作成当初において，在宅ケアに最適なように構成されたため，病院などの急性期ケアの現場においては使いづらい面があること。したがって，「KOMI 理論」が示す理念にそって内容を再編成すべきであること。

②急性期，慢性期ケアを問わず，看護・介護現場において行なわれている現実の記録内容は，個別の看護・介護過程を記述するだけにとどまらず，日々の業務内容を反映させたものになっている。そうした点を包含するためには，「KOMI チャートシステム」のほかに，数種類の記録用紙が必要であること。

③一般的に見て，「看護記録」用紙には「治療処置内容」や「症状・病状」も同時に記載されることが多いが，本来，看護記録と治療処置記録は区別されるべきであること。

以上の点をふまえて，ケアの記録のあり方全体を思考した結果として生み出されたのが「KOMI 記録システム」である。

看護界では長い間，看護記録は診療記録の一部として位置づけられているために，看護記録と治療処置記録を分離して記録するという思考が成立しにくかったようである。そのために，記録上において本来の看護の姿が見えにくくなっているというのが現状であった。

> これまでの看護記録の特徴

こうしたなかで，「KOMI チャートシステム」のみを記録用紙として活用しようとすると，立案されたケアプランの内容と連動しないまま，本来「KOMI チャートシステム」の「ケア計画と変化の状況」用紙には書くべきではない，「治療処置」や「症状や病状への治療ケア」までが記載されて，思考の混乱を起こしやすいという状況にあった。

現実の記録をめぐるこのような課題を解決するためには，看護・介護過程展開用紙としての「KOMI チャートシステム」に加えて，さらに必要な用紙をケアの視点で追加・作成し，現状の記録のあり方全体を整理する必要があると判断せざるをえなかった。

「KOMI 記録システム」の開発に挑むことになった理由の1つはここにある。
そして出来上がったのが，4種類の記録用紙だったのである。
「KOMI 記録システム」は，以下の4つの要素で構成されている。

①KOMIチャートシステム
②KOMIケアリングシート
③KOMI治療展開シート
④KOMI場面シート

<small>新たに誕生した3種類の用紙</small>

「KOMI記録システム」は，これまで存在した「KOMIチャートシステム」に加えて，新たに誕生した3種類の用紙で構成されている。この全部で4種類の記録様式を適切に活用すれば，短時間で，情報のもれをなくしながら，必要な事項を看護・介護の視点で記載していくことが可能になるであろう。

完成した「KOMI記録システム」を活用することで，現在行なわれている看護・介護業務の大半が，きわめてシンプルな形で整理できるようになるはずである。成功すれば，完結されたケアの姿を，記録上に見出せるようにもなるであろう。加えて，訓練された人々で構成される現場においては，記録に費やす時間も極端に減少するに違いない。

<small>ケアが展開されている大部分の職場で活用が可能</small>

またこの記録システムは，ケアが展開されている大部分の職場において活用可能であるという優れた側面を持っている。つまり，病院の看護部全体，福祉施設のすべて，あらゆる在宅ケアの場において適用できるようになっているのである。ただし，一部の部署（たとえば，未熟児センターや産科病棟など）では，さらに特殊な「分野別チャート」を追加する必要があると思われる。これは「KOMIレーダーチャート」を応用することで完成するものと考えている。

全体として，「KOMI記録システム」の活用が開始されれば，看護・介護臨床における記録は大幅に改善され，求められる実践の姿が記録を通して実現していくようになるだろう。

こうしてようやく「KOMI記録システム」までたどりつくことができた。
「KOMI記録システム」こそ，「KOMI理論」を実践に活かす究極の記録様式である。もちろん，記録システムに"完全"という言葉は相応しくない。いずれまた改訂のときが来るであろうが，その日まで十分に活用され実践の向上に役立てればと願っている。

第2章　「KOMI理論」を基盤にした"実践方法論"

「KOMI理論」は，以下の7項目で構成されている。　　　　　　　　　　　　「KOMI理論」の構成項目
(1)目的論：ケア（看護・介護）とは何かを明確にする。
(2)対象論：ケアの対象である人間を，"生活している人間"として見つめる。
(3)疾病論：人体・病気・症状をケアの視点で見つめる。
(4)方法論：ケアワーク展開の道筋を示す。
(5)教育論：専門職教育のあり方と方向性を解く。
(6)管理論：組織・管理のあり方と方向性を解く。
(7)研究論：実践の発展に寄与する研究のあり方と方向性を解く。

「KOMI記録システム」のなかの「KOMIチャートシステム」は，他の3種類の記録用紙と異なり，まさに上記の「KOMI理論」における"目的論"と"対象論"と"疾病論"とに導かれた，"方法論"展開の道具として開発された。

したがって，「KOMIチャートシステム」を活用するときには，いつでも「KOMI理論」における"目的論""対象論""疾病論""方法論"を念頭に置かなければならない。つまり，理念をしっかりと頭に入れなければ，専門家としての実践を導くことはできないということを，肝に銘じてほしい。

ここでは「KOMIチャートシステム」を展開するときの前提となるものの見方を示し，「KOMI理論」における"実践方法論"を論じていく。

1．ケアの目的論を確認する

「KOMI理論」が措定する"ケアの定義"[1]は，以下の2点である。　　　　　　ケアの定義

(1)「ケア（看護・介護）とは，人間の身体内部に宿る自然性，すなわち健康の法則（＝生命の法則）が，十分にその力や機能を発揮できるように，生活過程を整えることであって，それは同時に対象者の生命力の消耗が最小になるような，あるいは生命力が高まるような，最良の条件を創ることである」

(2)「ケア（看護・介護）とは，生活にかかわるあらゆることを創造的に，健康

1）金井一薫『KOMI理論──看護とは何か，介護とは何か』p.33, 現代社, 2004.

的に整えるという援助行為を通して，小さくなった，あるいは小さくなりつつある生命（力）の幅を広げ，または今以上の健康の増進と助長を目指して，（時には死にゆく過程を，限りなく自然死に近づけるようにすることも含まれる），その人のもてる力が最大に発揮できるようにしながら，生活の自立とその質の向上を図ることである。」

ケアの5つのものさし

さらにこれらの定義は，"ケアの5つのものさし"[2]として提示できる。

【ケアの5つのものさし】
①生命の維持過程（回復過程）を促進する援助
②生命体に害となる条件・状況を作らない援助
③生命力の消耗を最小にする援助
④生命力の幅を広げる援助
⑤もてる力・健康な力を活用し高める援助

"5つのものさし"は，その1つひとつが明確なケアの方向性を示しており，援助者は対象者ごとに，かつその時その場ごとに異なるケアを，この方向軸にそうように展開すれば，必ずやよい援助ができるように示唆している。したがって，"5つのものさし"の使い方がわかってくると，どのような援助場面においても，ケアの方向を見誤ることなく，援助が展開できるという利点がある。援助者たちが，ものさしの発想を共有していれば，現場で繰り広げられる"ケアの質"は飛躍的に向上することであろう。

このように，「KOMI理論」においては，"5つのものさし"の存在によって，看護・介護実践での"目的論"の活用を容易にし，結果的にいつでも本来のあるべき看護・介護実践が展開できるようにすることを目指している。"5つのものさし"の存在は，「KOMI理論」を実践理論として位置づけるのである。

2．ケアのための"疾病論"の存在

「KOMI理論」において，"疾病論"は理論全体の骨格を形成するものとして重要な位置にある。ここではポイントを1点に絞って論じる。

病気をケアの視点でとらえる

かつて，ナイチンゲールは「看護の知識は，医学知識とははっきりと区別されるものである」[3]と言明した。この発想にしたがって病気をケアの視点でとらえようとすれば，本来のケアワーク実践のあり方は，【図1】のようになるであろう。

2）金井一薫『KOMI理論——看護とは何か，介護とは何か』p.34，現代社，2004．
3）ナイチンゲール著：湯槇ます，薄井坦子他訳『看護覚え書』p.1~2，現代社，2000．

【図1】本来のケアワークの姿

```
医学の視点  →  病　気  ←  ケアの視点
              ↓        ↓
          診断・治療   生活の処方箋を描き
                      生活過程を整える実践
```

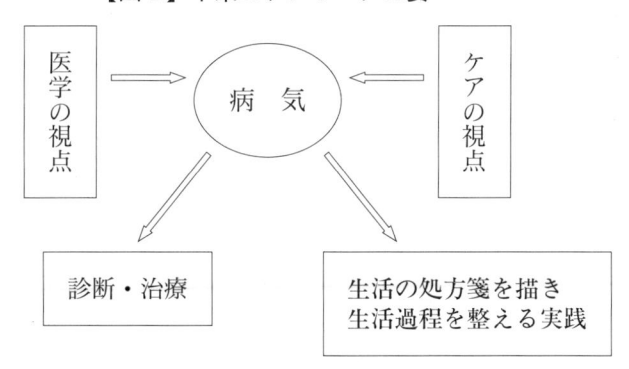

　つまり，ケアワーク本来の姿は，「その時々の症状や障害の状態に合わせて，生活の処方箋を描き，生活過程を整える実践そのもの」であるはずなのである。筆者はこの発想が導きだされるように，病気や症状の見方を「KOMI理論の疾病論・総論」[4]として提示した。

　したがって，ケアプランを作成するときには，対象者の病気が何であるのか，どのような症状・病状で苦しんでいるのか，今ある障害はどの程度でどのような状態か，さらにはそうした症状や病状や障害は，どのようにその人の生活に制限や不自由さをもたらしているか，という視点で見ていくことが必要になる。

　筆者は，本来の看護・介護実践は，病気や症状からくる生活の不自由さに目を向け，その人に見合った個別の生活の処方箋を描き，生活過程を健康的に整えていくところに，その専門性があるととらえている。【図1】で示したように，医学の矢印の向きとは反対側の方向から，ケアの矢印を向かわせれば，それは看護・介護独自の視点となる。問題は，こうした視点で構築された知識体系が，まだ十分に整備されていないことにあるが，今後は，【図1】のような図を描くことで，看護・介護実践の方向性と内容を明確にし，看護職や介護職が，対象者の生活の不自由さに関心を抱き，具体的に生活の処方箋を描く専門家として成長するように期待している。

> 個別の生活の処方箋を描き
> 生活過程を健康的に整える

3．対象論の全体像[5]を描く

　看護・介護実践に携わる者は，人間とその生活を自らの仕事の対象とするわけだが，その対象を見つめる眼は，いつでもケアの専門的な視点（＝目的論）に導かれていることが肝心である。「KOMI理論」においては，看護・介護実践の対象を「人間と生活」に置き，その「人間」と「生活」を，ケアの"目的論"に支

4）金井一薫『KOMI理論——看護とは何か，介護とは何か』p.37〜45　現代社，2004．
5）同上書，p.47〜59．

えられた独自の切り口で描くことになる。

また,「KOMI理論」においては,"対象論"を論ずるときにはいつでも,以下の5つの用語を用いるので,ここで整理をしておこう。

生命過程の状態を観察するときに着目する要素

(1) 生命過程とは：生物としての人間に見られる生のありようであり,それは生命そのものを生かしている身体内部の解剖生理的な構造や機能（働き）を指す。

「KOMI理論」において,「生命過程」の状態を観察するときには,以下の16の要素に着目し,現在の状態を把握する。

①呼吸	②血圧	③体温	④咀嚼
⑤嚥下	⑥排便	⑦排尿	⑧上肢の自由
⑨起居動作	⑩移動の自由	⑪皮膚の状態	⑫聴覚
⑬視覚	⑭快・不快	⑮気分・感情	⑯知的活動

(2) 認識過程とは：人間の脳の働きである精神的な機能のすべてを含む概念であり,"知的な働き"と"情緒的な働き"とに区別できる。記憶したり,考えたり,思ったり,感じたりする力のことで,一般的に心と呼ばれているものとほぼ等しい。

(3) 生活過程とは：「生活過程」の最小単位は「家」と「家族」である。

生活過程の諸要素

「生活過程」とは,人間の"個別の日常生活行動"のすべてをまとめて指す言葉である。その内容は多岐にわたるが,「生活過程」の諸要素が自力で健康的に整えられているとき,人間は自らの尊厳を維持できる。筆者が提唱する「生活過程」の諸要素は,大項目として以下の15項目である。

①呼吸する	②食べる
③排泄する	④動く
⑤眠る	⑥身体を清潔に保つ
⑦衣服の着脱と清潔	⑧身だしなみを整える
⑨伝える・会話する	⑩性にかかわること
⑪役割（有用感）を持つ	⑫変化を創り出す
⑬生活における小管理	⑭家計（金銭）を管理する
⑮健康を管理する	

(4) 社会過程とは：個々の「生活過程」を維持・発展させていくのに必要な,あるいは個々の生活に大きく影響する社会的環境や条件のことで,その国の政治,経済,教育,福祉,文化などがこの内容に関連している。

「KOMI理論」では,「社会過程」を構成する要素を,以下のように16項目選定した。

社会過程を構成する要素

| ①住居・建築 | ②給・配食 | ③福祉機器 |
| ④介護用品 | ⑤町づくり | ⑥余暇活動 |

⑦ボランティア　⑧セルフヘルプ　⑨教育・訓練
⑩労働・雇用　⑪年金・保険　⑫公的扶助
⑬社会手当て　⑭保健・医療　⑮制度・政策
⑯法律

　これら「社会過程」を構成している16の項目は，一般的に"社会資源"や"社会制度"として認知されている。

(5) 自然過程とは：地球という惑星が持っている特質のことで，人間の生命と生活に大きな影響力を持つ。「KOMI理論」においては，看護・介護実践にとって考慮すべき「自然過程」（地球環境）の要素として，以下の12項目を選定した。

①空気　②陽光　③水　④風
⑤音　⑥土壌　⑦匂　⑧生物
⑨エネルギー　⑩気温　⑪湿度　⑫重力

> 看護・介護の実践に考慮すべき自然過程の要素

　これらの12要素のうち，どの要素が欠けても，またその質量が変化した場合にも，人間の生命と生活に重大な結果をもたらす。それゆえに，人間はこうした自然の要素に親しみ，触れ合い，時には調達し，または獲得しながら生きることを余儀なくされている。

　さて，"対象論"を構成する上記5つの要素は，相互に大きく関連しながら，人間の営みを形づくっている。ここでは「KOMI理論」における"対象論"の見つめ方を，5点にまとめて述べることにする。

> 対象論の見つめ方

対象の見つめ方＜その1＞
「認識過程」のありようは「生命過程」に影響し，「生命過程」のありようは「認識過程」に影響する。

対象の見つめ方＜その2＞
「生活過程」のあり方は「生命過程」に影響し，「生命過程」のありようは「生活過程」を規定，制限する。

対象の見つめ方＜その3＞
「認識過程」のありようが「生活過程」を創り，「生活過程」のあり方が「認識過程」を創り替えていく。

対象の見つめ方＜その4＞
個々の「生命過程」「認識過程」「生活過程」のすべてが，「社会過程」のありように影響を与え，また逆に「社会過程」のあり方は，個々の「生命過程」「認識過程」「生活過程」のありように大きく影響する。

対象の見つめ方＜その5＞
地球という自然環境が持っている諸要素は，個々の「生命過程」「認識過程」

「生活過程」さらには「社会過程」のありように影響する。また逆に人間の「生命過程」「認識過程」「生活過程」「社会過程」のありようによって、「自然過程」は変化し、時には破壊されることもありうる。

　以上の内容を図で表わすと、次ページの【図2】のようになる。さらに各要素を配置したものが【図3】である。
　これら「KOMI理論」における"対象論"を構成する5領域の各々の要素は、人間のQOL（生命の質と生活の質）の実現と維持を目的に行なわれる援助活動の、具体的内容を規定・示唆するものであり、対象者のQOLを評価するための「評価尺度」として用いることができるものである。

4．方法論が目指すもの

　「KOMI理論」における"方法論"は、これまで述べた"目的論""疾病論""対象論"から次のように導き出すことができる。

> 目的論・疾病論・対象論から導き出された方法論

　「方法論は、対象者の症状や病状や種々の障害によって引き起こされる"生活過程に生じる制限や不自由さ"に着目して、その人が自ら行えなくなった生活過程を、その人に成り代わって行うという筋道で援助していくことである。この場合、人体が用意している回復のシステムや生命のメカニズムが発動しやすいように、最良の条件を生活過程のなかに創りだすことである。」[6]
　上記のように"方法論"を措定すれば、援助の姿と方向性が自ずと定まってくる。
　つまり、対象者の何を、どのように見つめればよいかが見えてくるのである。

　人間は、成人になれば誰でも基本的には、自らの「生活過程」は自らの力で営めるようになる。呼吸して、食べて、寝て、活動し、人と交わりながら、自分自身の「生活過程」を創り上げていくものである。人の援助を受けずに自らの力で「生活過程」を創り上げている状態を、普通"自立"と呼ぶ。
　しかし、己れの「生活過程」が一人では営めない状態、あるいは営めなくなる状態に陥ることがある。そういう状態のことを、"生活過程に制限が生じた"あるいは"生活過程が狭められた"または"生活過程に不自由さが生じた"という。
　ではどんなときに人間の「生活過程」は制限されたり、不自由になったりするのだろうか。それには以下の4つのルートが考えられる。

> どんなときに生活過程が制限されるか

　ｉ：認識の乱れや、認識の未発達・未成熟からくる制限・不自由

6）金井一薫『KOMI理論——看護とは何か、介護とは何か』p.62, 現代社, 2004.

【図2】対象論の全体像

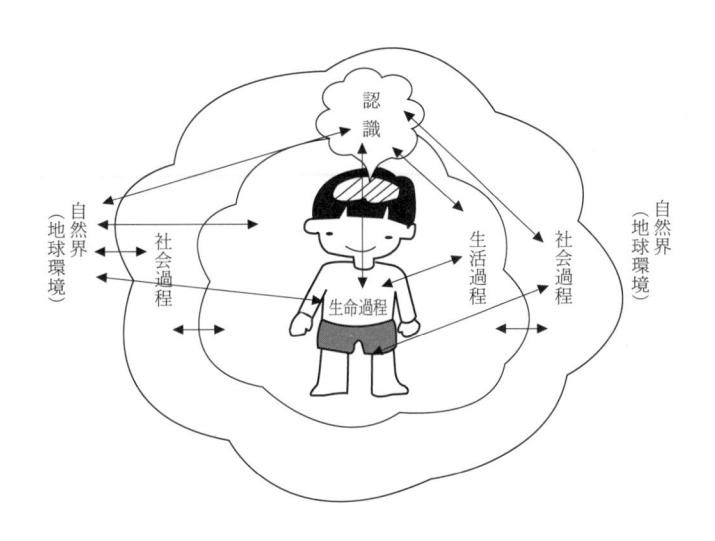

【図3】KOMI理論の対象論の全体像（5領域の全要素）

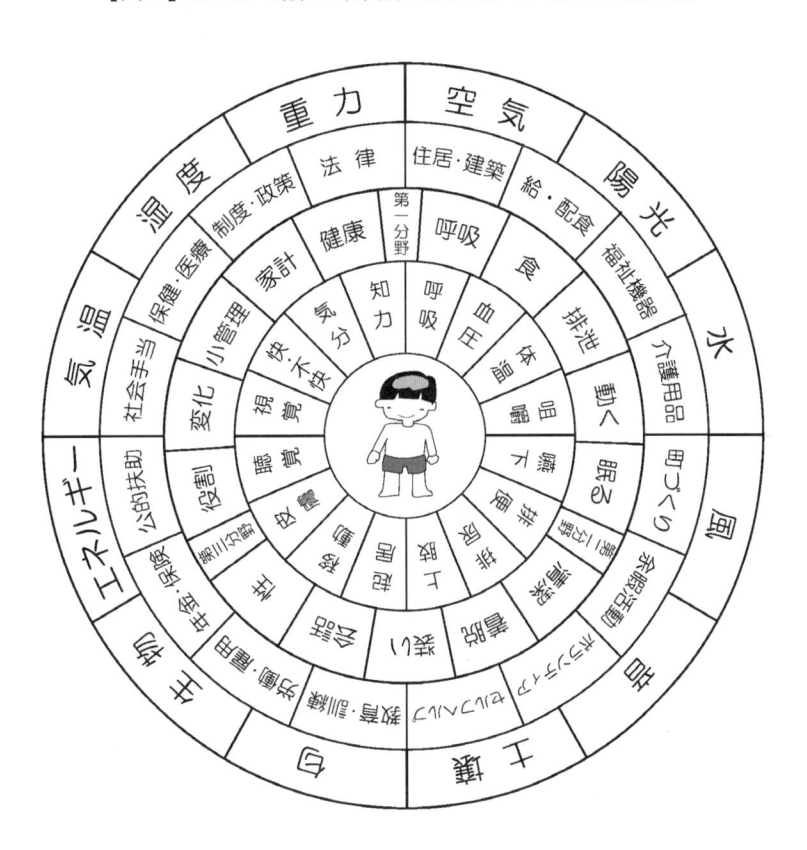

ⅱ：「生命過程」の乱れや損傷からくる制限・不自由
ⅲ：「社会過程」の乱れや混乱からくる制限・不自由
ⅳ：自然界の乱れや異常，さらには「自然過程」の要素の活用不足からくる制限・不自由

　ⅰとⅱの状態から引き起こされる制限は，具体的には，赤ん坊から学童期にある子どもたち，高齢者や病人や心身に障害を負った人々など，社会的弱者のなかに顕著に現われるのが常である。また社会全体が戦争などの闘争状態にあるときや，経済的危機状況における飢餓状態にあるとき，さらにSARSなどの感染症が蔓延した状態など，ⅲに当たる「社会過程」の乱れや混乱が顕著のときにも，個々の「生活過程」は制限され不自由になる。また，ⅳの自然界からの影響として，天候不順や自然災害などがもたらす直接的な結果は，目に見える「生活過程」の乱れや制限として現われるが，同時に，陽光不足や換気不足，さらにはプラスイオン過多の場所での生活など，自然界の要素を十分に活用しなかったり，自然界の要素を乱したりすることによって受ける，人間の「生活過程」への影響も無視できないのである。

　【図4】は，「生活過程」が何によって制限または不自由になるかを示したものである。
　【図4】を見ればわかるとおり，「生活過程」の制限や不自由さは，×印のところ（つまり「認識過程」「生命過程」「社会過程」「自然過程」の乱れ）から起こってくることがわかるであろう。したがって，ケアワークはそこに焦点を合わせて，「生活過程」の制限や不自由さの内容や質の観察を行なうことから実践をスタートさせるのである。

「生活過程」は「認識過程」「生命過程」「社会過程」「自然過程」によって制限を受ける

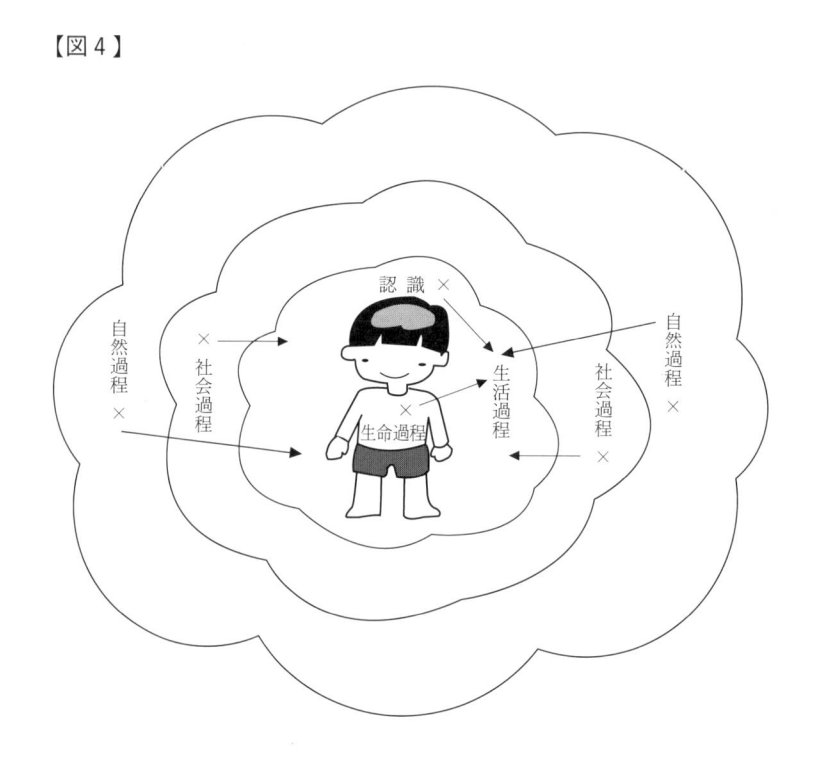

【図4】

そのためには，"対象論"で取りあげた5領域の要素を念頭に置くとよい。つまり，以下に示す順序にしたがって対象を見つめるのである。

この過程は，そのまま「看護過程」や「介護過程」となり，同時に「ケアマネジメント過程」ともなる。

① 「生命過程」を構成する16の諸要素を通して，今の「生命過程」の乱れ方，状態を知る。
② 「認識過程」を構成する15の諸要素を通して，今の「認識過程」の乱れ方，状態を知る。
③ 「生命過程」と「認識過程」が，「生活過程」にもたらしている制限や不自由さを知り，その度合いや質に関心を持つ。
④ 「社会過程」を構成する16の諸要素が，「生活過程」に制限や不自由さをもたらしているかどうかを知る。
⑤ 「自然過程」の12の諸要素を十分に取り入れた「生活過程」であるかどうかを知る。

この①から⑤までが，看護・介護実践さらにはケアマネジメント実践のための"観察項目"となり，合わせて"情報"となる。

この先に「看護・介護過程」「ケアマネジメント過程」を展開するときには，
⑥ 「生活過程」の制限や不自由さに焦点を合わせて対象者の全体像を描き，「もてる力や健康な力」さらに「生命力の消耗に関連している事柄」などをトータルにアセスメントする。——アセスメント——
⑦ 「生活過程」の制限や不自由さに対して，また「生命力を消耗させている事柄」に対して，「もてる力や健康な力」を活用して，どうすれば解決できるか，その方策を考える。——ケアプランの作成——
⑧ "その人のもてる力"を引き出しながら，具体策を実行に移す。
　　——実践——
⑨ 結果として，「生命過程」や「認識過程」の乱れを整える。
　　——結果・評価——

これが「看護過程」「介護過程」「ケアマネジメント」展開の一般的な道筋であり，「KOMI理論」によって導き出された"実践方法論"の展開方法である。

> 「看護過程」「介護過程」「ケアマネジメント過程」展開のための一連のストーリー

第3章　方法論展開の道具としての「KOMIチャートシステム」

1.「KOMIチャートシステム」の構成要素

第2章で述べた方法論展開のための道具として開発されたのが,「KOMIチャートシステム」である。

したがって,「KOMIチャートシステム」を理解するには, まず,「KOMIチャートシステム」は, 以下に示すように「KOMI理論」にそって開発された用紙群から成り立っているという点を念頭に置くことが大切である。

> KOMIチャートシステムはKOMI理論にそって開発された用紙群からなる

①情報用紙群は, "対象論"の主な3領域, つまり「生命過程」「認識過程」「生活過程」に,「社会過程」の諸要素の一部を加えた項目について情報を収集し, 対象者の全体像を把握するように構成されている。また, それらの情報を, 視覚に訴えて整理することができるようにデザインされている。

《情報収集用紙》
　ⅰ：基本情報シート
　ⅱ：固有情報シート
　ⅲ：症状・病状シート
　ⅳ：KOMIサークルチャート
　ⅴ：KOMIレーダーチャート
　ⅵ：KOMIチャート

②アセスメントは, "ケアの方向"を「KOMI理論」の理念にそって導き出せるように, 上記の6枚を通して収集した情報を, "ケアの5つのものさし"の視点を活用して整理していくことによってなされる。

《アセスメント用紙》
　ⅰ：グランドアセスメント

③ケアプラン作成とケアの具体的展開は, "目的論"にそった実践が展開できるように, アセスメントと連動して行なう。そのためのケアプラン用紙とケアの展開用紙が用意されている。

《ケアプランの立案とケアの展開用紙》
ⅰ：ケア方針（目指すこと）
ⅱ：ケアの展開シート
ⅲ：ケアプランシート

④一連のケアが展開された時点で，行なわれたケアの内容を振り返り，評価を行なうが，このときにも「KOMI 理論」の理念にそって点検しつつ，次のケアにつなげていく。モニタリングや評価に際しては，これまでに作成した資料を活用する。特にケアが入る前と後の「KOMI レーダーチャート」や「KOMI チャート」の変化を視覚的に検討し，"もてる力"の拡大がどの程度実現しているかなどを，数値（レーダーチャートの刻み値と KOMI チャートの各色の個数）を使って検証していくとよい。

《モニタリング・評価》
《カンファレンスの資料》
ⅰ：KOMI サマリーチャート

このように，「KOMI チャートシステム」は「KOMI 理論」展開の道具であり，またケアの展開用紙として開発されている。

対象者の全体像を把握し，その人の生活の自立度や QOL を判定しながら，ゴールは，「KOMI 理論」が目指すケアの目的を実現できるように，具体的なケアプランを立案し，実施に移すことが求められているのである。

また，「KOMI 理論」自体が"看護・介護原理論"であるから，その展開の道具として開発された「KOMI チャートシステム」は，看護・介護職が共有できる記録システムであり，両者の仕事の連携と協働というテーマを実現する具体的な手段となりうるものである。

> KOMI チャートシステムは看護・介護職が共有できる記録システム

2．「KOMI チャートシステム」の具体像

「KOMI チャートシステム」は，10 種類，11 枚のシートから成り立っている。ここでは，その 1 枚，1 枚について紹介し，記載の方法を明示する。

現時点で身体に直接影響を与えているものを記入する。
また入院・入所中に新たな病名が追加された場合は，それを追加記入する。

基本情報シート

作成日： 年 月 日

ふりがな		作成者名	
氏 名	様	所属機関	
No.		部 署	職種

生年月日	明・大・昭・平　年　月　日生　（　）歳		男・女
住 所	〒	電話1	
		電話2	
病 名		身 長	cm
		体 重	kg
主訴と その経過			

家族構成

□：男性　◎：本人　Ⅲ⦿：介護者
○：女性　■●：死亡　網掛：同居者

家族の思い

（娘）← 誰の思いかわかるように書くとよい。

▲緊急連絡先1

ふりがな	
氏 名：	様
住 所：〒	
電話1：	続柄
電話2：	

▲緊急連絡先2

ふりがな	
氏 名：	様
住 所：〒	
電話1：	続柄
電話2：	

▲備 考

現在の入院・入所に至る症状・病状や生活過程のなかで起きた
出来事の経過について記入する。
この欄は，一度書いたら入院・入所中に変化があったとしても，
追加して書き加える必要はない。

現時点で，その方が社会資源をどのように，
どの程度活用しているかを表わす。

固有情報シート

氏名	様
年齢　　歳	性別　男・女

作成日：　　年　月　日
作成者：

▲社会保障制度関連情報

医療保険の種類	□国　保　　□社　保（□本人・□家族）　　□生活保護　　□自費
年金受給状況	□国民年金（□老齢　□障害　□遺族）　□厚生年金（□老齢　□障害　□遺族） □共済年金（□退職　□障害　□遺族）　□戦傷病者・戦没者年金　□恩給 □その他（　　　　　　　　　　　　　　　　　　　　　　　）
各種手当・助成	
各　種　手　帳	□健康手帳（老人保健法による）　　□身体障害者手帳（　　）級 □療育手帳（　　）区分　　□精神障害者保健福祉手帳（　　）級

▲入院／入所者の固有情報

入院／入所の利用開始日	年　月　日	入所形態	□独歩　□歩行器　□車椅子　□担架　□他（　　）
入院／入所前の居所	□自宅　□病院　□特養　□老健　□その他（　　　　　　　　　　）		
過去の履歴 (時期と利用施設)	年　月　～　年　月		
	年　月　～　年　月		

▲在宅者の固有情報（自宅における受診環境）

かかりつけの医療機関(名称)		Tel	
往診可能な医療機関(名称)		Tel	
緊急入院できる施設(名称)		Tel	

▲高齢者の固有情報

介護保険	要介護度（現在）	非該当・経過的要介護(要支援)・支1・支2・Ⅰ・Ⅱ・Ⅲ・Ⅳ・Ⅴ	認定	年　月
	要介護度（過去履歴）	非該当・経過的要介護(要支援)・支1・支2・Ⅰ・Ⅱ・Ⅲ・Ⅳ・Ⅴ	認定	年　月
		非該当・経過的要介護(要支援)・支1・支2・Ⅰ・Ⅱ・Ⅲ・Ⅳ・Ⅴ	認定	年　月
	利用しているサービス			
	介護予防の利用状況			
日常生活自立度	寝たきり	自立・J1・J2・A1・A2・B1・B2・C1・C2	判定	年　月
	認　知	自立・Ⅰ・Ⅱa・Ⅱb・Ⅲa・Ⅲb・Ⅳ・M	判定	年　月
KOMI 認知症スケール	現　在	a・b・c・d・e・f	判定	年　月
	過去履歴	a・b・c・d・e・f	判定	年　月

▲障害者自立支援制度利用者の固有情報（訓練等給付、介護給付区分1～6から選択）

訓練等　・　区分1　・　区分2　・　区分3　・　区分4　・　区分5　・　区分6	認定	年　月

▲権利擁護制度利用者の固有情報

成年後見制度等 の利用状況	□成年後見制度（□後見　□保佐　□補助）　□地域福祉権利擁護事業 主な内容：

▲その他の固有情報、備考

対象者の健康に大きな影響を与えた病名について記入する。

症状・病状シート

氏名		様
年齢	歳 性別	男・女

作成日：　　　年　　月　　日
作成者：

▲現在ある症状

▲既往症

▲現在飲んでいる薬

薬品名	どんな症状に有効か

▲感染症　　　　　　　　　　　▲アレルギー

□無・□有（　　　　　　　）　□無・□有（　　　　　　　）

▲主な介護者の状態

氏　名	
連絡先 Tel	
年　齢	歳　本人との関係：
健康状態	□良好　　　　　　□すぐれない □治療中の疾患あり　□入院が必要 （疾患名　　　　　　　　　　　）
就労状態 就労形態	□就労していない　□就労している □自営　□常勤　□非常勤（週　日）
経済状態	□安定している　□不安定 □年金生活　□生活保護

介護意欲	□十分にある　□不安大　□喪失気味　□喪失
生活リズム	□整っている　□乱れがち　□完全に乱れている
交代可能性	□可能性あり　□可能性検討中　□可能性なし
現在の 介護状態	□問題なし　　□介護者間の意思疎通が希薄 □介護疲れが激しく休息が必要　□経済的援助が必要 □介護時間の明らかな不足　□介護知識の明らかな不足 □住環境の改善が必要　□福祉機器類の活用が必要 □その他（　　　　　　　　　　　　　　　　）
介護協力者	□無　□有　主介護者との関係：
協力者の 支援内容	□家事中心　□移送　□話し相手 □配食　□受診付き添い　□電話での安否確認 □その他（　　　　　　　　　　　　　　　　）

▲備　考

ケアプラン立案上，大事な情報となる。

家族内で起こっている調整を必要とする事柄などについて記すとよい。

47

KOMI サークルチャート

作成日： 年 月 日
作成者：

氏名		様
年齢	歳 性別	男・女

趣味	
嗜好	
特技	

対象者のこだわりやその人らしさが出てくるような内容を記入する。過去にあった事柄でもよい。

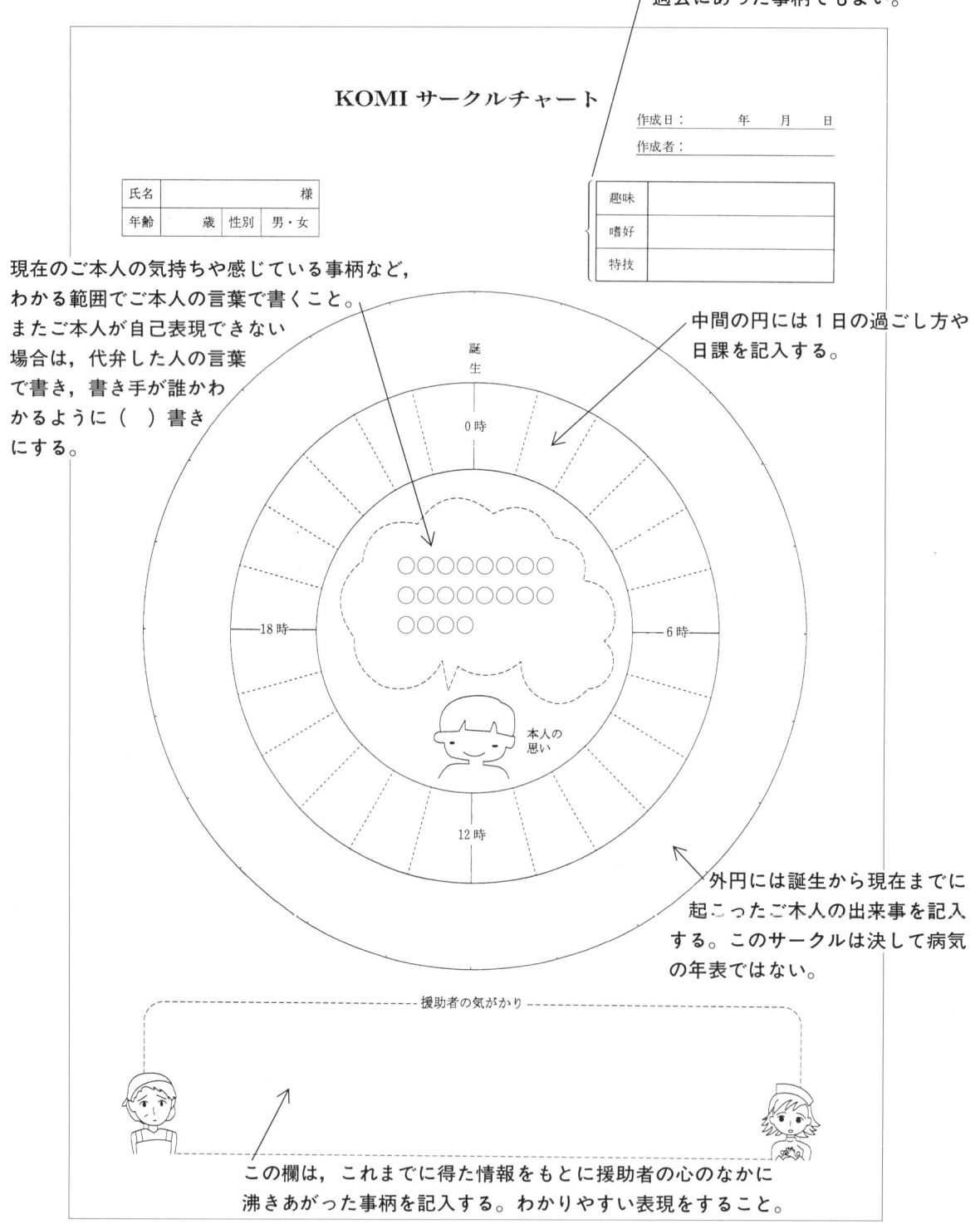

現在のご本人の気持ちや感じている事柄など，わかる範囲でご本人の言葉で書くこと。またご本人が自己表現できない場合は，代弁した人の言葉で書き，書き手が誰かわかるように（ ）書きにする。

中間の円には1日の過ごし方や日課を記入する。

誕生
0時
18時 — 6時
12時
本人の思い

外円には誕生から現在までに起こったご本人の出来事を記入する。このサークルは決して病気の年表ではない。

------ 援助者の気がかり ------

この欄は，これまでに得た情報をもとに援助者の心のなかに沸きあがった事柄を記入する。わかりやすい表現をすること。

(注)「KOMI サークルチャート」の図柄は，ナイチンゲール看護研修セミナーのセカンドステージ9年度生たちによる発案をアレンジしたものである。このテーマは第2回 KOMI 理論学会で発表された。

KOMI レーダーチャート

氏名	様
年齢 歳	性別 男・女

作成日： 年 月 日
作成者：

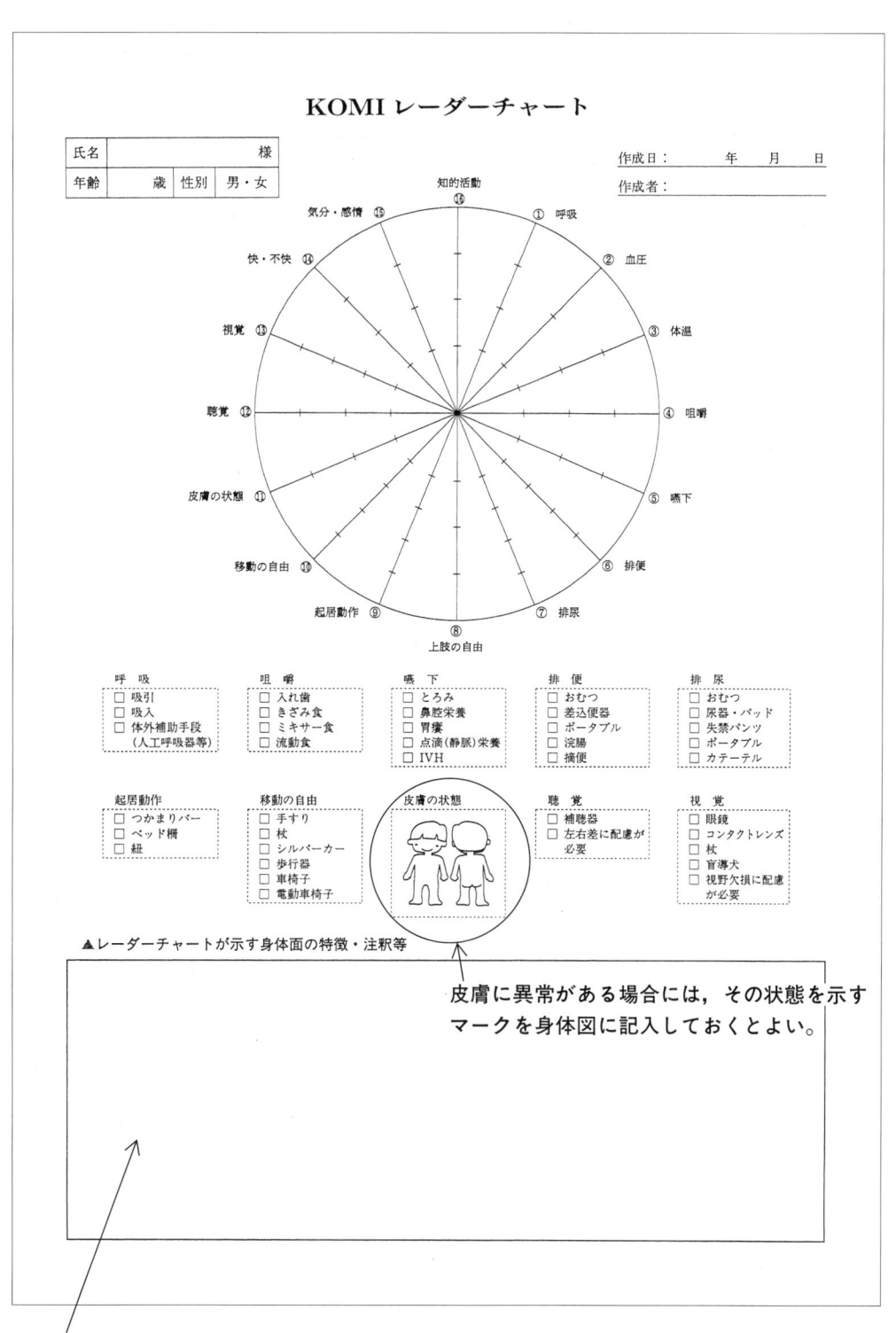

レーダーチャート項目：
- ① 呼吸
- ② 血圧
- ③ 体温
- ④ 咀嚼
- ⑤ 嚥下
- ⑥ 排便
- ⑦ 排尿
- ⑧ 上肢の自由
- ⑨ 起居動作
- ⑩ 移動の自由
- ⑪ 皮膚の状態
- ⑫ 聴覚
- ⑬ 視覚
- ⑭ 快・不快
- ⑮ 気分・感情
- ⑯ 知的活動

呼吸
- □ 吸引
- □ 吸入
- □ 体外補助手段（人工呼吸器等）

咀嚼
- □ 入れ歯
- □ きざみ食
- □ ミキサー食
- □ 流動食

嚥下
- □ とろみ
- □ 鼻腔栄養
- □ 胃瘻
- □ 点滴（静脈）栄養
- □ IVH

排便
- □ おむつ
- □ 差込便器
- □ ポータブル
- □ 浣腸
- □ 摘便

排尿
- □ おむつ
- □ 尿器・パッド
- □ 失禁パンツ
- □ ポータブル
- □ カテーテル

起居動作
- □ つかまりバー
- □ ベッド柵
- □ 紐

移動の自由
- □ 手すり
- □ 杖
- □ シルバーカー
- □ 歩行器
- □ 車椅子
- □ 電動車椅子

皮膚の状態

聴覚
- □ 補聴器
- □ 左右差に配慮が必要

視覚
- □ 眼鏡
- □ コンタクトレンズ
- □ 杖
- □ 盲導犬
- □ 視野欠損に配慮が必要

▲レーダーチャートが示す身体面の特徴・注釈等

皮膚に異常がある場合には，その状態を示すマークを身体図に記入しておくとよい。

①呼吸から⑯知的活動までの16項目について，各々チェックした判定項目の表現，たとえば「⑭不快症状は激しくないが常時ある」などと，そのまま書き写すとわかりやすい。また個別状況を知らせるためには，判定したマークの根拠について説明するとよい。この欄は箇条書きにするとわかりやすいだろう。

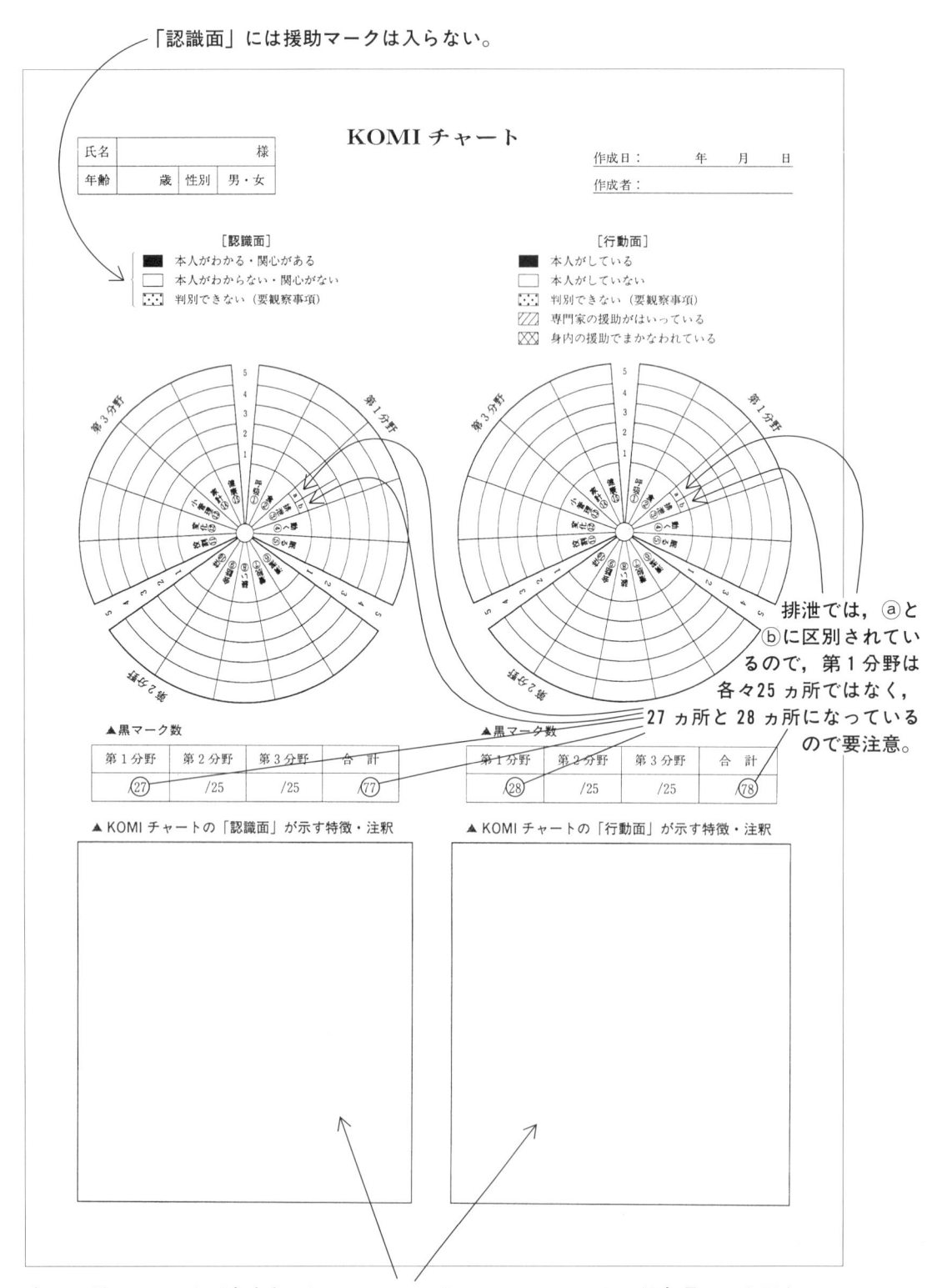

「認識面」には援助マークは入らない。

KOMI チャート

氏名		様
年齢	歳	性別　男・女

作成日：　　　年　　月　　日
作成者：

[認識面]
■ 本人がわかる・関心がある
□ 本人がわからない・関心がない
▨ 判別できない（要観察事項）

[行動面]
■ 本人がしている
□ 本人がしていない
▨ 判別できない（要観察事項）
▨ 専門家の援助がはいっている
▨ 身内の援助でまかなわれている

排泄では，ⓐとⓑに区別されているので，第1分野は各々25ヵ所ではなく，27ヵ所と28ヵ所になっているので要注意。

▲黒マーク数

第1分野	第2分野	第3分野	合　計
㉗	/25	/25	㊄

▲黒マーク数

第1分野	第2分野	第3分野	合　計
㉘	/25	/25	㊅

▲KOMIチャートの「認識面」が示す特徴・注釈

▲KOMIチャートの「行動面」が示す特徴・注釈

各々の項目のマークが意味するところについては，KOMIチャートの判定項目の文言をそのまま使って，具体的に表現するとよい。文言をそのまま使わない場合は，マークの色塗りの状態の意味するところを事実にしたがって表現すること。たとえば▨▨を示したところに「朝食は自力で食べるが，昼・夕食には介助が必要」などと書いておくとわかりやすい。

箇条書きにするとわかりやすい。
レーダーチャートやKOMIチャートなど，これまでに得た情報を整理して，
具体的に表現すること。

グランドアセスメント
(ケア計画を導く根拠)

| 氏名 | 様 | 作成日： 年 月 日 |
| 年齢 歳 性別 男・女 | | 作成者： |

主な疾患：_____

_____

_____

ケアの5つのものさし
1. 生命の維持過程（回復過程）を促進する援助
2. 生命体に害となる条件・状況を作らない援助
3. 生命力の消耗を最小にする援助
4. 生命力の幅を広げる援助
5. もてる力・健康な力を活用し高める援助

1．今、この方の生命は、どちらに向かって、どのように変化していこうとしているか？

2．生命体に"害"となるもの、または生命力を消耗させているものは何か？

3．今、もてる力、残された力、健康な力は何か？

ケア方針（目指すこと）：箇条書にすること

グランドアセスメントで整理した内容をもとに，再び5つのものさしの発想（欠けたところを補い，もてる力を活用するという視点）を使って立案していく。
優先順位の高いものから書くとよい。
抽象度の高い表現はさけ，即，具体策につながるように思考すること。

「グランドアセスメント」に導かれて立てた前ページのケア方針（目指すこと）1つに対して，1枚のシートを使うこと。
ケア方針が5つ立てられた場合は，本シートは5枚必要になる。

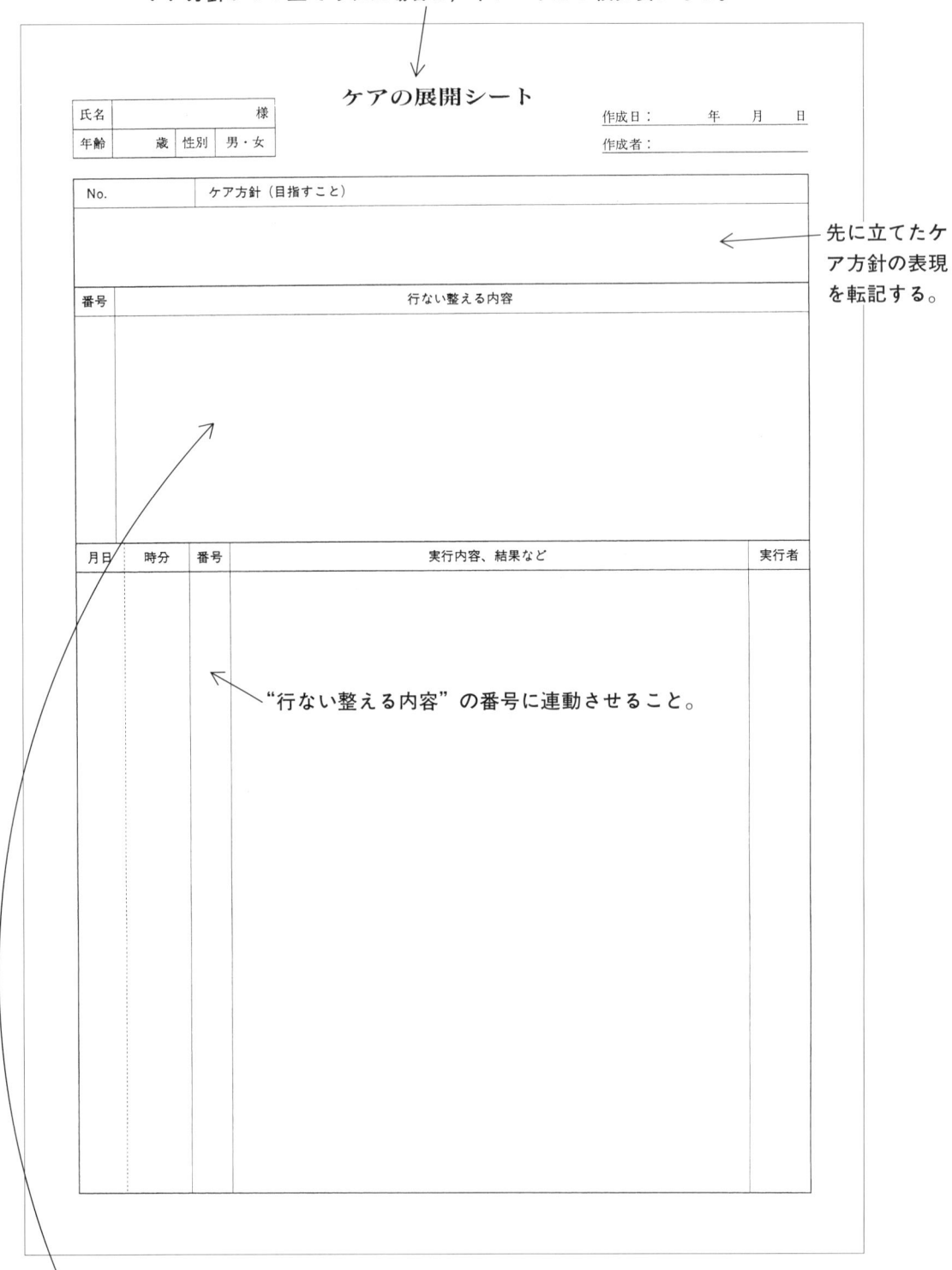

ケアの展開シート

| 氏名 | 様 | 作成日： 年 月 日 |
| 年齢 | 歳 | 性別 | 男・女 | 作成者： |

| No. | ケア方針（目指すこと） |

← 先に立てたケア方針の表現を転記する。

| 番号 | 行ない整える内容 |

| 月日 | 時分 | 番号 | 実行内容、結果など | 実行者 |

"行ない整える内容"の番号に連動させること。

上記のケア方針を表現するために，具体的に何をすればよいかを考えて記載する。箇条書きにするとよい。

前ページの1枚目のシートに書ききれない場合には，本シートを追加使用する。

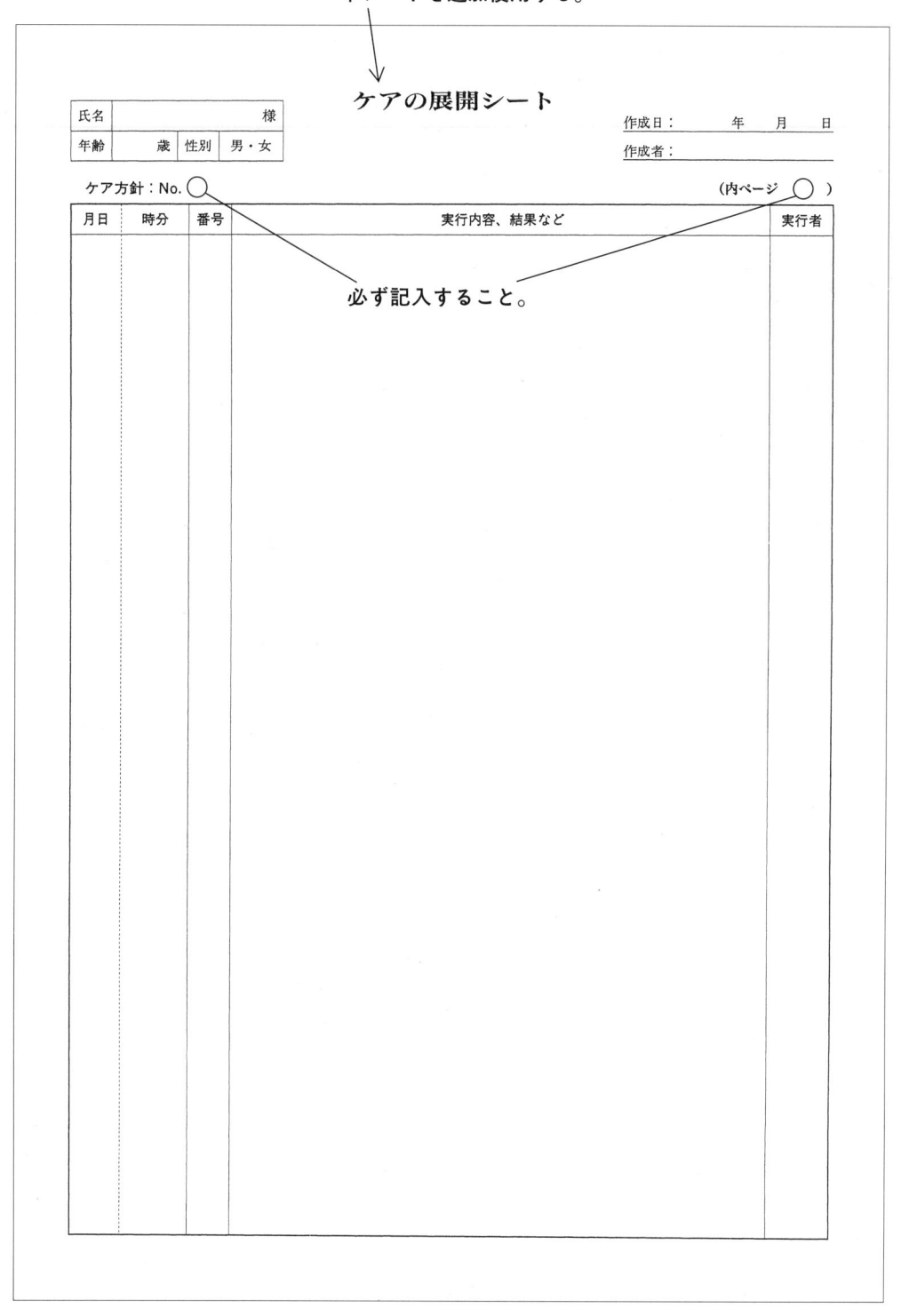

ケアの展開シート

氏名	様	作成日： 年 月 日
年齢 歳	性別 男・女	作成者：

ケア方針：No. ◯　　　　　　　　　　　　　（内ページ ◯ ）

必ず記入すること。

月日	時分	番号	実行内容、結果など	実行者

必要に応じて捺印してもらう。

ケアプランシート

氏名			様
年齢	歳	性別	男・女

作成日： 年 月 日
作成者：
承認印

No.	ケア方針（目指すこと）	番号	行ない整える内容

これらは前ページに掲げた「ケアの展開シート」の内容と同じものである。

本「ケアプランシート」に転記することで，第三者（たとえば本人や家族，チーム員や他事業所の職員など）に情報開示することができる。またカンファレンスなどの資料として活用できる。

さらに急性期ケアに際しては，「KOMIチャート」「グランドアセスメント」「ケア方針」「ケアの展開シート」を省略することがあるので，本シートを活用して急性期の「ケアプラン表」とすることができる。

KOMI サマリーチャート

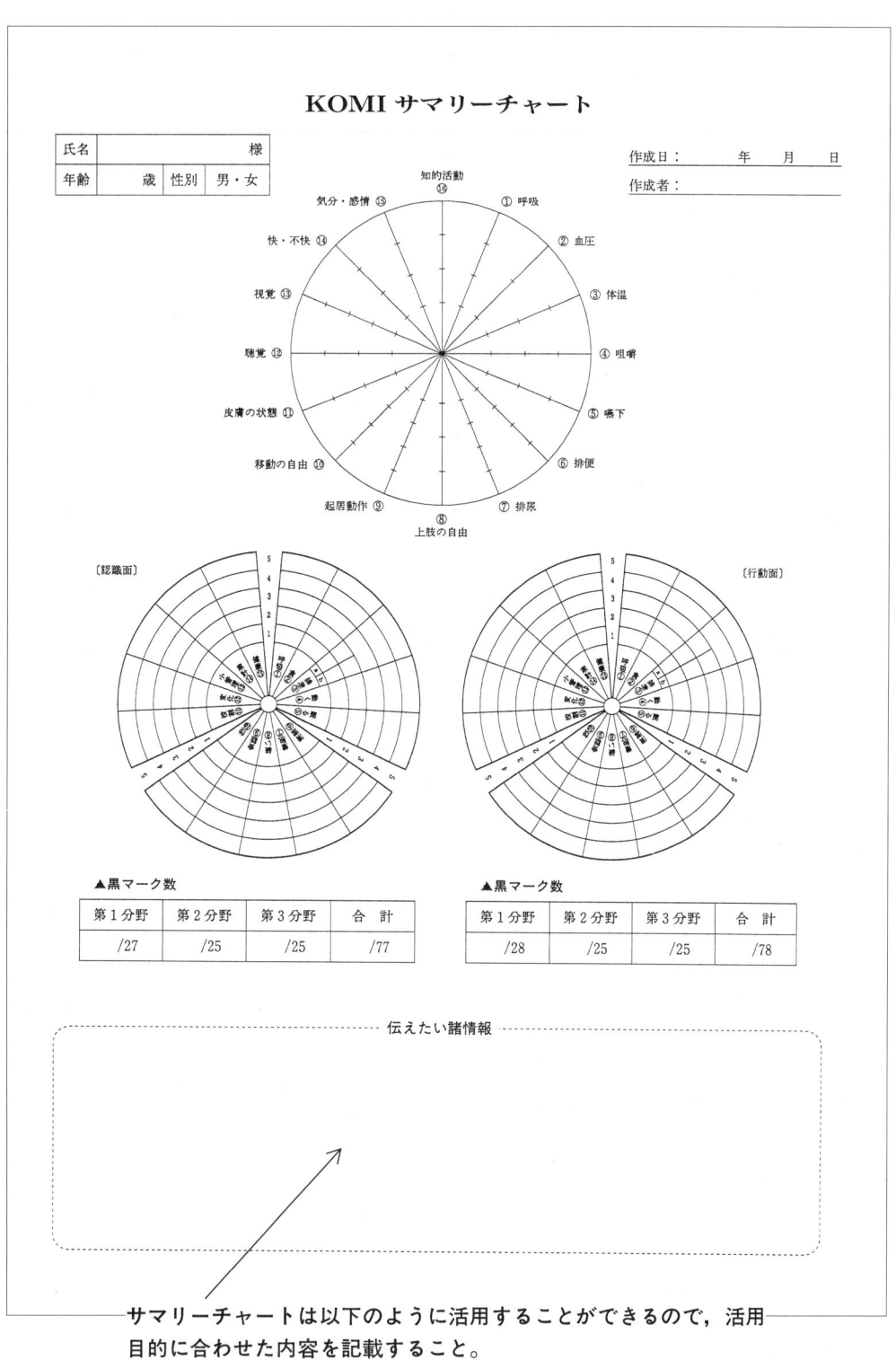

氏名		様
年齢	歳	性別　男・女

作成日：　　年　月　日

作成者：

〔認識面〕　　　　　　　　　　　　　　　　〔行動面〕

▲黒マーク数

第1分野	第2分野	第3分野	合　計
/27	/25	/25	/77

▲黒マーク数

第1分野	第2分野	第3分野	合　計
/28	/25	/25	/78

伝えたい諸情報

サマリーチャートは以下のように活用することができるので，活用目的に合わせた内容を記載すること。
①転院・転科・転棟など，ご本人が療養場所を移動するときの申し送り資料として活用する。
②療養途中における変化の状態を把握するときに活用する。
③なされたケアの質を評価するときの判断資料として活用する。

3．各シートの特徴と活用のポイント

(1) 基本情報シート

氏名・住所・病名などに加えて"家族の思い"という欄がある

「基本情報シート」は患者・利用者本人の表札に当たる部分で，細かな観察をしなくてもすぐに入手できる情報によって作成される。このシートの特徴は，氏名や住所，病名などの客観的情報に加えて，"家族の思い"という記入欄が設けられていることである。

以下に，記載時のポイント，情報読み取り時のポイントを列挙する。

① "病名"は，現時点で対象者の身体に直接影響を与えているものを記入する。カルテや情報紙にたくさんの病名が記述されていることがあるが，それらをすべて記入する必要はないだろう。現在の「生命過程」や「生活過程」に影響を与えている主たる病名を中心に記載するとよい。また入院・入所中に新たな病名が追加された場合は，それを追加記入すること。

② "主訴とその経過"は，現在の入院・入所に至る症状・病状や，「生活過程」のなかで起きた出来事の経過について記入する。経過中，生活にどのような制限があり，またどのように回復してきたかを要約して記入しておくと，後の全体像把握に役立つばかりか，今後のケア方針が考えやすくなる。ここには検査値や，行なった治療内容を羅列するようなことはしない。あくまでもケアの視点で"主訴とその経過"を記述し，その病気や出来事が対象者にどのような生活の制限をもたらしてきたかを見ていくのである。この欄は，一度書いたら入院・入所時に変化があったとしても，追加して書き加える必要はない。

③ "家族の思い"を知ることで，本人と家族とのつながりの深さ，本人が家族にどのように思われているか，さらには家族のなかでの本人の位置や立場などが見えてくる。家族というのは，「KOMI理論」における「生活過程」を構成する最小単位であり，家族の絆や結束のいかんが，回復過程の促進には大きく影響する。したがって，家族と面談する機会が多い入院・入所当初に，きちんと"家族の思い"を聞き届ける努力が必要になる。この面談の機会を逃すと，あとからでは聞きにくくなる。時間の経過のなかで，家族の気持ちが大きく変化してきた場合には，その変化を大事な情報として再記載することは必要なことである。

(2) 固有情報シート

「固有情報シート」は，"家の骨格部分"に当たるものである。これは「KOMI理論」から見て，「社会過程」における個別の「生活過程」の成り立ち方や特徴が，客観的に示されているシートであるとみてよい。別言すれば，現時点でのその方が，社会資源をどのように，どの程度活用しているかをも示しているものと言えよう。このシートは，対象者が誰であっても活用可能なように構成されているが，どうしても記載場所がないと思われる情報については，"備考欄"を活用してほしい。

> 現時点でその方が社会資源をどのように，どの程度活用しているかを示している

(3) 症状・病状シート

「症状・病状シート」においては，対象者の病歴や現在の症状，さらには受療状態など，「生命過程」にかかわる情報をまとめて提示するようになっている。

> 病歴・現在の症状・受療の状態を提示する

① "現在ある症状"は，自覚している症状はもちろんのこと，援助者が観察できる症状をも記載する。この内容は，後に述べる「KOMIレーダーチャート」の"快・不快"の項目や，「KOMIチャート」の"動く"の項目に関連してくることが多い。また新たに出た症状も追加して記載すること。

② "既往歴"には，先に述べた「基本情報シート」の"病名"欄に入らなかったものでも，この欄に記入することが可能である。しかし，対象者の過去の健康状態に大きな影響を与えた病名について記入すればよいだろう。たとえば肺炎などはすぐに完治する病気なので，若い頃に1度くらい罹ったとしても，特に記入しなくてもよいが，対象者が子どもだったり，同じ病状を繰り返している方の場合は，記入することで対象者の「生命過程」の特徴が把握しやすくなる。

③ "感染症"や"アレルギー"の有無をチェックすることは，その方へのケア方針を立てるときに大事な要素になるばかりか，それが集団ケアへの配慮に必要な情報となることもあるので，漏れのないように聞き取ってほしい。

④ "主な介護者の状態"は，その方へのトータルなケアプラン立案上必要な情報である。適切な介護者が存在するか否かは，「回復過程」の進行を左右する大きな要因だからである。在宅の場合には，介護者の有無や介護者本人の状況が，即，ケアプランに反映されるが，入院・入所の場合でも，退院先や退所先を考えるうえで，大きな影響を与える要素になることが多い。また，入院や施設入所の場合，介護者が面会に来られるかどうか，洗濯などの具体的援助を求めることが可能かどうかなど，ケアプラン上の"行ない整える内容"を考えるときの参考になるので，情報をしっかり収集し，記入すること

が必要である。

(4) KOMI サークルチャート

「KOMI サークルチャート」には，対象者の"こだわり"や人生観，またその方の人生の履歴などが現われる。

「KOMI サークルチャート」によって得られる情報は，個別のケアプラン作成にとって，きわめて重要な要素となるので，急性期入院以外の入院・入所，またはケアマネジメント展開の初期段階で，十分な聞き取りをすることが望ましい。

以下に，記載時のポイント，情報読み取り時のポイントを列挙する。

> 個別のケアプランを作成する際に極めて重要な要素となるので十分な聞き取りをする

① "外側の円"には，誕生から今日に至るまでの主な出来事を記載する。たとえば，対象者が 10 歳であれば，円には 10 年間の出来事が記入されることになり，対象者が 100 歳であれば 100 年の出来事が記入されることになる。たとえ 10 歳の子どもであっても，健康優良児であったとか，野球を始めたとか，学芸会でがんばったとか，その子らしい人生の出来事があり，高齢の方の場合は，小さい頃の過ごし方の特徴や，その後の人生を彩ってきた多彩な出来事を記述することで，その方らしさが見えてくるはずである。このサークルは，症状や病状の年表ではないので，この点を考慮すべきである。

② "中間の円"には，時間軸にそって 1 日の過ごし方や日課などを記入する。いつの日課表を記入するかは，日課表を使う目的によって異なるが，一般的には，入院・入所施設における 1 日の日課を中心に，約束事などがあればそれらをも記入しておくとよいだろう。在宅からの入院・入所時には，それまでの自宅における日課表を記入することで，これから始まる入院・入所生活の参考になるし，逆に退院・退所を目指しているときは，在宅での理想の日課を描いて記入することで，残りの入院・入所生活の行動目標にもなるだろう。したがって，この"中間の円"（日課）には，そのつどタイトルを付けて複数枚用意するとわかりやすいだろう。

③ "中心の円"には，"本人の思い"を記入する。この項目は，ケアプランを立てるときの中心に座るものとして，重要な位置を占めている。ケアプランが対象者の意向にかなったものであるかどうかを知る手がかりになるからである。高齢者や障害者の場合には，一般に"家族の意向"にはそうことが多いが，肝心な本人の意思確認は軽んじられる傾向にある。まずは本人が何を思い，何を感じているかを汲み取るところから，ケアは出発するのである。しかし失語症その他の理由により，自己表現できない対象者の場合は，その方の"つぶやき"に耳を傾け，いつもそばにいる人がその方の思いを代弁する形で文章にする。ただしその場合には（　）書きでその旨を記入しておくこと。この"中心の円"（本人の思い）の内容も経過とともに変化するもの

である。変化がわかるように工夫して書くようにしてほしい。

④ "趣味・嗜好・特技"の欄には，対象者のこだわりやその方らしさが反映されるので，必ず情報収集をしたいところである。この内容は，今現在のものでなくても，健康なときの趣味や嗜好や特技であってもかまわない。要は，これらの情報を個別のケアプラン立案時に活かす視点を保持することである。

⑤ "援助者の気がかり"は，これまでに知りえた情報のなかから，あるいは対象者の様子を観察していて気になること，つまり援助者の心のなかに湧きあがった"思い"を記入するのである。この欄にはケアプランを書く必要はないので，硬く構えず，援助者のつぶやきレベルで表現すればよい（ただし，あまりくだけた言葉は使わないなど，日本語の表現には気を付けること）。

(5) KOMI レーダーチャート

「KOMI レーダーチャート」では，対象者の「生命過程」（身体的状況）が，「KOMI 理論」で述べた 16 項目にしたがって判定されるようになっている。結果的に，出来上がったレーダーチャートは，その時のその方の"生命力の姿"を描き出すことになる。

> その時のその方の"生命力の姿"が描き出される

以下に，レーダーチャートの性質とマーク時のポイントを列記する。

① 「KOMI レーダーチャート」における「生命過程」のとらえ方は，単に医学的知見から見た症状・病状を描くのではなく，16 項目が，生命を維持するための「生活過程」とどのように関係しているかという視点を重視している。したがって，「KOMI レーダーチャート」の判定項目は，生活行動動作と連動しており，体内の生理学的な数値や病状といったものをとらえる項目を持たない。しかし，それゆえに「KOMI レーダーチャート」の図形は，今というときの対象者の"生命力の姿"というものを的確に表出するのである。そしてレーダーチャートで判定した内容は，その後のケアプランやケアの実践に深くかかわってくるので，1 つひとつの項目について，ていねいに確認することが必要であり，「生命過程」の全体像をしっかりとらえてまとめておくと，後述する「グランドアセスメント」の「1．今，この方の生命は，どちらに向かって，どのように変化していこうとしているか」という質問に，適切に答えられるようになるはずである。

② 「KOMI レーダーチャート」では，判定数字が大きいほど身体状態が損なわれていることを意味している。しかし各項目はすべてが等間隔に設定されてはいない。ある項目は 1～3 であり，ある項目は 1～4 であり，またある項目は 1～5 であるというように，等間隔には定められていないのである。生命の性質上，どの項目も同じように分割しなくてもよいと考えた結果であ

る。したがって，記入に当たっては判定項目の数字とチャートの数字とをしっかりと照らし合わせてマークしてほしい。

③ "補助具・器具等" の欄には，使用している補助具や器具などがあればチェックする。"皮膚の状態" については，手術後などでカテーテル類が何本も挿入されているような場合や，湿疹の場所や範囲など，特に絵に書いておくほうがわかりやすい場合は，絵に書き込んで示すとよいだろう。

④ "身体面の特徴・注釈等" の記入欄は，チェックした判定項目の表現，たとえば「立ったり座ったりが自由にできる」「不快症状は激しくないが常時ある」などと，そのまま表記するとわかりやすい。また個別の特徴や状態がある場合には，判定項目の文言をそのまま使用せず，判定した根拠になるような出来事や状態を記載しておくと，その方らしさを理解するのに役立つだろう。

(6) KOMI チャート

> 健康で自立して暮らすための 155 ポイントの生活過程判定項目

「KOMI チャート」は，その方の「認識面」と「行動面」の状態（生活の自立度）が，一目でわかるように工夫されている。「KOMI チャート」の項目は，健康で一人暮らしをしている成人の生活像を基準に作成されていることを，まずは念頭に置いて欲しい。人が健康で自立して暮らすには，誰でもここに記載されているような生活判定項目の内容 155 ポイントが，満たされていることが必要である。それゆえ，対象者の「生活過程」を健康的に整えることを役割とする援助者は，ここで示されている「生活過程」の具体的内容を，しっかりと自らの頭に思い描き，具体的に援助できる実力を持たなければならない。

以下に，「KOMI チャート」の特徴を列記する。

① 「KOMI チャート」は，「認識面」と「行動面」の 2 つの円形チャートから成り立っており，内円から外円にわたって，5 つの円が重なったような形をしている。したがって，面積は内円にいくにしたがって小さくなるが，1 つのマスはすべて平等に "1" として数え，数値化できるようになっている。

② "生活過程判定項目" は，「KOMI 理論」で述べた 15 の大項目で構成されており，さらに各々に 5 項目ずつ小項目がついている。各項目の判定内容にしたがって，1 つひとつのマスを色塗りしていくことで，対象者の生活の自立度を一目で見て取ることを可能にした。

③ マークの色塗りの仕方については，全国統一された約束ごとがあるので，その約束ごとのとおりに作成することが肝心である。「KOMI チャート」は，援助者の主観をできるかぎり排除して，対象者の実像を描くことができるよ

うに工夫されている。したがって，第5章に示す記入の仕方（約束事）を参照して，対象者に今起こっている事実にしたがって，忠実にマークすることが要求されている。

④ "黒マーク数"は，「認識面」が77，「行動面」が78になるように作成されている。第1分野から第3分野までの各々の黒マーク数を計算したうえで，合計点を記入すれば，その方の"自立度"が数値化されて見えてくる。また，この値の変化を見ることによって，ケアの質を評価することも可能である。

⑤ "KOMIチャートの「認識面」と「行動面」が示す特徴・注釈"欄には，ケアしていくにあたって特に大事だと思われる項目を選んで，その細目の具体的内容がわかるように，説明文を記述するのである。マークの色塗りを見ただけでも，およその状態はわかるが，文字で説明されることにより，その方には今，どのような認識があり，どのような行動をしているのか，またどの程度の生活の不自由さがあるのかが，個別にかつ具体的にわかるようになる。これはレーダーチャートのときと同じように，「KOMIチャート」の判定項目の文言をそのまま使うことが可能である。しかし，文言をそのまま使っても個性が出ないような特別の状態にある方には，マークの色塗りの意味するところを，事実にしたがって表現してほしい。それによって，その方のイメージと特徴をはっきりさせることができるからである。そしてそれは，その後のケア方針を具体的に導く手がかりになる。

(7) グランドアセスメント

ケアプラン立案のために工夫されたアセスメント用紙

「グランドアセスメント」は，「基本情報シート」から「KOMIチャート」までの6枚におよぶシートによって集められた情報を，「KOMI理論」の視点で整理し，次のケアプラン立案に資するように工夫された"アセスメント用紙"である。したがって，この「グランドアセスメント」に，これまでの情報がしっかりと整理されていかなければ，情報そのものが活かされないばかりか，「KOMIチャートシステム」そのものが，「KOMI理論」展開の道具としての役割を果たせなくなってしまう。「グランドアセスメント」は，まさに「KOMIチャートシステム」全体の"司令塔"である。

「グランドアセスメント」の3つの質問は，"ケアの5つのものさし"の発想をベースに作成されているので，「KOMI理論」の"目的論"を見失うことなく思考してほしい。

① "1番の質問"に対しては，対象者が罹患した病気の起点から思い起こし，今の生命の状態を全体的に把握して，今後の方向を大まかに考えていくのである。たとえば，現在の状態（入院の原因となった病気の大まかな経過や，在宅暮らしができなくなった原因と経過など）を，経時的に記載したあと，

今の「生命過程」がどのような状態になっているのか，さらに「生活過程」はどのように制限されてきたのかなどを記入し，さらに今後はこの方の生命力は小さくなるのか，平行状態を維持するのか，それとも拡大していくのかを推測していく。今後の見通しを考えるにあたっては，自然治癒力が最大に働くようにするための生活の条件を提示しつつ方向づけるとよい。

② "2番の質問" に対しては，「基本情報シート」から得た "家族の思い"，「KOMI サークルチャート」からの "本人の思い" や "趣味・嗜好・特技" の内容，さらには「KOMI レーダーチャート」「KOMI チャート」から読みとってきた "注釈欄" の内容をもとに，現在対象者を消耗させている "事柄" や "出来事" に着目して，箇条書きにしていくのである。このとき，「KOMI レーダーチャート」「KOMI チャート」の判定項目の文言のなかで，引用できるものはそのまま引用すると便利であり，わかりやすく表現できるようになる。もちろん。「KOMI レーダーチャート」や「KOMI チャート」の "注釈欄" に書かれている内容で，引用できる文章はそのまま引用するとよい

　ここでは，これまでに「KOMI 理論」の視点で得た情報を十分に活用することが肝心である。問題思考型に陥らないように，「KOMI 理論」のなかで使われている言葉を積極的に引用することを勧めたい。

③ "3番の質問" は，2番の質問の角度とは正反対の視点で思考するようにリードしている。つまり，ここでは文字どおり 100 パーセントのプラス発想で対象者を見つめるのである。その方の内に宿っている "健康な力" や "残された力" さらには "周囲の助力" など，生きることを支えている積極的な面や事柄に関心を寄せ，それを言葉にしていくのである。表現の仕方は，ここでも，「KOMI レーダーチャート」「KOMI チャート」の判定項目の文言のなかで，引用できるものは引用し，さらに「KOMI レーダーチャート」や「KOMI チャート」の "注釈欄" に書かれている内容で，引用できる文章も引用しながら，箇条書きに仕上げるとよい。

　「KOMI チャートシステム」は，"その方のもてる力・健康な力を活用し高める" ことを目指して，ケア全体をプログラム化しようとしているので，この3番目の質問に対してどのように答えられるようになるかが，システム活用の鍵になるのである。プラスの面を上手に見出し，それを文章化できる力を養ってほしい。

(8) ケア方針（目指すこと）

「ケア方針」は，「グランドアセスメント」で整理した情報を，再び "ケアの5つのものさし" の発想を使って打ち出す。「グランドアセスメント」の各項目が，「KOMI 理論」の視点で導き出されていれば，「ケア方針」はその思考の延長線

上に浮かび上がってくるはずである。

「ケア方針」を立てるときには、一般的に以下の思考過程をたどるとよいだろう。

- ⅰ：その方の今の"生命力の姿"から見て、今後どうすれば、より安定した状態を得ることができるだろうか。――かなり大まかに今後の方針を立てるときに役立つ。
- ⅱ：生命力を消耗させているいくつかの要素のなかで、援助すれば解消されると思われる事柄は何か、またどうすれば解消されると考えられるか。――具体的なケアプランを作成するときに有効となる。
- ⅲ：その方自身のもてる力や健康な力、さらにその方を支えている力は、どのように活用すれば、その方の現在の生命力をさらに安定させることができるだろうか。――これも具体的なケアプランを作成するときに有効となる。

上記の視点を念頭に置いて、具体的な文章を作成すればよい。あまりにも抽象度が高い文章では、その後の"行ない整える内容"に連動しにくくなるので、具体的な目標作りに役立つような表現を工夫すべきであろう。

> 具体的な目標作りに役立つような表現を工夫する

また、「ケア方針（目指すこと）」は、対象者の「生命過程」の安定を図り、「生活過程」の自立やQOL向上のために役立てるものであるから、その段階でご本人やご家族の意見を十分に取り入れていくことが必要である。しかしながら、まずは専門家として対象者の状況をしっかりとアセスメントした結果、このような「ケア方針」で臨みたいという見解を提示することが必要である。そこにこそ、専門家の専門家たる所以が存在するからである。

（9）ケアの展開シート

「ケアの展開シート」は、先に立案した「ケア方針（目指すこと）」の1つひとつに対して、その具体的展開をするときに必要なシートである。

> ケア方針を具体的に展開する

このシートは、次の3つの要素で成り立っている。

- ⅰ：先に立案された「ケア方針（目指すこと）」のなかの1つが選択されて記述される。
- ⅱ：選択された「ケア方針」に対して、その方針をより具体化するためには、どのように行ない整えればよいかを考え、具体的に箇条書きにして提示する。
- ⅲ：目標とする"行ない整える内容"について具体的に実施した場合、日付や時間を書き込みながら、実施された事柄や対象者の反応や状態、あるいは生活過程の様子や結果などについて記述する。

つまり、先に「ケア方針」が5項目立案されていれば、この「ケアの展開シー

ト」は5枚活用されることになる。

　これにより，記録されたこのシートを読み返せば，「ケア方針」に対する実践の内容や結果を簡単につかむことができるのである。また対象者の状態を，ケアプランにそって常時知ることができるので，ケアの質的評価につなげることも可能で，再アセスメントをする材料・情報としても使える。

(10) ケアプランシート

ケアプランシートは"ケアの展開シート"のダイジェスト版

　「ケアプランシート」は，本来の「KOMIチャートシステム」には包含されない用紙である。つまり，「ケアプランシート」は，必ず使用しなければならない記録用紙ではないということである。これは，「ケア方針（目指すこと）」と"行ない整える内容"の2項目から成り立っており，これまで述べてきた「ケアの展開シート」のダイジェスト版になっているからである。

　したがって，このシートの活用はかなり限定されてくるものと思われる。たとえば，①援助者以外の第3者にケアプランのみを説明するとき，②急性期ケアに際して，「KOMIチャートシステム」自体を活用しない場合，後に述べる「ケアリングシート」「場面シート」の活用と並行して，この「ケアプランシート」を必要とするとき。

　このように，本シートの使命を理解したうえで，十分なる活用をお願いしたい。

(11) KOMIサマリーチャート

「生命過程」「認識過程」「生活過程」の状況が一目で見て取れる

　「KOMIサマリーチャート」を活用することで，対象者の「生命過程」「認識過程」「生活過程」の状態を一目で見て取ることが可能になる。したがって，サマリーチャートは以下の条件下で活用することを勧める。

ⅰ：再アセスメント時
　再アセスメントを行なう時期は，特に決まってはいないが，対象者の状況が変化したときには，こまめに行なうことが求められている。慢性期疾患の場合には，定期的に再アセスメントを行なう時期を定めておくとよいだろう。再アセスメント時には，「ケアの展開シート」の情報などをもとに，「KOMIレーダーチャート」や「KOMIチャート」をつけ直し，「グランドアセスメント」の視点で再度ケア方針を立案することになる。つまり「KOMIサマリーチャート」を作成するのである。「KOMIチャート」には黒マークの数値が出るので，ケア展開前後の黒マーク数の変化によって，対象者の自立度やなされたケアの質を客観的に評価することが可能である。

ⅱ：転棟・転科・転院など，対象者が療養場所を移動するときの"申し送り資料"として活用する。

ⅲ：事業所内あるいは事業所間の"カンファレンスの資料"として活用する。

(12) チャート履歴

「チャート履歴」は，過去，別々の日にちに作成した3回分の「KOMIレーダーチャート」と「KOMIチャート」を，同時に1枚の用紙に掲載して，その変化の状況を一目で見て取れるようにしたものである。

この「チャート履歴」の活用は，(11)で述べた「KOMIサマリーチャート」の活用法と同様である。つまり，対象者のこれまでの経過における変化の仕方や内容を確認・評価したり，カンファレンスの資料や申し送りの資料として活用する。（チャート履歴については，巻末の付録を参照のこと）

> 対象者の変化の状況が一目で見て取れる

以上，「KOMIチャートシステム」の全体像とその活用のポイントを述べた。

「KOMIチャートシステム」は，看護・介護過程展開様式であり，ケアマネジメント過程展開様式である。このシステムに収められている11種類のシートを使いこなせるようになれば，対象者の生活の全体像を把握することは，いとも簡単に，かつ専門家の眼でできるようになるはずである。

正確に，かつスピードアップして活用するためには，最初の導入時点で，ある程度の時間をかけて，辛抱して学びとる努力とエネルギーが必要である。この踏ん張りがないと，どうしても"面倒だ""時間がかかる""わからない"という感情に負けてしまう。特に初心者は，車の運転と同じように，ルールについて十分に学び，ルールに従って徐々に慣れ，使いこなすことが肝心である。そうしているうちに，自分の判断で迷うことなく，スムーズに活用することができるようになるだろう。

第4章 "生命力の姿"を映し出す「KOMI レーダーチャート」

「KOMI チャートシステム」を展開するうえで，特に学習と訓練が必要なのは「KOMI レーダーチャート」と「KOMI チャート」さらには「グランドアセスメント」から「ケア方針～ケアの展開」までの記録用紙である。

第4章から第6章にかけて，それぞれの活用法について詳述する。

1．「KOMI レーダーチャート」の活用法

「KOMI レーダーチャート」は，その日，その時の，対象者の身体的状況を，一目で判定できるように工夫したものであり，出来上がったレーダーチャートは，その方の"生命力の姿"を描き出すことになる。誰が見ても一目瞭然に把握できるのが特徴である。

> 誰が見てもその方の生命力の姿を一目で把握できる

レーダーチャート全体としては，16の判定項目を持つ。

この項目の配置には，人体を見つめる"解剖生理学的"視点を導入し，各項目は，呼吸器系，循環器系，消化器系，泌尿器系，骨・筋肉系，感覚器系，脳神経系の順に並んでいる。全項目は以下のとおりである。

(1) 呼吸　　　　(9) 起居動作
(2) 血圧　　　　(10) 移動の自由
(3) 体温　　　　(11) 皮膚の状態
(4) 咀嚼　　　　(12) 聴覚
(5) 嚥下　　　　(13) 視覚
(6) 排便　　　　(14) 快・不快
(7) 排尿　　　　(15) 気分・感情
(8) 上肢の自由　(16) 知的活動

上記16項目には，各々，症状の程度や，症状が「生活過程」におよぼす制限の状態について，何段階かの判定尺度が設けられており，対象者の現在の生命力の姿全体を把握できるようになっている。この判定尺度は，項目ごとに異なる基準が定められていて，すべての項目が均等割りにはなっていない。数字の小さいほうが，限りなく健康状態に近いことを表わしている。

> 数字の小さいほうが健康状態に近い

結果的に，「KOMI レーダーチャート」上の欠落した部分は，身体の不自由さや「生活過程」の制限のあり方を表わしている。

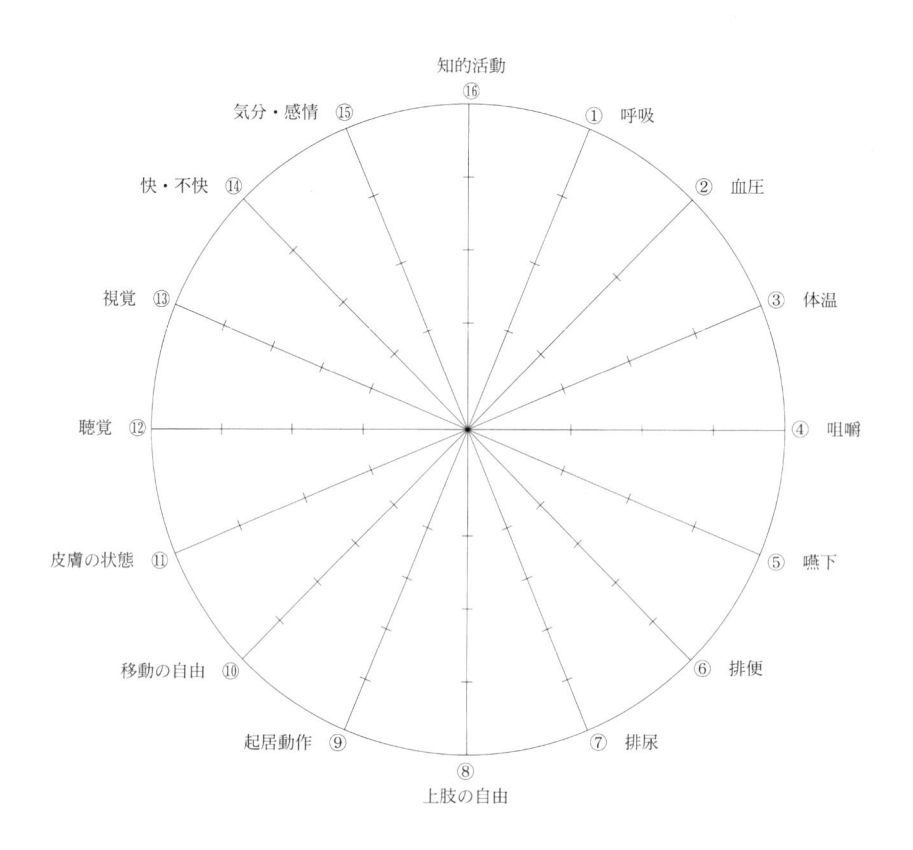

[レーダーチャート図: 16項目 — ①呼吸 ②血圧 ③体温 ④咀嚼 ⑤嚥下 ⑥排便 ⑦排尿 ⑧上肢の自由 ⑨起居動作 ⑩移動の自由 ⑪皮膚の状態 ⑫聴覚 ⑬視覚 ⑭快・不快 ⑮気分・感情 ⑯知的活動]

KOMIレーダーチャートの判定作業

「KOMIレーダーチャート」の判定作業を行なうには，「生命過程判定用紙」を手元において，1〜16の大項目にそって，現在の対象者の状態をその「判定内容」に照らし合わせて判定し，その番号を「KOMIレーダーチャート」用紙にチェックしていくのである。最後にレーダーチャートの各項目の番号を線で結べば出来上がりである。

また，補助具や器具を使用している場合は，関係項目の該当箇所にチェックを入れる。

呼 吸
- □ 吸引
- □ 吸入
- □ 体外補助手段（人工呼吸器等）

咀 嚼
- □ 入れ歯
- □ きざみ食
- □ ミキサー食
- □ 流動食

嚥 下
- □ とろみ
- □ 鼻腔栄養
- □ 胃瘻
- □ 点滴（静脈）栄養
- □ IVH

排 便
- □ おむつ
- □ 差込便器
- □ ポータブル
- □ 浣腸
- □ 摘便

排 尿
- □ おむつ
- □ 尿器・パッド
- □ 失禁パンツ
- □ ポータブル
- □ カテーテル

起居動作
- □ つかまりバー
- □ ベッド柵
- □ 紐

移動の自由
- □ 手すり
- □ 杖
- □ シルバーカー
- □ 歩行器
- □ 車椅子
- □ 電動車椅子

皮膚の状態
[人体図]

聴 覚
- □ 補聴器
- □ 左右差に配慮が必要

視 覚
- □ 眼鏡
- □ コンタクトレンズ
- □ 杖
- □ 盲導犬
- □ 視野欠損に配慮が必要

2．「KOMI レーダーチャート」マーク時の判断ポイント

【全体の留意点】
① レーダーチャートをマークするときには，薬の服用を認めたうえで，現在の症状や状態をチェックすること。たとえば，高血圧で降圧剤を服用している方の場合，現在の血圧が正常ならば「1．正常範囲」という項目を選ぶ。この時，薬を服用している旨を"注釈欄"に記載すること。便秘による服薬や浣腸の施行なども，同様に考えればよい。
② 上記の発想と同じように，各種の日用道具・器具を使用している場合は，その状態のままで，その時の事実をチェックする。たとえば，眼鏡をかけている方は，その状態でどの程度の不自由さがあるか判断し，紐や手すりを使って寝返りができていれば，その状態を可として判定するのである。
③ その方固有の状態や特徴を浮き彫りにするためには，積極的に"注釈欄"を活用すること。

	項目	内容	判断のポイント
1	呼 吸	1．自然な呼吸 2．軽い息切れ・息苦しさ 3．強度の息切れ・息苦しさ 4．気管切開（自力での呼吸不可）	酸素吸入や在宅酸素吸入をしながら生活している方は，その状態で判断する。しかし，この場合は，当然「自然な呼吸」という項目にはあてはまらないので，2番か3番かのどちらかにマークし，注釈欄にその旨を記載のこと。
2	血 圧 (単位 mmHg)	最高血圧　　最低血圧 1．正常範囲　140以下　かつ　90以下 2．要注意　　141〜159 または 91〜94 3．異常 　（高血圧）160以上または95以上 　（低血圧）100以下	高血圧のために降圧剤を服用している場合，服用の効果があって，正常値ならば，1の正常範囲をマークしてよい。ただし注釈欄にこの旨を明記する。
3	体 温	1．正常範囲 2．微熱　（37℃〜37.9℃）または 　　低体温（35.5℃以下） 3．中等熱（38℃〜38.9℃） 4．高熱　（39℃以上）	日内変動がある場合は，安静時の体温を目安とし，変動の様子を注釈欄に記入する。
4	咀 嚼	1．何でも噛める 2．柔らかいものなら噛める 3．舐めることならできる 4．咀嚼できない・することがない	経管栄養や経静脈栄養の場合，またはペーストや流動食などの場合は，4番とする。ただし，その方が舐めることができれば，3番にマークしてよい。

	項目	内容	判断のポイント
5	嚥下	1. 何でも飲み込める 2. 時々むせることがある 3. しばしば激しくむせる 4. 嚥下できない・することがない	少しでも形があればむせないが，液体ではむせることがある場合，またはとろみをつければ飲み込める場合などは，2番にマークする。絶食状態にある方は4番にマークする。
6	排便	1. 正常 2. 軽度の障害がある（3～4日に1回の便秘・一過性の下痢・少量の便もれ） 3. 重度の障害がある（1週間以上に及ぶ便秘・連続した下痢） 4. 便失禁（常時おむつを使用している） 5. 人工肛門造設	下剤を使用している場合は，その旨を注釈欄に記載したうえで，実際の排便の間隔に応じて，2番か3番にマークする。常時のオムツ使用者は，便の形状如何にかかわらず，失禁状態とみなして，4番にマークする。人工肛門を造設している方は，通常の人よりもセルフケア能力を要し，生活における排泄への配慮が不可欠である点を考え，便の形状如何にかかわらず，5番にマークする。
7	排尿	1. 正常 2. 軽度の障害がある（頻尿・残尿感・少量の尿もれ・尿が出にくいなど） 3. 重度の障害がある（乏尿—1日に400 ml以下・多尿—1日に3000 ml以上・尿閉・血尿など） 4. 尿失禁（常時おむつを使用している） 5. 人工膀胱・人工透析・腹膜透析	利尿剤を使用している場合は，その旨を注釈欄に記載したうえで，実際の排尿状態について，当てはまる項目にマークする。常時のオムツ使用やカテーテル（管）挿入の場合は，迷わず4番にマークする。人工膀胱や人工透析という項目を起こした理由も，排便における人工肛門の欄と同じである
8	上肢の自由	1. 両手が自由に使える 2. 少し不自由なところがあるが，生活に支障はない 3. 不自由さが生活の広範囲で支障をきたしている 4. 上肢を使ったすべての動作に介助が必要である	ここでは，上肢の形態的な内容を問題にしてはいない。上肢の障害の程度が，生活にどの程度の支障（不自由）をきたしているかを問うている。
9	起居動作	1. 立ったり座ったりが自由にできる 2. 座位から立ち上がることはできるが，立位の保持には物につかまる必要がある 3. 寝た姿勢から起き上がることは自由で，端座位も安定している 4. 寝返りはうてる 5. 寝返りもうてない	この項目はすべて，人の介助なしでどこまで行なえるかを問うている。補助具や器具を使った状態で判定してよい。
10	移動の自由	1. 自力歩行（つかまらずに歩く） 2. 何かにつかまって歩く 3. 這う・いざる（座ったまま進む） 4. 車椅子に乗って自力で移動できる 5. 介助がなければ移動できない	どのような内容の介助であっても，介助がなければ移動できない場合は，5番にマークする。

	項　目	内　容	判断のポイント
11	皮膚の状態	1．正常（何の変化・損傷もない） 2．軽い変化・損傷がある（乾燥・汚れ・発赤・擦過傷 等） 3．中程度の変化・損傷がある（湿疹・内出血・水泡・軽い浮腫等） 4．重度の変化・損傷がある 　（全身の浮腫・びらん・潰瘍 等）	手術の後の傷は，手術の内容によって2番から4番に相当する。ただし古い傷跡などはこれに含まれない。 ペースメーカー植え込み時の傷や各種医療用管挿入のための傷は，2番にマークし，判断の根拠はその旨を注釈欄に記載する。
12	聴　覚	1．普通に聞こえる 2．大きめの声・音なら聞こえる 3．耳元の大きな声・音なら聞こえる 4．ほとんど聞こえない	補聴器を使用していても，普通に聞こえていれば，1番にマークする。妄想・幻聴などがひどくて，話や言葉が通じない場合（短時間であることが多いが）には，4番にマークし，その内容を注釈欄に記載する。
13	視　覚	1．普通に見える（眼鏡など使用してもよい） 2．新聞の大見出しなら見える 3．顔や物の輪郭ならわかる 4．光はわかる 5．全く見えない	幻視がひどくて生活に支障がある場合は，4番にマークし，その内容を注釈欄に記載する。
14	快・不快	1．疼痛や違和感などの不快症状は全くない 2．不快症状が少しある，または時々おこる 3．不快症状は激しくないが常時ある 4．激しい不快症状が常時ある。または不快症状の有無を表出できない	快・不快の内容は，あくまでも疼痛や身体の違和感などの有無によって判断する。ただし，認識障害が進行して，快・不快を表現できない状態のとき，または神経麻痺で，快・不快を認知できないときは，4番にマークのこと。
15	気分・感情	1．安定している 2．少し落ち込んでいる。または乱れ（イラつき等）がある 3．かなり落ち込んでいる。または大きな乱れがある。 4．表出がほとんどないか，錯乱状態である	仮面状顔貌や無表情が続いている場合は，4番にマークする。
16	知的活動 （記憶・見当識等）	1．乱れがなく全く生活に支障がない 2．軽度の乱れがある 3．大きな乱れのために生活の広範囲で支障をきたしている 4．24時間，常時の見守りがなければ生活できない	脳の機能が日常生活における判断面にどの程度の支障（不自由）をきたしているかによって判定すること。後述するKOMIチャートの認識面の状態と連動させて判定するとわかりやすい。

3.「KOMI レーダーチャート」を読む

(1)「事例」からの読み取り

では,実際の「事例」を見てみよう。

【事例1】と【事例2】は,欠けたところに大きな特徴があることが,一目瞭然である。どのような状態の方の「KOMI レーダーチャート」であるかを判断してみてほしい。

【事例1】50歳・男性

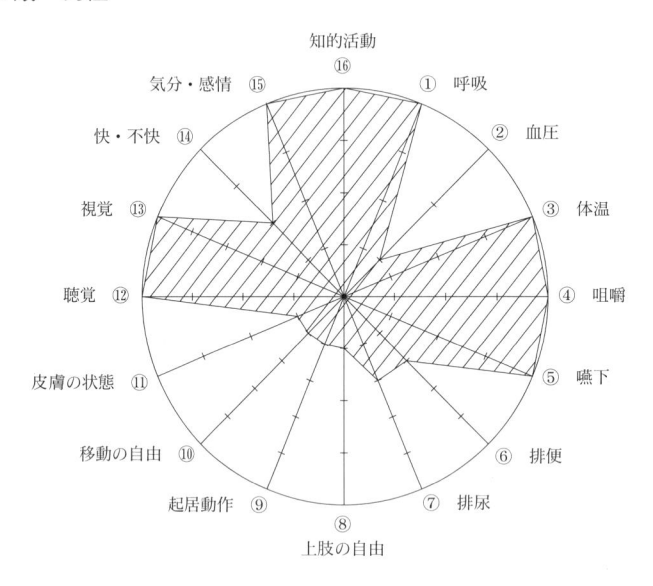

【事例2】80歳・女性

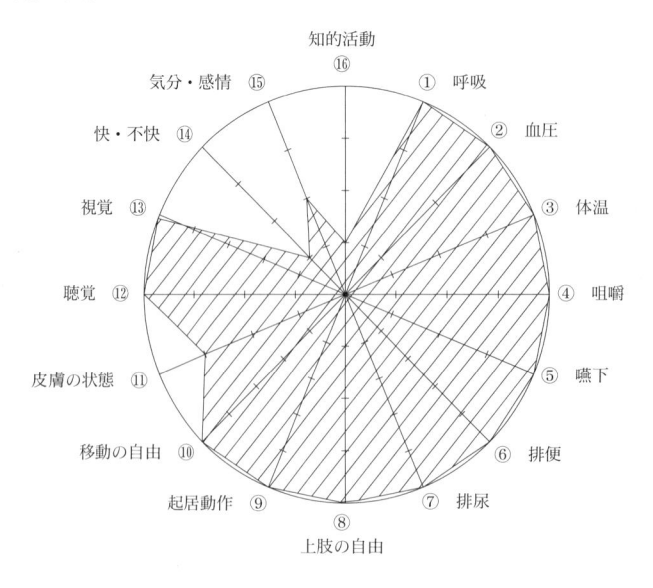

では，【事例1】のレーダーチャートを，各項目にそって読み取ってみよう。
①呼吸：自然な呼吸。
②血圧：異常。
③体温：正常範囲。
④咀嚼：何でも噛める。
⑤嚥下：何でも飲み込める。
⑥排便：便失禁。
⑦排尿：尿失禁。
⑧上肢の自由：上肢を使ったすべての動作に介助が必要である。
⑨起居動作：寝返りもうてない。
⑩移動の自由：介助がなければ移動できない。
⑪皮膚の状態：重度の変化・損傷がある。
⑫聴覚：普通に聞こえる。
⑬視覚：普通に見える。
⑭快・不快：不快症状は激しくないが常時ある。
⑮気分・感情：安定している。
⑯知的活動：乱れがなくまったく生活に支障がない。

レーダーチャートを見ると，⑥の"排便"から⑪の"皮膚の状態"までの，円のほぼ下半分が欠けているのがわかる。この状態は，脳細胞に異常はないが，首から下に全身的に麻痺があり，自分1人では，まったく身動きができない状態にあることを示している。

さらに，不快症状は常にあるが，"気分・感情"は安定しており，"知的活動"は正常であるということも見て取れる。

ここから言えることは何か。

まず第1に言えることは，この方は身体に重度の障害を持っており，援助がなければ寝たきりの生活になってしまうということである。

第2に，身体に障害はあるが，精神的には安定しており，意志や感情を十分に表出できる状態にあるということである。

レーダーチャートからは，このくらいしか読み取れないが，しかし，これくらいは誰が見ても判断できるわけである。

この方は，50歳の男性で「交通事故による頸椎損傷」を患っている方である。

次に，【事例2】のレーダーチャートを，各項目にそって読み取ってみよう。
①呼吸：自然な呼吸。
②血圧：正常範囲。
③体温：正常範囲。
④咀嚼：何でも噛める。

⑤嚥下：何でも飲み込める。
⑥排便：正常。
⑦排尿：正常。
⑧上肢の自由：両手が自由に使える。
⑨起居動作：立ったり座ったりが自由にできる。
⑩移動の自由：自力歩行。
⑪皮膚の状態：軽い変化・損傷がある。
⑫聴覚：普通に聞こえる。
⑬視覚：普通に見える。
⑭快・不快：激しい不快症状が常時ある。または不快症状の有無を表出できない。
⑮気分・感情：表出がほとんどないか，錯乱状態である。
⑯知的活動：24時間，常時の見守りがなければ生活できない。

レーダーチャートを見ると，①の"呼吸"から⑬の"視覚"までの身体機能は，ほぼ正常である。しかし，⑭の"快・不快"から⑯の"知的活動"までは，最悪の状態にあることがわかる。典型的な知的障害，それも"認知症"の形を示している。

この方は，80歳の女性で「脳血管性認知症」の方である。

この方の場合，気になるのは，"快・不快"の項目が落ち込んでいることである。これは，痛みや苦痛を感知できないか，または表出できないことを意味している。したがって，この方の周囲には，常時危険が潜んでいることになる。たとえば，転んでも痛みを感じなかったり，便秘でお腹が痛くても，それを表出できないばかりか，気にもしないということになる。このレーダーチャートを見ただけでも，ケアのポイントが見えてくるであろう。

(2) 時系列で見る「KOMIレーダーチャート」

「KOMIレーダーチャート」には，さまざまな使い方がある。たとえば，その時々の「生命過程」の状態を見事に映し出すという性質を使うことによって，短期間のうちに，時間軸にしたがって変化していく「身体面」の状態を観察し，回復過程を見守るという条件・状況（たとえば，手術後の経過）のなかでの活用が可能である。

以下に，実際に活用された2事例[1]を見てみよう。

2事例とも，手術前と手術後1日目～5日目までの6日間の記録である。

1）これらの事例は，『KOMIチャートシステム・2001』（現代社）p.166～172に基づき一部訂正を加えたものである。

【A氏】70歳:胃癌の手術

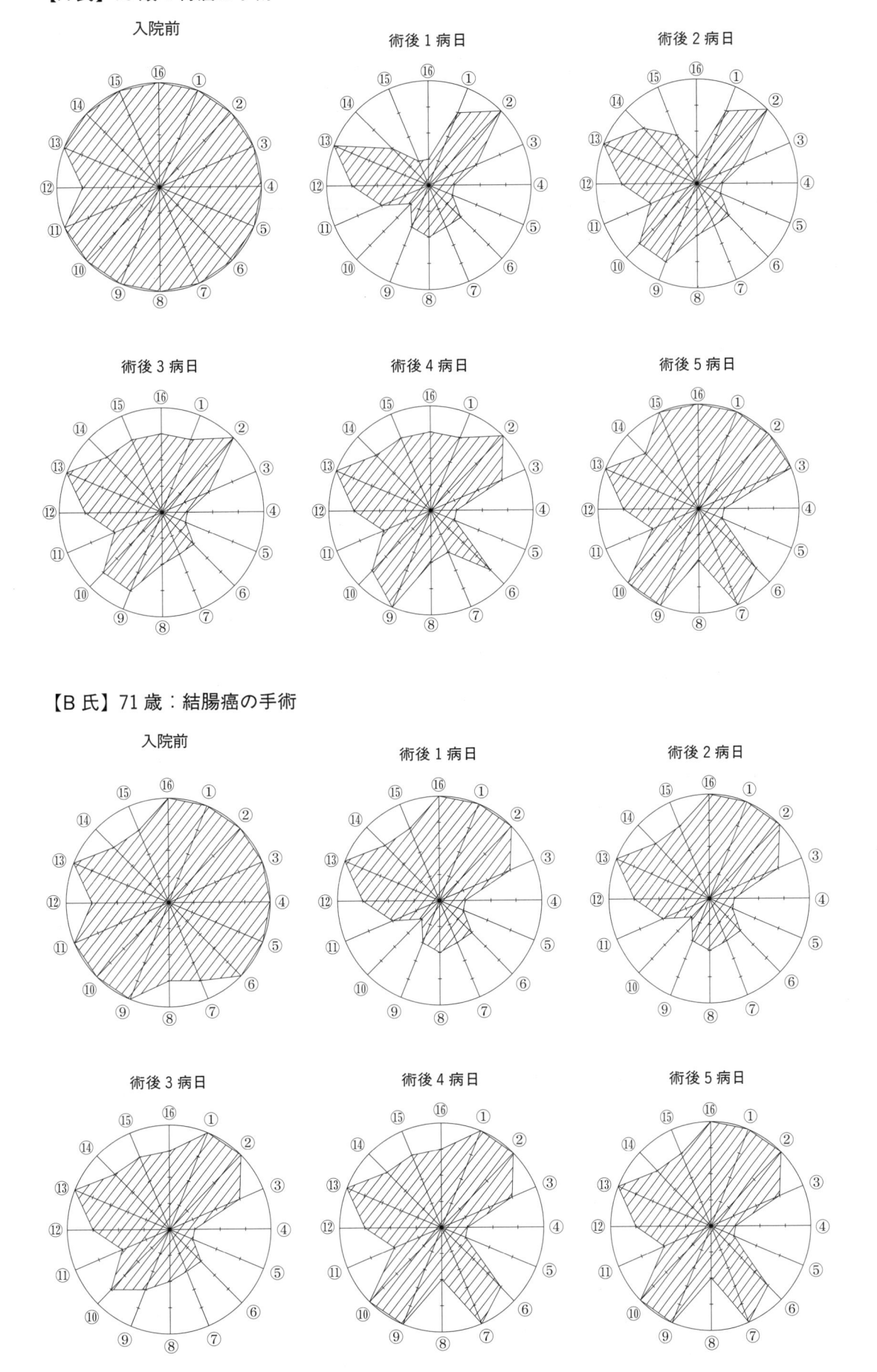

入院前　　　　　　　　　術後1病日　　　　　　　　術後2病日

術後3病日　　　　　　　術後4病日　　　　　　　　術後5病日

【B氏】71歳:結腸癌の手術

入院前　　　　　　　　　術後1病日　　　　　　　　術後2病日

術後3病日　　　　　　　術後4病日　　　　　　　　術後5病日

手術後，毎日午前 11 時に「KOMI レーダーチャート」を作成した結果，A 氏と B 氏の回復過程が目に見えるように示されている。

　手術直後は尿カテーテルなどの医療処置が施されているため，全般的に「生活過程」は大きく制限され，また痛みや不快症状が出現して，脳細胞も乱れた状態にあるが，日数を追うごとに，徐々に「生命過程」の拡大が見られることが，はっきりと読み取れる。

　このように，「KOMI レーダーチャート」は，時間軸にしたがって変化していく「生命過程」の状態を，視覚的にとらえていくときには，たいへん有効なチャートである。

第5章 「KOMIチャート」で生活の全体像を描く
―― "もてる力"と"生活の不自由度"を知る ――

　「KOMIチャート」は，「KOMIチャートシステム」全体の要の役割を果たす。したがって，どのようなケア現場にあっても，またケア提供者であれば誰でも，まずは「KOMIチャート」が持つ理念と活用法について理解し，一定程度の活用ができるように訓練してほしい。「KOMIチャート」をマスターすれば，あとは「KOMI理論」に流れる生活を見る視点を用いて，現場の性質に合わせたシステムを工夫・創設していけるだろう。「KOMIチャート」の学習を省略して，急いでその先に進もうとしても，結局，自力では「KOMI理論」の展開はできないということを肝に銘じてほしい。それほどに，たった1枚の「KOMIチャート」に秘められた力は大きいのである。

　なぜなら，「KOMIチャート」には，ケアの原理論である「KOMI理論」のエキスが投入されているからである。つまり，「KOMI理論」におけるケア（看護や介護）とは，乱れた「生命過程」や小さくなった生命力を守り，維持するために，「認識過程」や「生活過程」に働きかけて，それを健康的に整えていくことであり，同時に，対象者の"もてる力"や"残された力"に着目しつつ，不自由になっている「認識過程」や「生活過程」の一部分や大部分を，「代弁」や「代行」という形で表現するものである。「KOMIチャート」は，その時，その人の「認識過程」と「生活過程」の状態や状況を写し取るという情報収集用紙なので，生活の全体像を見ながら，何をどう整えていけばよいのかという，その先にあるケアの方針を具体的に導き出すのである。

> 不自由になっているところを補い"もてる力""できる力"を引き出す

　「KOMIチャート」は，援助を必要としている方々の「認識過程」や「生活過程」における"もてる力"を描き出し，同時に，生活のどこがどのように不自由になっているかを映し出すところから出発する。

　「不自由になっているところを補う」（代弁や代行）というケアをまずは実践し，同時に"もてる力"や"できる力"を引き出し，それを強化するというケアを実現する。これがケアのあるべき姿であり，「KOMIチャート」全体を貫く姿勢である。

1．「KOMIチャート」を支える基本的な視点

以下に「KOMIチャート」を支える基本的な視点とその機能を紹介する。
(1)「KOMIチャート」は，人間社会における"当たり前の生活の実現"を目指して作成されたチャートである。

> 当たり前の生活の実現を目指して

(2)「KOMIチャート」は，一人暮らしをしている，健康で自立した成人の生活像を基準に作成している。したがって，このままでは乳幼児には適用しにくい面がある。(子どもの「KOMIチャート」については，近いうちに開発されるだろう)。

(3)「KOMIチャート」は，その日，その時の対象者の"認識の状況"と"行動の状況"の2側面を判定し，対象者の生活の全体像を一目で見て取れるように工夫したものである。

> 「認識過程」と「生活過程」の15の大項目

(4)「KOMIチャート」によって判定される「認識過程」と「生活過程」の内容は，以下に示すように15の大項目で構成されている。
それらは第1分野から第3分野まで，各5項目が配置されている。

I．第1分野（生命の維持過程に直接影響する分野）
①呼吸する
②食べる
③排泄する
④動く
⑤眠る

II．第2分野（人とのかかわりの質に影響する分野）
⑥身体を清潔に保つ
⑦衣服の着脱と清潔
⑧身だしなみを整える
⑨伝える・会話する
⑩性にかかわること

III．第3分野（社会過程とつながり，よりその人らしい生活を実現するのに影響する分野）
⑪役割（有用感）を持つ
⑫変化を創り出す
⑬生活における小管理
⑭家計（金銭）を管理する
⑮健康を管理する

> 判定マークは全国統一マークを使う

(5)「KOMIチャート」に記入するときには，"生活過程判定項目"の内容にしたがって，以下のルールによりマークする。このマークは全国統一マークなので，勝手に変更することは許されない。

（認識面）
- ■ 本人がわかる・関心がある
- □ 本人がわからない・無関心
- ┄ 判別できない（情報不足・要観察事項）

（行動面）
- ■ 本人が現時点でできる・やっている
- □ 本人が現時点でできない・やっていない・やれない
- ┄ 判別できない（情報不足・要観察項目）
- ▨ 専門家の援助が入っている
- ▩ 身内の援助（ボランティアを含む）でまかなわれている

判定項目の1つひとつについて，上記の基準にしたがって判断を行ない，円の1マス1マスを，表示されたマークに塗りつぶしていくのである。

(6) 「KOMIチャート」では，今という時の事実を大事に考えている。過去にあった力や，理想とする姿を描こうとせずに，"今の事実"をありのままに判定することが大切である。

今の事実をありのままに判定する

(7) その方に本来できる力はあっても，今の時点で病気や老いや障害のために，あるいは人生に失望や絶望感があるために，やる気をなくしたり，前向きになれないなどの状況にある方は大勢いる。現在の姿を判定するときには，今やる気がない，意欲がわかない，物事に関心が向かない，あるいは病気のために動けない，やれない，または生活過程に制限があるために今はやってはいけないという状態にあれば，「認識面」や「行動面」は，迷わず「白マーク」を付ける。「KOMIチャート」は，あくまでも今の状態を知る手がかりをつかむためのものであり，決してその方の人生の価値観や生き方や信条などを評価するものではないという点を，しっかりふまえること。

(8) 「KOMIチャート」は今の状態を判定するものとはいっても，刻一刻と変化する生活の，いったいどの時点を評価するのかという問題が生じる。「KOMIチャート」をマークするときには，だいたい"ここ3〜7日間"の状態はどうであったかと，1週間の単位で考えてみるとわかりやすい。

(9) 「KOMIチャート」は，決して「質問用紙」ではない。インタビュー形式でのチェックは避けてほしい。観察の技術が備わっている援助者であれば，短時間のアプローチで，マークすることは可能なはずである。またそのように観察技術を身につけるべく自己訓練すべきである。

(10) 対象者本人や家族にも参加を促し，協働してマークしていくことは，その方の自己決定能力を尊重し，セルフケア能力を向上させるために，たいへんすばらしいことである。時と場合を考えて，積極的な協働活動を試みてほしい。

(11) 「KOMIチャート」は，援助者の主観を取り込まないでマークすることが可能なように性格づけられている。マークする人によって判断が異なるような場合には，同一対象者を複数の援助者で付けてみて，チームで基準を確認するなどの工夫が必要である。

2．「KOMIチャート」マーク時の手引き

(1) 「KOMIチャート」の特徴を知る

「KOMIチャート」にはいくつかの特徴がある。まずはこれらの特徴を頭に刻んでほしい。

① 「KOMIチャート」は，「認識面」と「行動面」の両面をチェックできるように組み立てられているが，「認識面」「行動面」ともに15の大項目があり，15の項目にはそれぞれ5つの細目を持っている。この5つの細目の判定内容は，「認識面」と「行動面」とが，"対"にはなっていないのである。これが「KOMIチャート」の大きな特徴の1つである。

【例1】①呼吸する

認識面	行動面
1．空気の汚れ（匂い・よどみ・ムッとする感じ）がわかる 2．暑さ・寒さがわかる 3．陽光を気持ちよく感じる 4．新鮮な空気は気持ちよいと感じる 5．空気を清浄にするための各種電気製品（掃除機・冷暖房器具など）の使い方や扱い方がわかる	1．自力で自然に呼吸している 2．息苦しい時には訴えることができる 3．自分で部屋の換気をしている 4．自分で部屋の温度・湿度の調節をしている 5．自分で陽光を取り込んだり，陽光を浴びたりしている （網かけの部分には，援助マークは入らない）

【例2】⑫変化を創り出す

認識面	行動面
1．変化のない生活に退屈や辛さを感じる 2．小さな変化（花一輪，絵，本，音楽など）に心地よさを感じる 3．変化を望む気持ちがある 4．具体的に望む事柄を思い描くことができる 5．変化を創る場合，自分が置かれている今の状況や体力に適した事柄がわかる	1．長期にわたって1つの部屋に閉じこもったような生活をしていない 2．生活に変化がない場合には，その辛さを表現できる 3．自ら室内で小さな変化を創り出し，楽しんでいる 4．自ら身近にある自然や文化を楽しんでいる 5．自ら遠方の自然や文化をも楽しんでいる （網かけの部分には，援助マークは入らない）

② チェックすべき細目の1〜5という数字は，レベル（スケール）を表わすものではない。ここが「KOMIレーダーチャート」と異なる点である。これらのチェック項目は，その時点での対象者が「わかる」能力や「関心」があるかどうか，あるいは「やれている」か「やれていない」かを判定する内容であって，必ずしも1番の番号の内容はレベルが低く，5番のほうが高いというようには位置づけられてはいない。あくまでも155の細項目は，すべて対等な位置関係にある。

155の細項目はすべて対等な関係にある

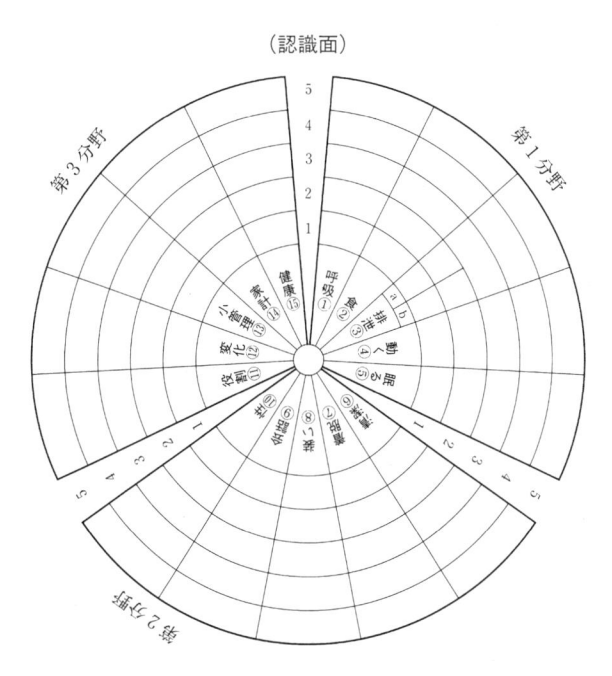

（認識面）　　　　　　　　　　　　　（行動面）

▲黒マーク数

第1分野	第2分野	第3分野	合　計
/27	/25	/25	/77

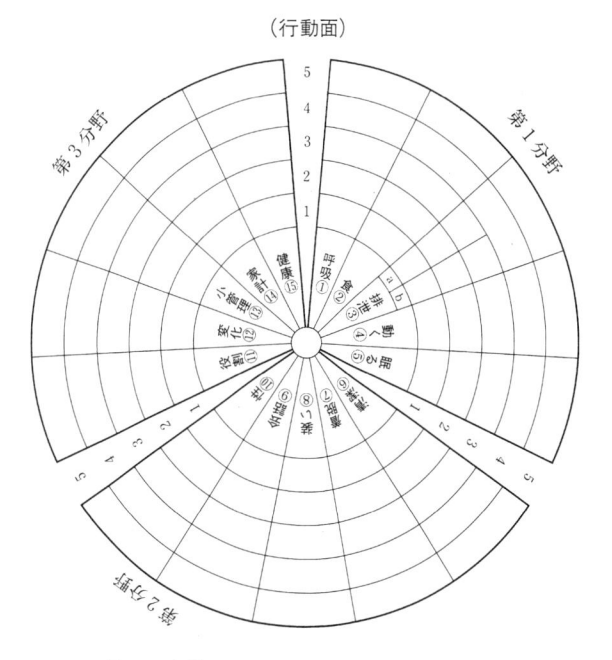

▲黒マーク数

第1分野	第2分野	第3分野	合　計
/28	/25	/25	/78

③ 前ページの円形チャートを見ていただきたい。

　「KOMIチャート」では，判定した結果を円形チャートにマークしていくのであるが，円形ゆえに，各面積は等分ではない。しかし1つひとつのマスは，等分の価値を持つものとして組み立てられている。つまり，1〜5の項目は，すべて同じ比重を持っているのである。

　そして1マスを1点として数値化することにしたので，すべてのマスが黒マークで塗りつぶされた場合，数値は155となる。黒マーク数が分野ごとにわかるように，「KOMIチャート」の図形の下に表がついている。

> ルールどおりに事実を表現する

④ 1マスの色塗りには，事実にそった工夫が必要である。

　生活の状態というのは，毎日同じように繰り返されているようであるが，じっくりと観察してみると，日々，異なっているのがわかる。健康人でもそうなのだから，まして，健康を害したときには，症状や病状，そして障害の程度によって，実に大きく変化していくものである。

　また，1つの動作や生活行動でも，すべてのプロセスを自力でまっとうすることができるとは限らない。少しの援助があれば完成させることができる場合もあるし，日によって，あるいは時間帯によって援助を求めなければならないこともある。さらに，ある行動はできても，異なる行動はできないなど，人によって，あるいは時間の経過によって，さまざまな行動のバリエーションがある。

　こうした多くの異なる状況を，その時の事実として記入していくことになる「KOMIチャート」であるから，1マスすべてを黒か白かにマークするということは，多くの場合は事実に反していることが多いはずである。この点を念頭に置いて，1マスの面積の色塗りを工夫することが必要である。まずは1マスを100パーセントとして考え，自分の力で行なえているのは何パーセントなのかと見ていくのである。

　しかし逆に，あまりにも細かく表現しようとするとマークができないことになるので，その方のその時点での大まかな行動傾向を，色塗りのパーセントを利用して示すのである。

> 「判定できない」マークを積極的に活用する

⑤ "判定できないマーク""ギブアップマーク"を積極的に活用する。

　ケア提供者は，対象者と出会ったばかりのときには，その方の「認識過程」も「生活過程」も十分に把握することができないこともあるだろう。また，じっくりと時間をかけてお付き合いしなければ，その方の"いつもの様子"を限りなく現実に近い形でとらえることが難しいこともある。ところがケアプラン立案時には，その方の行動をアセスメントするために，たいてい「白か黒か」と決めていかなければならないことが多い。そこで「KOMIチャート」チェック時には，"判定できないマーク""ギブアップマーク"を設定したのである。このマークを活用することで，その項目につ

いては，ゆっくりと事実をとらえたうえで，最終的に判定すればいいことになり，ゆとりが生じる。また，そのこと自体が，対象者と援助者のかかわりの質を高めていくことに資するのである。

⑥ "援助マーク"を入れてはいけない項目がある。

「KOMIチャート」の「行動面」をチェックするとき，以下の23ヵ所については，"援助マーク"は入らないので，十分に注意してほしい。

> 「行動面」には援助マークの入らないところが23ヵ所ある

これは「判定の文言」を読んでみれば納得がいくはずである。たとえば，「自分で自然に呼吸している」「自力で眠ることができる」など，本人でなければできないことで，それを援助者がその方に替わって行なうことはできない事柄ばかりである。これらの項目に援助マークが入らない所以である。

しかし，これらの項目のうち第1分野においては，医学的援助によって十分に生きる力を支えることはできる。たとえば「人工呼吸器を装着する」「睡眠剤の投与」などである。「KOMIチャート」では，医療的ケアと生活を支援する看護・介護ケアとを区別して考えるので，医療的ケアが入る場合のマークは「白」になるように指示している。このことは逆に，出来上がった資料を見たときに，これらの項目が白マークであれば，その方はなんらかの医療的ケアを受けていると判断できるのである。しかしながら，そのことが悪であるという意味では決してない。ケアの視点から見たときに，どのような性質のケアが求められているかを判断するための資料にするのである。（次ページの表と図参照）

3．各項目チェック時の判断ポイント

「KOMIチャート」の15の大項目には，その1つひとつにケアの視点でとらえた"意味"がある[2]。大項目に付随して設けられた「認識面」「行動面」それぞれ5項目の細目は，そうした大項目の持つ意味にしたがって，対象者の状況をより具体的にとらえようとして設定された"判定内容"から構成されている。

ここでは，大項目の意味するところを簡潔に述べたあと，「認識面」と「行動面」のチェック時に必要な判断のポイントを列記する。

これは「手引き」であり，また「ルール」そのものである。「KOMIチャート」の習得は，このルールを覚え，ルールにしたがって自分の頭を作っていくと

---

[2] 大項目15の"意味"については，金井一薫『KOMI理論』p.71〜84（現代社，2004）に詳述したので，まずはこの内容を一読していただきたい。「KOMIチャート」をチェックする際しては，「KOMI理論」が提示している生活の視点を理解することが不可欠である。

〈援助マークを入れてはいけない項目一覧〉

生活過程	行動面	生活過程	行動面
①呼吸する	①. 自力で自然に呼吸している ②. 息苦しい時には訴えることができる 3. 自分で部屋の換気をしている 4. 自分で部屋の温度・湿度の調節をしている 5. 自分で陽光を取り込んだり、陽光を浴びたりしている	⑨伝える・会話する	①. 意味のあるサインを出すことができる（表情・まばたきなど） ②. 質問の意味がわかり、ハイ・イイエで答えることができる ③. 短い会話ができる（手話・点字・ワープロなどを含む） ④. 会話の内容に違和感や乱れ（繰り返し・長い沈黙・脈絡のなさなど）がない ⑤. 1日の会話量が充分にある
②食べる	①. 経口的に摂取している 2. 自力で摂取している（介助なしで食べている） 3. 食事内容に大きな偏り（食事の量と質の偏り）がない 4. 自分で配膳・下膳をしている 5. 自分で調理をしている	⑩性にかかわること	①. 生活の場に両性の存在がある 2. 自ら、着衣・髪型・言葉づかいなどを通して、男性性、女性性を表出している ③. スキンシップをする・されるという関係（対象）がある ④. 性的欲求に振り回されず、問題を起こしていない ⑤. 異性とごく自然に付き合っている
③排泄する	①. （肛門・尿道口から）自然に排泄している 　a.便　　b.尿 ②. 便意・尿意を表現している 　a.便意　　b.尿意 3. ベッド上でなく、トイレ（ポータブルトイレも含む）で排泄している 　a.便　　b.尿 4. 自分で局所を清潔にしている 5. 自分で着衣の上げ下ろしをしている	⑪役割（有用感）をもつ	①. 家族や親族に支えられている ②. 自分にとって安定した（心休まる）居場所をもっている ③. 周囲に特定の（特に行き来のある）友人・知人がいる 4. 今やりたいこと、打ち込みたいものに取り組んでいる 5. 社会との接点をもっている（家庭以外にも居場所を広げて生活している）
④動く	①. 身体の一部でも動かすことができる 2. 寝床の上で楽な姿勢や動作が困難なく自由にとれている 3. 室内では自力で困難なく自由に動いている 4. 住まいの外（家屋周囲）に、困難なく自力で自由に出入りしている 5. 乗用車やバスや電車に乗って、自力で自由に行動している	⑫変化を創り出す	1. 長期にわたって1つの部屋に閉じこもったような生活をしていない ②. 生活に変化がない場合には、その辛さを表現できる 3. 自ら室内で小さな変化を創り出し、楽しんでいる 4. 自ら身近にある自然や文化を楽しんでいる 5. 自ら遠方の自然や文化をも楽しんでいる
⑤眠る	①. 自力で眠ることができる（薬の力を借りない） 2. 必要な睡眠時間がとれている 3. 自分で眠るに適した着替えをしている 4. 眠りに際して洗面・歯磨きを自分でしている 5. 眠るための寝床や寝室の環境を、自分で整えている	⑮健康を管理する	①. 心身の不調を自分から訴えることができる 2. 不調時には自ら受診し、治療を受けている 3. 必要時には、自ら服薬ができ、かつその管理をしている 4. 健康回復のために必要な療法やリハビリなどには、必要時には積極的に取り組んでいる 5. 自らの健康維持に気を配り、何らかの工夫や対策を講じ、実践している

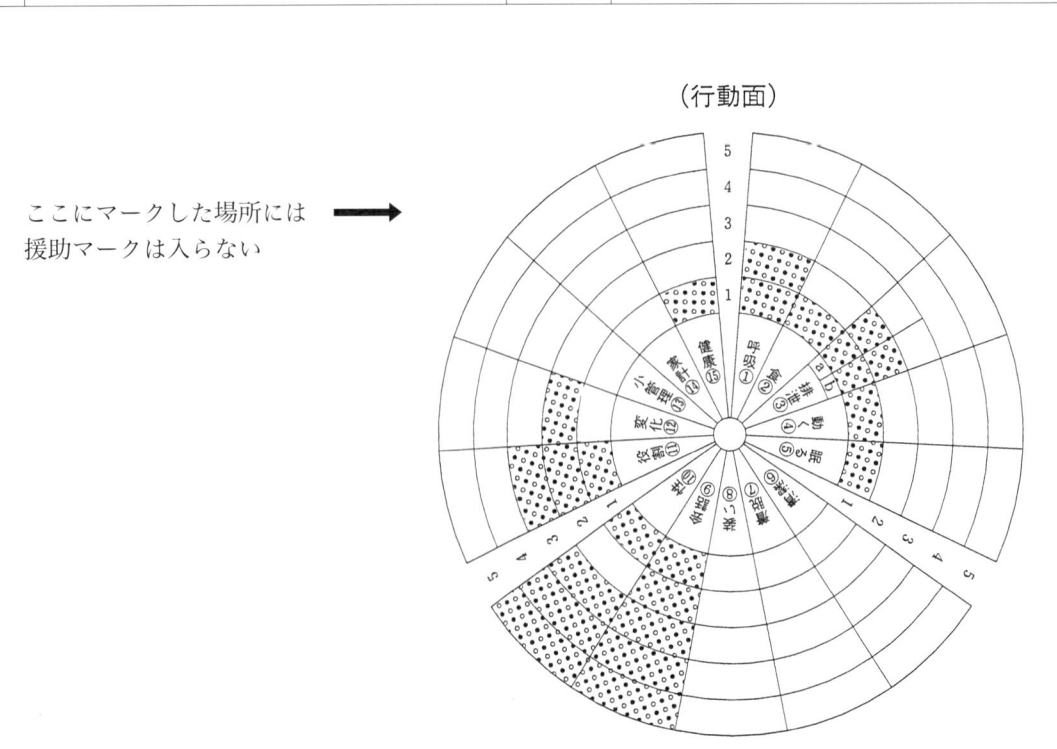

ここにマークした場所には → 援助マークは入らない

（行動面）

84

ころから始まる。

①呼吸する

「呼吸する」という項目は，文字どおり「呼吸」に関するテーマであるが，ここでは呼吸筋をはじめとする，対象者の身体機能や疾病状態を判定しようとするものではない。むしろここでは，

> i：24時間，365日，新鮮な空気が室内に確保されているか。
> ii：陽光を浴びることができているか。
> iii：室内の清潔が保たれているか。
> iv：暖かさや涼しさが確保されているか。

この4条件を満たすことが，人間の全身の細胞の造り替えにとっては不可欠で，健康人にはもちろんのこと，特に病気や障害があって，自分で自分の環境条件を整えられない方にとっては，これらは他の何ものにも増して必要な要素であるという視点を重視する。

つまり，看護・介護にとって呼吸とは，「空気の質」に配慮し，それが十分に満たされるように整えることなのである。

看護・介護にとっての"呼吸"とは「空気の質」に配慮すること

生活過程	認識面	行動面
①呼吸する	1. 空気の汚れ（匂い・よどみ・ムッとする感じ）がわかる 2. 暑さ・寒さがわかる 3. 陽光を気持ちよく感じる 4. 新鮮な空気は気持ちよいと感じる 5. 空気を清浄にするための各種電気製品（掃除機・冷暖房器具など）の使い方や扱い方がわかる	1. 自力で自然に呼吸している 2. 息苦しい時には訴えることができる 3. 自分で部屋の換気をしている 4. 自分で部屋の温度・湿度の調節をしている 5. 自分で陽光を取り込んだり，陽光を浴びたりしている **（網かけの部分には，援助マークは入らない）**

【認識面】の判断ポイント

細目1「空気の汚れがわかる」：一般的には嗅覚が健全であるかどうかがまずは問われるが，換気ということにまったく関心を寄せず，空気の汚れに無関心な方や，実際に住まいの空気がよどんでいたり，異臭があるような場合には，白マークにしてよい。

細目5「空気を清浄にするための各種電気製品の使い方や扱い方がわかる」：ここ何年も掃除機や冷暖房器具などを使ったことがなければ，白マークとする。

【行動面】の判断ポイント

細目1「自力で自然に呼吸している」：酸素吸入などの補助手段を使っている場合や，気管切開をしている場合は白マーク。

細目3「自分で部屋の換気をしている」：実際に窓を開けたり，換気扇を回したりしていれば黒マーク。そうでなければ白マーク。病院や施設では援助していることが多いので，援助マークになることが多い。

細目4「自分で部屋の温度・湿度の調節をしている」：リモコンで調節したり，扇風機を使用したり，または窓を開けるとか，のれんを使用するとか，なんらかの工夫が見えれば黒マーク。病院や施設では援助していることが多いので，その場合は援助マークになる。

細目5「自分で陽光を取り込んだり，陽光を浴びたりしている」：居室や共同の部屋に光が入っていれば黒マーク。カーテンで遮断された場所にいる場合は白マーク。部屋に光が入らない場合でも，場所を移動して光を浴びていれば，黒マークとする。

②食べる

口から食べることの重要性

食事という生活行動動作を通して，体内に入ってくる栄養素は，全身の細胞を造り替えるときの材料や触媒になるという点で，たいへん重要なものである。人間は細胞レベルで毎日その造り替えを行なっているわけで，細胞の材料となる栄養素は，外から取り込まなければ欠乏してしまう。したがって，援助者が提供するもののなかで，「食物」は「空気」に次いで大切なものである。

「食べる」というテーマを考えるにあたって考慮すべき点は，次の4点である。
 ⅰ：この方は今，何なら食べられるか（メニュー）
 ⅱ：どのくらいの量を食べられるか（量）
 ⅲ：どの時間（いつ）なら食べられるか（時間）
 ⅳ：どのようにしたら食べられるか（方法の工夫）

「KOMIチャート」の"食べる"の判定項目は，「認識面」「行動面」を合わせても10項目しかないため，食に関する全領域をカバーするのに，十分な質問内容を用意することができていない。そこで，対象者の病気や症状や状態を考慮し，さらには個別の嗜好や習慣なども観察したうえで，必要な情報については"注釈欄"に記入し，後のケアプランに活かしてほしい。

生活過程	認識面	行動面
②食べる	1．食べ物がわかる 2．空腹を感じ，異常食欲がない 3．適切な食物量や水分量がわかる（過食や拒食にならない） 4．健康にとってどんな食物がよいかわかる 5．人と一緒に食べたいと思う	1．経口的に摂取している 2．自力で摂取している（介助なしで食べている） 3．食事内容に大きな偏り（食事の量と質の偏り）がない 4．自分で配膳・下膳をしている 5．自分で調理をしている （網かけの部分には，援助マークは入らない）

【認識面】の判断ポイント
細目2「空腹を感じ，異常食欲がない」：空腹を感じなければ白マークだが，逆に異常に食欲がありすぎる場合にも白マークとする。

【行動面】の判断ポイント
細目1「経口的に摂取している」：どのような方法でも，口から食べていれば黒マーク。点滴栄養や経管栄養の場合は白マーク。
細目3「食事内容に大きな偏りがない」：家庭や施設などで，献立を考えて調理してくれる援助者がいる場合，出されたものを食べて栄養バランスをとっている時には，援助マークとなるので注意のこと。食事の残し方に偏りがある場合や，摂取量が少なすぎる場合には，程度に応じて白マークにする。また自ら調理している場合は，好き嫌いがあったり，献立に最初から大きな偏りがある場合は，程度に応じて白マークにする。

③排泄する

　体内に入った栄養素は，必要に応じて吸収され，自らの身体の一部分になり，また生命活動や生活活動のエネルギーとなるのだが，不要になったものや，身体にとってむしろマイナスになるものは，上手に体外に排泄される仕組みになっている。したがって，排泄が滞りなく行なわれるように援助することは，健康の保持・増進という面からもきわめて大事なことなのである。

　とりわけ，排泄物は「毒性物質」であるという意識を持ってケアにあたるべきである。便秘という問題は，「生活過程」を営む人間だけに現象するもので，生活のなかで創られ，健康を害する。我慢しないこと，良い習慣を作ること，運動をすること，食べ物に留意することなどを基本において，溜め込みをできるかぎり防ぐ努力が大切になる。

　また，この項目では「自立」と「当たり前さ」を大切にする。たとえば，ベッドは本来眠るところであって，決して排泄の場所ではないということをよくわきまえて，できるかぎり排泄はトイレで！　ということを鉄則にするのである。人体の構造から見ても，排泄は座位の姿勢でするのが自然である。私たちは人生の

排泄はトイレで！
かつ自分の力で！

最期まで，排泄はトイレで，かつ自分の力で！ を目標にしたいものである。

「KOMIチャート」における"排泄"の項目も，"食べる"と同様に，わずか10項目で人間の排泄行動のすべてをチェックすることはできない。したがって，個別の状況で項目として不足している内容に関しては，"注釈欄"に記載し，ケアプランに活かしてほしい。

生活過程	認識面	行動面
③排泄する	1. 便意・尿意がわかる 　　a. 便意　b. 尿意 2. 排泄終了がわかる 　　a. 便　　b. 尿 3. 今，どこで排泄すべきかわかる 4. 排泄の不調（下痢・便秘・頻尿・乏尿など）に対して解決するための方策がわかる 5. 世話されることに差恥心やためらいなどの気持ちがある	1. （肛門・尿道口から）自然に排泄している 　　a. 便　　b. 尿 2. 便意・尿意を表現している 　　a. 便意　b. 尿意 3. ベッド上でなくトイレ（ポータブルトイレも含む）で排泄している 　　a. 便　　b. 尿 4. 自分で局所を清潔にしている 5. 自分で着衣の上げ下ろしをしている **（網かけの部分には，援助マークは入らない）**

【認識面】の判断ポイント

細目5「世話されることに差恥心やためらいなどの気持ちがある」：施設等に入っていて，世話されることに慣れてしまって，当たり前になっている場合や無関心あるいは感情が麻痺しているような場合は白マーク。

【行動面】の判断ポイント

細目1「自然に排泄している」：オムツをしていても，自然に排泄されていれば黒マーク。人工肛門やバルンカテーテル（導尿管）が入っている場合には白マーク。

細目3「ベッド上ではなく，トイレ（ポータブルトイレも含む）で排泄している」：便器や尿器を使ってベッド上や床・タタミ上で排泄をしている場合は白マーク。またオムツをしていて，ベッド上や床・タタミ上で交換してもらっている場合も白マーク。トイレで排泄している方以外は援助マークを入れてはいけない。トイレやポータブルトイレに行って排泄できる場合には，状況に応じて援助マークを入れる。

④動く

人間は死ぬまで休ませていない筋肉は1つもない

　人間は死ぬまで立って動きつづける動物である。どんなに辛い症状があっても，動かせる筋肉は動かし，血液循環をよくし，運動不足によって体内の老廃物を蓄積しないように，生活上の工夫をしていかなければならないのである。
　寝たきりを予防するためには，積極的に起き上がり，ベッドに端座位になるこ

とを勧めたい。背中の筋肉に力がつけば，徐々に座位の姿勢でいられる時間が増え，車椅子に座ることもできるようになる。そして車椅子に座れれば，今度は車椅子を使って食堂やデイルームに出られるし，外に散歩にも出かけられるようになるのである。そうなれば刺激が多く脳に届くことになって，脳の各分野が活性化するのである。

　座ることができたら，立つ。そして次は歩く……というように，日々の生活動作を通してできるリハビリを行ないつつ，自分の居場所を広げる努力をすることが，人間らしさを保つ大事な視点である。

生活過程	認識面	行動面
④動　く	1．日常のすべての動作に痛みや苦痛を感じない（苦痛など何もない） 2．動きたいという意欲・意志がある 3．健康にとって運動や作業が大切であると思う 4．できる動作や作業は自分の力でやりたいと思う 5．今，自分の行動が自他を過度に消耗させたり，危害を加えたりしていないと自覚している（徘徊・閉じこもり・自傷や他傷行為などが見られない）	1．身体の一部でも動かすことができる 2．寝床の上で楽な姿勢や動作が困難なく自由にとれている 3．室内では自力で困難なく自由に動いている 4．住まいの外（家屋周囲）に，困難なく自力で自由に出入りしている 5．乗用車やバスや電車に乗って，自力で自由に行動している **（網かけの部分には，援助マークは入らない）**

【認識面】の判断ポイント
細目1 「日常のすべての動作に痛みや苦痛を感じない」：少しでも痛みや苦痛を感じるような症状や状態があれば白マーク。また苦痛を表現することができないような認識の状態にある場合も白マークとする。

【行動面】の判断ポイント
細目1 「身体の一部でも動かすことができる」：身体のどの部位であってもかまわない。たとえまばたきであっても黒マークにする。ただし不随意運動は白マークになる。
細目3 「室内では自力で困難なく自由に動いている」：室内とは本人がいつも寝起きしている部屋を中心とする居室のこと。病院や施設においては，病室やフロアを指す。
細目4 「住まいの外（家屋周囲）に，困難なく自力で自由に出入りしている」：病院や施設の場合，売店や庭などもここに含ませてよい。
細目5 「乗用車やバスや電車に乗って，自力で自由に行動している」：入院・入所者で，1週間に1度くらい外泊したり，遠出したりしている方は，1人でできる場合は黒マーク，家族等が迎えにきてくれる場合は援助マークにする。

⑤眠る

　人間の身体を構成している細胞の造り替えは，主として夜間の睡眠中に行なわれていると言われている。したがって，健康人にとっても生命の維持過程を促進させるには，睡眠はなくてはならない大切な要素なのである。まして，成長期にある子どもたちや，健康を害している病人や，老化や障害を負って生命力が小さくなりつつある方々の場合には，ことさらに質の高い睡眠の確保が不可欠になってくるのである。

　私たちが普段どのようにして寝床に就くかを考えてみる。まずは睡眠のために身繕いをするはずである。寝巻きに着替えて，歯磨き・洗面をし，寝床を整えて，灯かりを暗くするだろう。入眠するまでの間，本を読んだり，テープを聞いたりする方がいるかもしれない。こういう当たり前のことが，ごく当たり前になされなければ，人はいきなり眠りなさいと言われても，そう簡単に眠れるものではないのである。つまり"習慣"というものが，入眠を助け，それが大きく影響するのである。

　このように，睡眠への援助は，ごく身近な生活を再現しながら行なっていくことが大切である。

生活過程	認識面	行動面
⑤眠　る	1．良く眠れた，または良く眠れないと感じることができる 2．今，昼か夜かがわかる 3．眠りに際して不安や恐怖心がない（暗闇が恐いなど） 4．起きる意欲・意志がある 5．睡眠の不調に対して解決する方策を知っている	1．自力で眠ることができる（薬の力を借りない） 2．必要な睡眠時間がとれている 3．自分で眠るに適した着替えをしている 4．眠りに際して洗面・歯磨きを自分でしている 5．眠るための寝床や寝室の環境を，自分で整えている （網かけの部分には，援助マークは入らない）

【行動面】の判断ポイント

細目3「自分で眠るに適した着替えをしている」：着替える習慣のない方は白マーク。

細目4「眠りに際して洗面・歯磨きを自分でしている」：就寝前の歯磨き・洗面の習慣のない場合も白マーク。

細目5「眠るための寝床や寝室の環境を，自分で整えている」：1週間に1度くらいはシーツや枕カバーを替えたり，寝る前の寝室を暗くするなど，安眠のための行為があるかどうかで判断すること。

⑥**身体の清潔を保つ**

　人はなぜ身体を清潔にするのだろうか。それは気持ちがいいからに違いないが，

それだけの理由ではない。人間の皮膚の機能は多様で,「防護」「感覚」「呼吸」「吸収」「排泄」「保温」「体温調節」など7つの機能を備えている。その機能を発揮するには,皮膚が清潔に保たれていることが前提である。

　人間は皮膚からも排泄をしている動物なのである。この排泄機能が衰えてしまうと,身体内部の不要なものの排泄が滞ってしまい,健康を害することになるのである。特に病人や高齢者,あるいは幼い子どもは,腎臓や肝臓などの臓器の機能が衰えたり,未熟だったりするので,皮膚という排泄機能を通して,体内の老廃物を除去していることが多いといわれている。したがって,この皮膚の機能が健康に保たれていなければ,身体全体の排泄という作業全体が麻痺してしまうことになり,ここに清潔へのケアが重視される理由がある。

生活過程	認識面	行動面
⑥身体を清潔に保つ	1．不衛生（便や尿に触れること,不潔な場所や物など）がわかる 2．不潔（下着の汚れ,衣類の汚染など）による身体の不快感を感じる 3．身体細部（爪,目やに,耳垢,鼻毛など）の不潔に気を止めることができる 4．お風呂に入りたいと思う 5．さっぱりしたと感じる	1．自ら手指を清潔にしている 2．自ら口腔内の清潔を保っている 3．自ら身体細部（爪,目やに,耳垢,鼻毛など）の清潔を保っている 4．自分で洗髪をしている 5．自分で入浴・シャワー浴をしている

【認識面】の判断ポイント
細目2「不潔による身体の不快感を感じる」：身体の不快感は,生理的な感覚である。汚れていると気持ちが悪いという感覚のこと。
細目3「身体細部の不潔に気を止めることができる」：これも生理的な不快感として表わされるが,習慣化された生活のなかで,きれいにしていれば認識はあると判断できる。

【行動面】の判断ポイント
細目5「自分で入浴・シャワー浴をしている」：入浴・シャワー浴ができないために,清拭を施行している場合には,白マークにする。この時に入る援助マークは,入浴やシャワー浴を援助しているという意味を表わす。

⑦衣服の着脱と清潔

　人は朝起きたら着替え,夜寝るときには寝巻きに着替えるのが一般的である。この当たり前さを,施設や病院でも実現すべきであろう。着替えは状態が良くなったらやろうとか,元気になったら行なおうという発想ではいけない。人間はむしろ,日常性を保つ行為のなかから,ごく自然に元気な気持ちを取り戻したり,

> 朝起きたら着替え、夜寝るときは寝巻きを着る

意欲が沸いてきたり，1日を過ごす気構えのようなものが整ったりするものであるから，日常的な行為は積極的に取り入れて実現すべき課題である。

また，その方はどんな色目のものが好きなのか，どんな形を好むのかなど，それぞれの好みに関心を持つことが大切である。

_{衣服の清潔にも留意する}

さらに，衣類の清潔にも心を留めなければならない。最近の"洗濯"は簡単になってきてはいるが，"洗濯"を行なう一連の過程には，8段階があって，そのすべてを自力で行なうには相当の知力と身体機能を使うのである。まず，①洗濯物をまとめて洗濯機のなかに入れる。②洗剤等を適量入れる。③洗濯機に指示を与える。④スイッチをONにする。⑤洗濯が仕上がったら取り出して干す。⑥洗濯物を取り込む。⑦たたむ。⑧整理してタンスにしまう。

この8段階である。このいずれの段階ができなくても洗濯は自力でできることにはならない。したがって，どの部分を援助すればよいのかを見極めたうえで，自力でできることは本人にまかせるという配慮が必要である。

生活過程	認識面	行動面
⑦衣服の着脱と清潔	1．朝起きたら衣服を着替えるのは当然と感じる 2．着替える意欲・意志がある 3．衣服の好みがある 4．季節（気候）に合った衣服がわかる 5．洗濯する意欲・意志がある	1．自力で衣服の着脱ができる 2．朝起きた時など，自分で着たい衣服を選んでいる 3．自分で選んだ衣服の素材や枚数が体温調節に適している 4．脱いだものを自分で整理している 5．自分で洗濯をしている（洗う・干す・取り込む・たたむ・しまう）

【行動面】の判断ポイント

細目2「朝起きた時など，自分で着たい衣服を選んでいる」：病院や施設で，着たい衣服が選べない場合は白マークにする。

細目3「自分で選んだ衣服の素材や枚数が体温調節に適している」：病院などで，患者全員に寝巻きを貸与している場合には，援助マークを入れる。

細目5「自分で洗濯をしている」：一連の洗濯をするという過程で，どこかに援助が入っていれば，黒マークと援助マークの割合を工夫すること。

⑧身だしなみを整える

_{その人らしさや個性が表われる身だしなみ}

人が人と向き合うとき，相手の身だしなみをそっと観察していることがある。さっぱりとして，それでいて感じがよく，その人らしさを感じさせる装いは，見る人に好感と安心感を抱かせる。つまり，「その人らしさ」や「個性」は，装いや身だしなみに，かなりはっきりと表現されるものである。

また，「身だしなみ」は，当然，時代の変化や国の違いによって，その基準は異なることが多い。しかし同時代人同士には，自ずとよしとする身だしなみがあ

るものである。それをその社会の常識ということもあるが、この点における了解要素を共有しているかどうかは、社会生活を営むうえにおいて、たいへん重要なことではないだろうか。国籍が違う人間同士の場合には、相手の国の風習をよく知ることが、相手を理解する第一歩となることが多い。

「身だしなみ」は、その方の自尊心意識ともつながっている。自立した人間にとって、この「身だしなみ」は欠かすことのできないものであると同時に、誰でも普通、装いや身につけているものを誉められると嬉しいと感じるという点を大事にし、相手の良いところ探しに役立てるとよい。

生活過程	認識面	行動面
⑧身だしなみを整える	1. 髪型や身につけているものを誉められると嬉しいと感じる 2. だらしないこと（シャツが裏表、髪がボサボサなど）がどういうことかわかる 3. 自分の装いに関心を持っている 4. 装いにおける自分の好みを知っている（髪型、装身具、化粧品など） 5. 時・所・目的に適した身だしなみがわかる	1. 自ら朝の洗面・歯磨きをしている 2. 自ら、だらしなくないように、衣服をきちんとこざっぱりと着ている 3. 自ら日々、髪型を整えたり、ひげそり、肌の手入れ、化粧などの身づくろいをしている 4. 自ら（理容師・美容師などの力を借りて）自己を表出している 5. 自ら時・所・目的に適した身だしなみをしている

【行動面】の判断ポイント

細目4「自ら（理容師・美容師などの力を借りて）自己を表出している」：入院中は制限があるので白マーク。しかし本人が行きたいと言い、連れていった場合は、黒と援助マークを半々に。またボランティアや家族の協力がある場合は、援助マークを入れる。

⑨伝える・会話する

人間の特徴の1つは、「言葉」を持ち、それを使って互いに交流することにある。そこから人としての喜びや悲しみの感情が生じ、人生の深みが生まれてくる。この「伝える・会話する」という行動が阻害されれば、人間としての存続の基盤を失うことになる。

会話能力は、脳の仕組みや機能と深い関係があり、脳内の小さな障害でも日常生活には大きな支障として現われてくることが多い。物を認知したり、記憶したり、感じたり、考えたりすることを通して、自分を表現し、また他人を理解するのであるが、どこかがほんの少しでも障害されれば、スムーズな会話が成立しなくなる。

それでも、会話の手段はさまざまあるので、言葉だけのコミュニケーションにこだわらず、可能なかぎりの手段を使って自分を伝えることにエネルギーを注ぐべきである。自分が理解され、認められ、受容されたという思いや体験は、その

> 「会話する」ことで人間としての基盤をつくる

方の内の力を大きく高めるからである。

そのためには，1日の会話量が十分にある生活が望ましい。たった1人の生活で話す相手がいないというのでは，寂しいばかりでなく，脳の働きそのものも衰えてしまう。相手からの反応が返ってこない場合でも，1日の会話場面量は，豊かに作るべきである。このことが，その方の心に確実に届くからである。

生活過程	認識面	行動面
⑨伝える 会話する	1．相手が誰かわかる 2．相手の言うことがわかる 3．伝えよう・話そうという意欲・意志がある 4．記憶に大きな欠落や乱れがない 5．人と話すことに苦痛がない	1．意味のあるサインを出すことができる（表情・まばたきなど） 2．質問の意味がわかり，ハイ・イイエで答えることができる 3．短い会話ができる（手話・点字・ワープロなどを含む） 4．会話の内容に違和感や乱れ（繰り返し・長い沈黙・脈絡のなさなど）がない 5．1日の会話量が充分にある （網かけの部分には援助マークは入らない）

【行動面】の判断ポイント

細目5「1日の会話量が充分にある」：援助者が積極的に話しかけることによって会話量や会話場面量が充分にあれば黒マーク。ここには援助マークは入らないので注意すること。

⑩性にかかわること

この世の中には，男性と女性しか存在せず，この両性が相互に助け合い，寄り添って社会を形成している。ここに焦点を合わせてケアの視点で「性」をとらえてみよう。

人間は何歳になっても，性的な尊厳を失わない。男性は死ぬまで男性性を発揮し，女性も女性性を発現しつづける生き方が理想である。自己の性が否定されたり，性的な尊厳が失われたりすれば，その時，人間は自分らしさを失うことになる。男女平等の社会を形成していくことと，それぞれの性を大事に認め合っていく社会とは，決して矛盾しない。

男性として女性としての尊厳を保つ

人間はいつまでも安定した男女の関係性のなかで，各々の人間としての役割を果たしつつ暮らしたいと願うものである。

また，人間の心の安定を得るためには，ボディタッチやスキンシップが必要不可欠であることも心得ておきたい。頭をなでる，手を握る，痛いところに手を当てる，指圧やマッサージをする，抱きしめるなどの行為は，相互の心の安定にとって，たいへん大事なことである。

生活過程	認識面	行動面
⑩性にかかわること	1．人前で裸になるのは恥ずかしいと感じる 2．自分が男性か女性かがわかる 3．スキンシップを心地よいと感じる 4．異性に対して自然な関心を持っている（異性を極端に嫌ったり，極端に好意を示すことがない） 5．自己の性に対する自制心がある	1．生活の場に両性の存在がある 2．自ら，着衣・髪型・言葉づかいなどを通して，男性性，女性性を表出している 3．スキンシップをする・されるという関係（対象）がある 4．性的欲求に振り回されず，問題を起こしていない 5．異性とごく自然に付き合っている （網かけの部分には，援助マークは入らない）

【認識面】の判断ポイント

細目3「スキンシップを心地よいと感じる」：スキンシップやボディタッチに嫌悪感を示す場合は白マーク。

細目5「自己の性に対する自制心がある」：認識に大きな乱れがある場合には白マークにする。

【行動面】の判断ポイント

細目3「スキンシップをする・されるという関係（対象）がある」：スキンシップをする人は，異性とは限らない。また身体的なケア（たとえば，清拭や手浴・足浴，入浴介助など）はスキンシップとみなすことができるので，身体的ケアを受けている方は，黒マークとなることが多い。

細目4「性的欲求に振り回されず，問題を起こしていない」：身体や精神の状況から見て，性的欲求や感情が起きない場合，または問題すら起こせない状況の方は白マークにする。

⑪役割（有用感）を持つ

人は生まれながらにして自分の居場所を持っている。自分にとって安定した居場所があれば，そこから周囲に行動を広げていけるのである。これは自己の確立を形成していくプロセスでは，必ずなされていく道筋でもある。この居場所の安定のためには，家族や親族の存在が不可欠の要素であるが，長じては，親しい友人や知人の存在も大きな支えになる。

安定した居場所を持つと，次に自分の役割を見出して，それを引き受けていこうとする役割意識が芽生える。この役割にはさまざまな形態がある。家族のなかでの親の役割，子どもの役割をはじめとして，集団のなかでの各々の役割，仕事を通しての役割，地域という場における役割など，世の中には実に多様な形態があるものである。ボランティアという形をとることもある。

役割を持つということは，裏返せば人の役に立つということであり，この気持ちは，人間の生きがいに通じる大切な要素である。福祉施設や病院などにおいて

役割を持つことは生きがいに通じる

も，この有用感を持って過ごしている方々は，総じて気持ちが前向きのことが多い。その方にとっての"生きがい"や"趣味""夢"などを，語り，実現する場を提供したいものである。

生活過程	認識面	行動面
⑪役割（有用感）を持つ	1. 自分は誰かわかる 2. 自分史・おいたちを覚えている 3. 相手のことを思いやる気持ちがある 4. 自分のことは自分で決定しようと思う 5. 家族や社会の中で自分の役割がある	1. 家族や親族に支えられている 2. 自分にとって安定した（心休まる）居場所を持っている 3. 周囲に特定の（特に行き来のある）友人・知人がいる 4. 今やりたいこと，打ち込みたいものに取り組んでいる 5. 社会との接点を持っている（家庭以外にも居場所を広げて生活している） （網かけの部分には，援助マークは入らない）

【認識面】の判断ポイント

細目5「家族や社会の中で自分の役割がある」：その方の存在そのものが，家族や社会の支えになっているときなどは，本人がそのことを自覚する力があれば，具体的になんら活動をしていなくても黒マークになる。

【行動面】の判断ポイント

細目2「自分にとって安定した（心休まる）居場所を持っている」：病院や老健は安定した居場所とはならない。帰るべき家があって，そこがその方にとって安定した居場所であれば黒マークにする。ただし特別養護老人ホームは安定した居場所と考えてよい。（ただしよく適応している場合）

細目3「周囲に特定の（特に行き来のある）友人・知人がいる」：病院や施設に入院・入所中でも，友人知人が面会等で訪れていれば黒マークになる。あるいは，施設で知り合った人と友人関係が生じれば，特定の友人の存在として黒マークになる。

細目5「社会との接点を持っている」：コンピュータなどを使って社会とのコミュニケーションをとっている方でも，まったく外に出ていない方は居場所が広がっていないため，白マークとする。

⑫変化を創り出す

人間は，常時，変化のなかで，それに適応して生きている生物である。人は朝起きてから夜寝るまでの間，なんと多くの変化のなかに身を置いていることだろう。生活とは，まさに変化の連続なのだと気づかされるのである。

病人や高齢者や障害者などの生活を想像してみよう。彼らが置かれた場の条件（施設だけでなく，在宅にあっても）の際立った特徴の1つは，それが単調で，

きわめて変化に乏しいということである。彼らにとって"変化"は，ケア提供者から与えられないかぎり，自らの力ではなかなか創り出せないものなのである。

さらに考えなければならないことは，人は自らの生活のなかに，小さなプラスの変化が起きたり，創り出したりしたときに，気持ちを切り替えたり，元気を取り戻したりするという事実があることである。部屋に花を飾る，壁に好きな絵を掛ける，音楽を聴く，散歩に出かける，美容院に行く，孫の顔を見るなど，なんでもないような変化が，生命力の幅を広げていくのである。

つまり，目に映る形や色や光，耳から入る音，草花の成長など，五感に触れるあらゆる変化が，人間を豊かにするのである。こうした変化を自ら創り出せない方には，その方に代わって思考し，実現させていくことが，ケアワークの原点である。

> 変化がなければ生命力は小さくなる

生活過程	認識面	行動面
⑫変化を創り出す	1. 変化のない生活に退屈や辛さを感じる 2. 小さな変化（花一輪，絵，本，音楽など）に心地よさを感じる 3. 変化を望む気持ちがある 4. 具体的に望む事柄を思い描くことができる 5. 変化を創る場合，自分が置かれている今の状況や体力に適した事柄がわかる	1. 長期にわたって1つの部屋に閉じこもったような生活をしていない 2. 生活に変化がない場合には，その辛さを表現できる 3. 自ら室内で小さな変化を創り出し，楽しんでいる 4. 自ら身近にある自然や文化を楽しんでいる 5. 自ら遠方の自然や文化をも楽しんでいる （網かけの部分には，援助マークは入らない）

【行動面】の判断ポイント

細目1「長期にわたって1つの部屋に閉じこもったような生活をしていない」：
　　病院などで，安静を強いられていて動けない場合は白マークにする。

細目3「自ら室内で小さな変化を創り出し，楽しんでいる」：花を飾る，絵を描く，音楽を聴いたり，楽器を演奏する，手芸をすることなど，小さな変化はたくさんあるだろう。

細目5「自ら遠方の自然や文化をも楽しんでいる」：テレビなどで遠方の自然や文化を見ていても，それは黒マークにはならない。外に出て，自然界に直に触れることによって人は癒されるのである。テレビやビデオを見て楽しんでいる方は，3番が黒マークになる。

⑬生活における小管理

小管理は，人間が日々の生活を安全に，また心地よく，そして自分らしく生活するための基本的行為である。"管理する"という言葉からは，とかく堅苦しいイメージを抱きやすいが，それは"日常のこまごましたことを解決し，生活を快

> 日常のこまごましたことを解決し，生活を快適に整える

適に整えていく能力"としてとらえることができる。

たとえば、毎日の生活に必要な物品をそろえ、足りなくなった物を補充するという行為は、立派な小管理である。また、手紙類に目を通し、即座に返事を出すべきかどうかを判断して、適切に処理することも小管理能力である。さらに約束した時間に人と会って談話し、その日の次のスケジュールに合わせて別れるなどという行為も、段取りを決めてそれに合わせて行動するという小管理であろう。このように、日々の生活を営むためには、この能力が適切に稼動しなければ、たちまち生活の機能が乱れてしまうのである。そのためには、バランスがとれたものの見方や、豊かな常識の有無が問われている。

在宅の高齢者や障害者にとって、この能力が衰えてくると、一人暮らしができないことを意味している。ゴミを出す日にちや、ゴミの分別方法がわからなかったり、ガスの付け方や消し方を忘れてしまったり、鍵をかけたかどうかを思い出せなかったりすれば、たちまち不潔と危険が同居することになる。小管理能力の有無が、在宅の暮らしを可能にするかどうかを決める目安になるのである。

また一方で、施設に暮らす方々にとっても、生活を快適に整える能力は、最大限に発揮されなければならない。ベッドの周囲や室内に、その方らしさが漂うようでなければ、本当の暮らしとは言えないだろう。

生活過程	認識面	行動面
⑬生活における小管理	1. 居室の不潔や乱れがわかる 2. 日常生活で不足しているものがわかる 3. その日、1日の過ごし方がわかる 4. 日常起こるこまごまとした問題を解決するための判断力がある 5. 居室や居宅に自分らしさを表現したいと思う	1. 自分で居室の清潔を保っている(掃除、整理、整頓) 2. 自分でゴミを分別し、決められた場所に持って行っている 3. 日常生活で不足している物品を自分で補充している 4. 届けられた手紙や品物などを、自分で適切に処理している 5. 自ら安全管理をしている(戸締まり、鍵、火の始末など)

【行動面】の判断ポイント

細目1 「自分で居室の清潔を保っている」：施設では援助マークになることが多いが、一部を自分で行なっていれば、その割合に応じた黒と援助マークにする。

細目3 「日常生活で不足している物品を自分で補充している」：足りないものを人に頼んで買ってきてもらう場合は援助マーク。

⑭家計（金銭）を管理する

自分が使用できるお金を持つこと、買い物が自由にできること、貯金すること

などは，人間らしい営みの1つである。私たちはいつでも，また何歳になっても，家計や金銭の管理を健康的に行なえるものである。

> お金を使う楽しみの機会を作り出し，社会とのつながりを保持する

お金の計算ができなくなったり，金銭感覚が衰えてしまったり，買いたい物を選べなかったり，財布の管理ができなくなったりすれば，人間としての喜びが欠落することを意味する。したがって，私たちには金銭感覚を麻痺させない工夫が求められている。特に施設入所の方には，お金を使う楽しみ（物を買う喜び）の機会を十分に作り出し，社会とのつながりを保持していくことが求められている。

また，金銭のトラブルは，たとえそれがどんなに小さなものであっても，限りなくその方を消耗させる。これは在宅においても，施設においても同様である。このことを十分に頭において，ケア（代行）を行なわなければならない。

生活過程	認識面	行動面
⑭家計（金銭）を管理する	1．お金の意味がわかる 2．収支の計算ができる 3．自分が現在使える金額がわかる 4．1ヵ月の収入の額を知っている 5．具体的に買いたいものを考えることができる	1．店で欲しいものを自分で選んでいる 2．自ら物を買っている 3．自分で財布の管理をしている 4．1ヵ月の生活費の出し入れを自分でしている（銀行や郵便局などの利用） 5．自ら，預貯金や財産全体の管理をしている

【行動面】の判断ポイント

細目1「店で欲しいものを自分で選んでいる」：施設内の売店での買い物も，このなかに含まれる。自分では買い物ができないが，欲しいものを依頼して，買ってきてもらう場合は，援助マークにする。また通信販売のカタログを見て，欲しいものを考え，自ら注文して入手する場合は黒マーク。欲しいものを選べるが，ほかの誰かに購入の手続きを頼んでいる場合は援助マーク。こういう方は「認識面」の5番が黒マークになる。

細目3「自分で財布の管理をしている」：日々の細かな金銭管理のことを指す。

⑮健康を管理する

人間の自立は，何と言っても「健康」に支えられて成り立っている。したがって，健康を自己管理できるかどうかということは，生きていくうえで大きな課題になってくる。これはセルフケア能力の基本・土台である。

> 自覚症状を感じることができ適切に対応できるセルフケア能力を引きだす

人間が他の動物と異なる点は，自分自身や自分の生活を見つめ，その状態を把握し，判断し，改善を考える能力を持っていることである。ことに健康管理の側面で言えば，自覚症状を感じる力があり，それにいかに適切に対応するかを思考し，必要ならば「生活過程」のあり方をも，改善する力を持っていることである。この点は明らかに他の動物とは異なる。

たとえば，朝起きて頭が痛かったり，吐き気がしていたり，なんとなくだるく

て元気が出ないなど，症状を自覚したならば，それに対してどうすればよいかを一般的には判断できるであろう。仕事を休んで寝ているとか，売薬を飲んで様子を見るとか，温かいものを食べて休むとか，とにかくなんらかの対応を考えて実行するはずである。この時にもし自分のみの判断では心配ならば，近医を訪れて医師の診断を仰ぐとか，身近で適切な人に相談するなど，次なる手段を考えるものである。そしてどうにもその症状が消えずに，ますます状態が悪くなるようであれば，専門医のいる病院を訪れるとか，緊急時には救急車の手配をして病院に行くこともあるだろう。

このように，人は自分が感じた自覚症状を大事にしながら，そのつど，自力で乗り切れるか，専門家の力を借りるかなどと判断し，行動しているのである。ケア提供者の大きな仕事の1つは，人間のこうしたセルフケア能力を引き出すことに役立つことなのである。

生活過程	認識面	行動面
⑮健康を管理する	1．心身の不調（異常・違和感）を感じることができる 2．不調解決のために必要な情報を入手したいと思う 3．他者や専門家に相談すべきかどうかの判断ができる 4．健康回復や健康増進への意欲・意志がある 5．自分にとって今，必要な健康法や養生法やリハビリがわかる	1．心身の不調を自分から訴えることができる 2．不調時には自ら受診し，治療を受けている 3．必要時には，自ら服薬ができ，かつその管理をしている 4．健康回復のために必要な療法やリハビリなどには，必要時には積極的に取り組んでいる 5．自らの健康維持に気を配り，何らかの工夫や対策を講じ，実践している （網かけの部分には，援助マークは入らない）

【行動面】の判断ポイント

細目2「不調時には自ら受診し，治療を受けている」：入院中や施設入所中は，援助マーク。

細目3「必要時には，自ら服薬ができ，かつその管理をしている」：入院中や施設入所中で，薬の管理を病院・施設で行なっている場合，服薬動作が1人でできれば黒と援助マークの半々となる。

> ルールに精通することの大事さ

以上，「KOMIチャート」マーク時の判断ポイントを提示した。

判断項目を読んだだけでは，判断できない部分があると思われるので，必ず熟読してからマークを付けてほしい。このルールに精通していないと，正確な資料が作成できず，結果として良いケアプランが導けないことになる。

全体として，判定項目に示されている内容以外にその方の個別状況を説明したい場合には，個別のケアプラン作成のため，"注釈欄"を活用して，その旨を記載しておくとわかりやすい。

第6章　アセスメントから"個別ケアプラン"作成へ

　本章では，いよいよアセスメントからケアプラン作成という段階に進むことになる。

1．情報の整理

　「KOMIチャートシステム」における"患者・利用者情報"用紙は，「基本情報シート」「固有情報シート」「症状・病状シート」「KOMIサークルチャート」「KOMIレーダーチャート」「KOMIチャート」の6枚である。
　ここから得られた情報は，すべて次のアセスメントに役立たせるために存在する。したがって，各々の情報用紙から，どのように情報をすくい取り，「グランドアセスメント」に活かしていくかという道筋が見えてくれば，"看護・介護過程"の展開は楽に行なえるようになるだろう。「KOMIチャートシステム」の情報用紙には，ケアにとって必要不可欠な情報が満載されており，無駄がないように作成されている。

　では，＜事例：志賀高雄氏（仮名）64歳・男性＞を使って，情報の整理の仕方について具体的に説明する。
　ここに「基本情報シート」から「KOMIチャート」までの6枚のシートを提示する。各シートのなかで"着目すべき情報"，"見落としてはならない情報"を，丸印で囲んで明示したので，丸印の箇所に留意しながら，情報の書き方と読み方について，一通りの理解をしてほしい。（次ページ以降の「**基本情報シート**」から「**KOMIチャート**」までの6枚の記録用紙を参照のこと）

2．アセスメント

　「KOMIチャートシステム」におけるアセスメントは，「グランドアセスメント」用紙を活用することによって行なう。
　「KOMIチャートシステム」のなかで，最も表現しにくいと感じられるのが「グランドアセスメント」用紙であろう。しかし，この「グランドアセスメント」を適切に活用できれば，具体的なケアプランにつなげられ，「KOMIチャートシステム」の良さが，実践の場で形になって現われるはずである。

ケアにとって必要不可欠な情報が満載の「KOMIチャートシステム」の情報用紙

基本情報シート

作成日：2004年 8月 ⑪日

ふりがな	し　が　たか　お（仮称）
氏　名	志賀 高雄　様
No.	

作成者名	金井　一薫
所属機関	○×リハビリテーション病院
部　署	／ 職種 　看護師

生年月日	明・大・㊐・平　14年　11月　11日生　（㊴）歳		㊚・女
住　所	〒381-0000　長野県○○郡×××	電話1	0269-00-0000
		電話2	
病　名	㊞脳出血	身　長	173.0 cm
		体　重	60.0 kg
主訴と その経過	6年前に脳出血を起こしたが，この時には回復し，その後は仕事にも復帰して普通に暮らしていた。今回，2週間前に再出血があり，意識不明の状態で近くの病院に入院する。現在は急性期を脱して回復期に入っており，リハビリ目的で当院に入院となる。		

家族構成

□：男性　◻︎◉：本人　▦◐：介護者
○：女性　■●：死亡　網掛：同居者

家族の思い

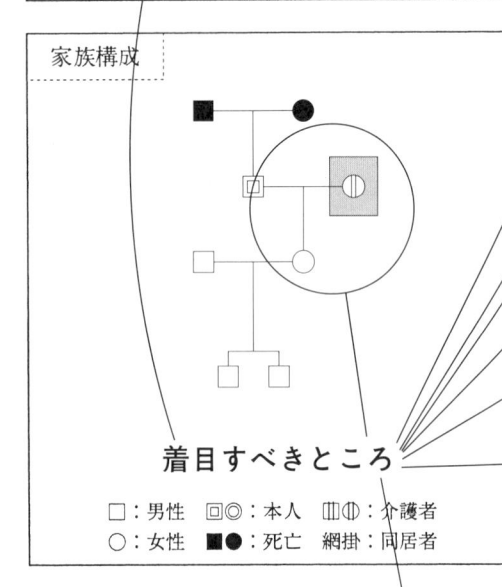

最初のときのように，完全に良くなってほしい。
時間がかかってもいいから，頑張ってほしい。
自分もできるかぎり面会に来たい。（妻）

着目すべきところ

▲緊急連絡先1

ふりがな	し　が　なお　こ	
氏　名：	志賀 ナオコ　様	
住　所：〒381-0000　長野県○○郡×××		
電話1： 0269-00-0000	続柄 妻	
電話2：		

▲緊急連絡先2

ふりがな	く　まの　たか　こ	
氏　名：	熊野 貴子　様	
住　所：〒359-0000　埼玉県○○市×××		
電話1： 04-0000-0000	続柄 長女	
電話2：		

▲備　考

娘は結婚して離れて暮らしているが，常に母親の相談相手になっている。

固有情報シート

氏名	志賀 高雄 様
年齢	64 歳　性別　⑨男・女

作成日：2004 年 8 月 ⑪ 日
作成者：金井 一薫

▲社会保障制度関連情報

医療保険の種類	□国　保　　■社　保（■本人・□家族）　　□生活保護　　□自費
年金受給状況	□国民年金　（□老齢　□障害　□遺族）　□厚生年金　（□老齢　□障害　□遺族） □共済年金　（□退職　□障害　□遺族）　□戦傷病者・戦没者年金　□恩給 □その他（　　　　　　　　　　　　　　　　　　　　　　　　　　　）
各種手当・助成	
各 種 手 帳	□健康手帳（老人保健法による）　　□身体障害者手帳（　　）級 □療育手帳（　　）区分　　□精神障害者保健福祉手帳（　　）級

▲入院／入所者の固有情報

入院／入所の利用開始日	2004年 8月 11日	入所形態	□独歩　□歩行器　■車椅子　□担架　□他（　）
入院／入所前の居所	□自宅　■病院　□特養　□老健　□その他（　　　　　　　　　　　　　）		
過去の履歴 (時期と利用施設)	2004年 7月 ～ 2004年 8月　△△△病院 　　年　　月　～　　年　　月		

▲在宅者の固有情報（自宅における受診環境）

かかりつけの医療機関(名称)		Tel
往診可能な医療機関(名称)		Tel
緊急入院できる施設(名称)		Tel

▲高齢者の固有情報

介護保険	要介護度(現在)	非該当・経過的要介護(要支援)・支1・支2・Ⅰ・Ⅱ・Ⅲ・Ⅳ・Ⅴ	認定	年	月
	要介護度(過去履歴)	非該当・経過的要介護(要支援)・支1・支2・Ⅰ・Ⅱ・Ⅲ・Ⅳ・Ⅴ	認定	年	月
		非該当・経過的要介護(要支援)・支1・支2・Ⅰ・Ⅱ・Ⅲ・Ⅳ・Ⅴ	認定	年	月
	利用しているサービス				
	介護予防の利用状況				
日常生活自立度	寝たきり	自立・J1・J2・A1・A2・B1・B2・C1・C2	判定	年	月
	認　知	自立・Ⅰ・Ⅱa・Ⅱb・Ⅲa・Ⅲb・Ⅳ・M	判定	年	月
KOMI 認知症スケール	現　在	a・b・c・d・e・f	判定	年	月
	過去履歴	a・b・c・d・e・f	判定	年	月

▲障害者自立支援制度利用者の固有情報（訓練等給付、介護給付区分1～6から選択）

訓練等　・　区分1　・　区分2　・　区分3　・　区分4　・　区分5　・　区分6	認定	年	月

▲権利擁護制度利用者の固有情報

成年後見制度等 の利用状況	□成年後見制度（□後見　□保佐　□補助）　□地域福祉権利擁護事業
	主な内容：

▲その他の固有情報、備考

前回の脳出血はほとんど後遺症が残らなかったので，障害申請はしていない。

症状・病状シート

氏名	志賀 高雄 様
年齢	64 歳　性別　(男)・女

作成日：2004年 8月 (11)日
作成者：金井 一薫

▲現在ある症状

(運動麻痺)　(軽度の意識障害)　(言語障害)　(湿疹)

▲既往症

(胃・十二指腸潰瘍（30～35歳）)　(腰痛症（51～54歳）)　(脳出血（58歳）)

▲現在飲んでいる薬

薬品名	どんな症状に有効か
(センノサイド)	便秘

▲感染症
(■無)・□有（　　　　　　　　　　　）

▲アレルギー
(■無)・□有（　　　　　　　　　　　）

▲主な介護者の状態

氏　名	志賀 ナオコ
連絡先 Tel	0269-00-0000
年　齢	61 歳　本人との関係：妻
健康状態	(■良好)　□すぐれない □治療中の疾患あり　□入院が必要 （疾患名　　　　　　）
就労状態 就労形態	(■就労していない)　□就労している □自営　□常勤　□非常勤（週　日）
経済状態	(■安定している)　□不安定 □年金生活　□生活保護

介護意欲	(■十分にある)　□不安大　□喪失気味　□喪失
生活リズム	(■整っている)　□乱れがち　□完全に乱れている
交代可能性	□可能性あり　□可能性検討中　(■可能性なし)
現在の 介護状態	□問題なし　□介護者間の意思疎通が希薄 □介護疲れが激しく休息が必要　□経済的援助が必要 □介護時間の明らかな不足　■介護知識の明らかな不足 □住環境の改善が必要　(■福祉機器類の活用が必要) □その他（　　　　　　　　　　　）
介護協力者	□無　(■有)　主介護者との関係：娘
協力者の 支援内容	□家事中心　□移送　□話し相手 □配食　□受診付き添い　□電話での安否確認 ■その他 (娘……介護者の相談相手)

▲備考

ご本人が前回ほとんど介護を必要としなかったので、(妻には直接的な介護経験はない。)

KOMI サークルチャート

作成日：2004年 8月 ⑪日
作成者：金井 一薫

氏名	志賀 高雄 様
年齢	64歳 性別 ㊚・女

趣味	釣り・碁・映画鑑賞
嗜好	酒（毎晩，日本酒2合）
特技	電気器具の修理

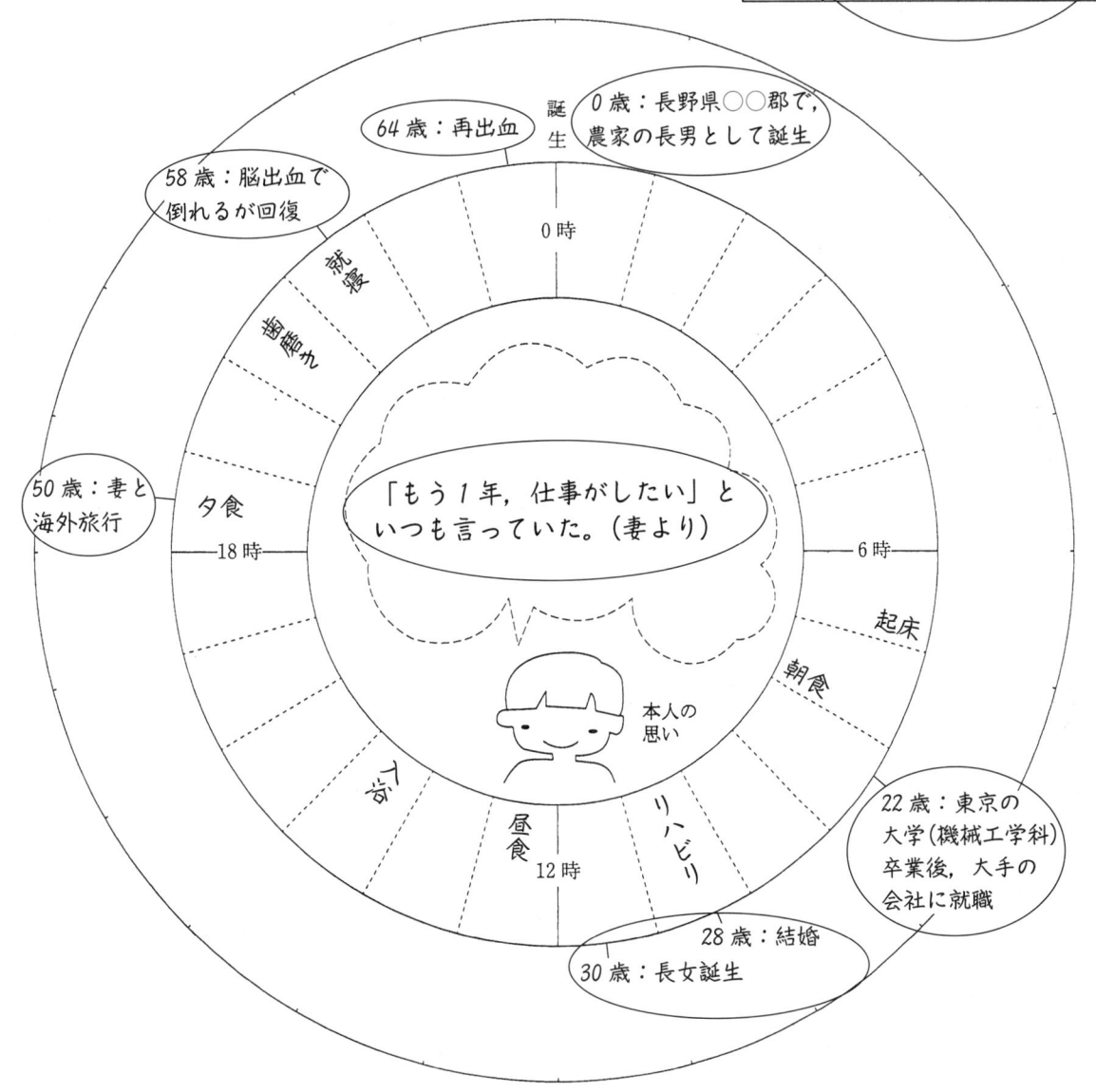

- 0歳：長野県○○郡で，農家の長男として誕生
- 64歳：再出血
- 58歳：脳出血で倒れるが回復
- 50歳：妻と海外旅行
- 22歳：東京の大学（機械工学科）卒業後，大手の会社に就職
- 28歳：結婚
- 30歳：長女誕生

時刻：0時／6時（起床・朝食）／12時（昼食）／18時（夕食）
就寝・歯磨き・夕食・入浴・昼食・リハビリ・朝食・起床

本人の思い：「もう1年，仕事がしたい」といつも言っていた。（妻より）

---- 援助者の気がかり ----

2度目の出血であり，身体へのダメージが大きくなければいいが……。
動こうとするので転倒したりしないだろうか？
お元気なときは，趣味が多い方だ。この情報が使える日が来るといいな。

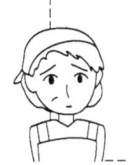

KOMI レーダーチャート

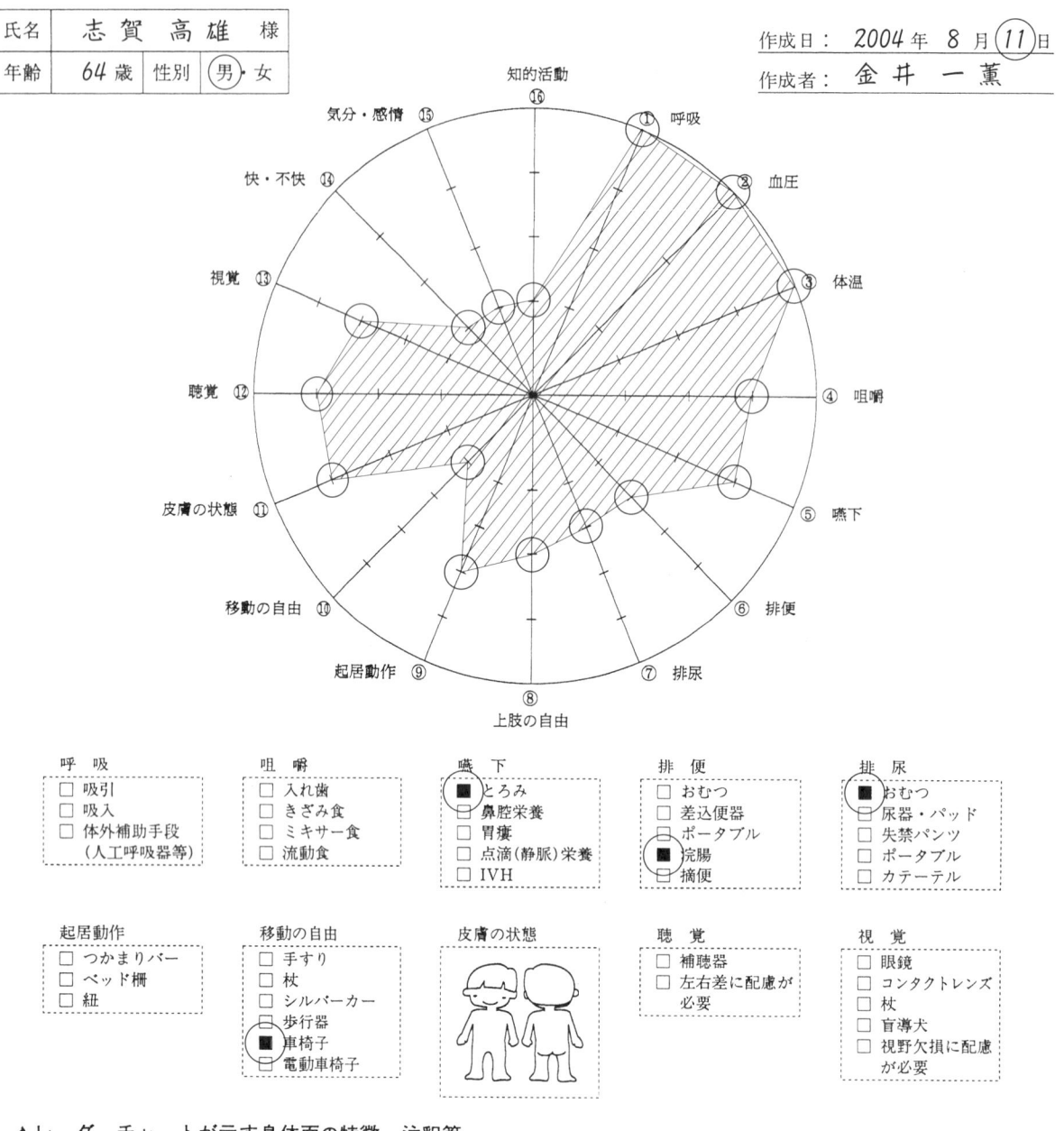

氏名	志賀 高雄 様
年齢	64歳　性別　(男)・女

作成日： 2004 年 8 月 ⑪ 日
作成者： 金井 一薫

レーダーチャート項目：
- ① 呼吸
- ② 血圧
- ③ 体温
- ④ 咀嚼
- ⑤ 嚥下
- ⑥ 排便
- ⑦ 排尿
- ⑧ 上肢の自由
- ⑨ 起居動作
- ⑩ 移動の自由
- ⑪ 皮膚の状態
- ⑫ 聴覚
- ⑬ 視覚
- ⑭ 快・不快
- ⑮ 気分・感情
- ⑯ 知的活動

呼吸
- ☐ 吸引
- ☐ 吸入
- ☐ 体外補助手段（人工呼吸器等）

咀嚼
- ☐ 入れ歯
- ☐ きざみ食
- ☐ ミキサー食
- ☐ 流動食

嚥下
- ■ とろみ
- ☐ 鼻腔栄養
- ☐ 胃瘻
- ☐ 点滴(静脈)栄養
- ☐ IVH

排便
- ☐ おむつ
- ☐ 差込便器
- ☐ ポータブル
- ■ 浣腸
- ☐ 摘便

排尿
- ■ おむつ
- ☐ 尿器・パッド
- ☐ 失禁パンツ
- ☐ ポータブル
- ☐ カテーテル

起居動作
- ☐ つかまりバー
- ☐ ベッド柵
- ☐ 紐

移動の自由
- ☐ 手すり
- ☐ 杖
- ☐ シルバーカー
- ☐ 歩行器
- ■ 車椅子
- ☐ 電動車椅子

皮膚の状態

聴覚
- ☐ 補聴器
- ☐ 左右差に配慮が必要

視覚
- ☐ 眼鏡
- ☐ コンタクトレンズ
- ☐ 杖
- ☐ 盲導犬
- ☐ 視野欠損に配慮が必要

▲レーダーチャートが示す身体面の特徴・注釈等

1．2．3：呼吸・血圧・体温は安定している。
4．やわらかいものなら噛める。
5．水分は時々むせるが，とろみをつけると，むせ方が少ない。
6・7．便・尿失禁。便秘気味で，前の病院では4日に1回くらい浣腸していた。
8．スプーンは少し使えるが，車椅子の自走はできず，上肢を使った動作はほとんど介助が必要。
9．寝た姿勢から起き上がることは自力で何とかでき，端座位も安定している。
10．立位は不安定で介助がなければ移動できない。
11．湿疹があるが，治りかけている。
12．大きめの声・音なら聞こえる。
13．食べ物をスムーズにつかむことができるので，物の輪郭はわかる。
14．不快症状の有無を自ら表出できない。
15．気分・感情の表出がほとんどない。
16．24時間，常時の見守りがなければ生活できない。

◎アンダーラインのないところは判定項目の文言をそのまま写しとって記載している。

◎アンダーラインのところは判定項目の文言どおりではなく，マークの根拠について説明している。そのことで個別性が見えてくる。

KOMI チャート

氏名	志賀 高雄 様
年齢	64 歳	性別	男・女

作成日： 2004 年 8 月 14 日
作成者： 金井 一薫

[認識面]
- ■ 本人がわかる・関心がある
- □ 本人がわからない・関心がない
- ▦ 判別できない（要観察事項）

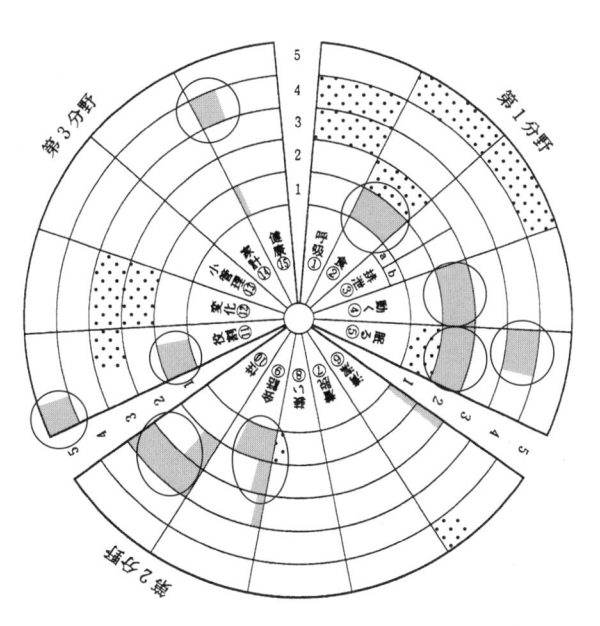

[行動面]
- ■ 本人がしている
- □ 本人がしていない
- ▦ 判別できない（要観察事項）
- ▨ 専門家の援助がはいっている
- ▩ 身内の援助でまかなわれている

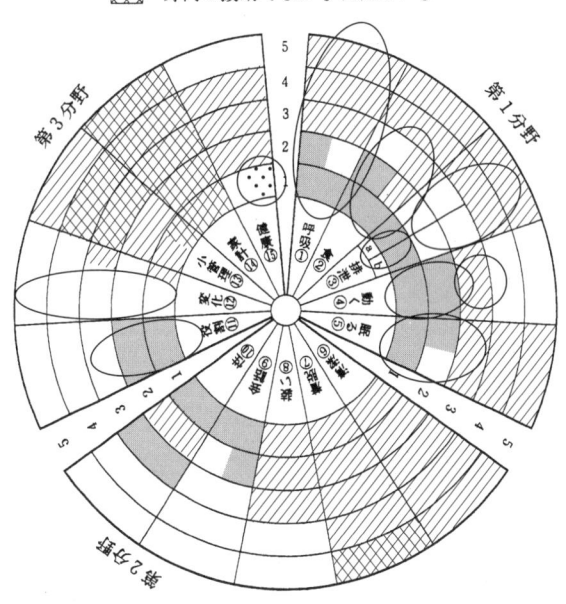

▲黒マーク数

第1分野	第2分野	第3分野	合計
3.5/27	2.7/25	1.3/25	7.5/77

▲黒マーク数

第1分野	第2分野	第3分野	合計
8.0/28	3.5/25	2.0/25	13.5/78

▲ KOMI チャートの「認識面」が示す特徴・注釈

食べ物がわかる。
動きたいという意欲・意志がある。
起きる意欲・意志がある。
相手が誰かわかり，夫としての意識が見られる。
スキンシップを心地よいと感じる。
自分は誰かわかる。
健康回復や健康増進への意欲・意志が見られる。

ここでは黒マークの箇所に着目して記載。
判定項目の文言で十分に状況が伝えられるときには，その文言をそのまま書き写すとよい。

▲ KOMI チャートの「行動面」が示す特徴・注釈

自ら呼吸する，食べる，眠ることができている。
陽光は浴びているが，外気にあたることがない。
オムツで排泄しており，自立していない。
食事の半分くらいは自力で食べているが，食べ残しがある。
立位が不安定で転倒の危険がある。
車椅子に乗ってデイルームまで行くことができる。
夜間目覚めることが多く，十分な睡眠が取れていない。
意味のあるサインを出すことができる。
妻に支えられている。
自分にとって心休まる居場所を持っている。
生活に変化が乏しく，刺激が少ない。

黒マークと白マーク，さらに一部の援助マークや判別できないマークに着目。そのなかで意味を持つところをピックアップして文字化する。
アンダーラインのないところは判定項目どおり。
アンダーラインのところは個別の状況や内容を説明し，マークの根拠を示している。

では，そもそも「グランドアセスメント」とはいったい何なのだろう？

「グランドアセスメント」とは，これまでに得られたケアのための情報を，ケアの方向軸に向かって整理し，具体的なケアプランを導き出すための司令塔の役割を果たすものである。つまり「グランドアセスメント」において，ケアプランの根拠になる事柄を明記するわけである。

> 具体的なケアプランを導き出すための司令塔的役割を果たす「グランドアセスメント」

「基本情報シート」から「KOMIチャート」に至る6枚の情報用紙は，「グランドアセスメント」によって整理されてはじめて，その存在価値が出てくるのである。

先に示した事例（志賀高雄さん）を使って，「グランドアセスメント」の書き方を明示してみよう。

「グランドアセスメント」に記入するときには，まずは「基本情報シート」から順番に，そこに記載されたさまざまな情報の内容を振り返りながら，その人がどのような方なのか，どのような環境でどんな生き方をし，今，何で苦しんでいるのか，または何を解決したいと望んでいるのか，さらには，その方をとりまく家族や知人は，どのような課題を抱えているのかなど，大まかにイメージを作ることが必要である。

特に「基本情報シート」の"病名"および"主訴とその経過"や"家族の思い"，「固有情報シート」の"経済的背景"や"社会資源の活用状況"，「症状・病状シート」の"現在の症状や病状や障害の程度"や"家族の介護状況"，さらには「サークルチャート」の"本人の思い""生活歴""1日の過ごし方""その方が大切にしてきた生き方や趣味や特技"，そして「KOMIレーダーチャート」と「KOMIチャート」からの豊かな情報，これらを念頭に置きつつ，「生命過程」と「認識過程」と「生活過程」の全体像に関心を注いでいくのである。6枚の情報シートは，対象者のイメージを豊かに伝えているはずである。

> 対象の全体像をもとに「グランドアセスメント」を書き進めていく

情報から得た対象の全体像をもとにしながら，「グランドアセスメント」に入っていくのである。

さて，「グランドアセスメント」は，「KOMI理論」の"目的論"に基づく"ケアの5つのものさし"の方向軸にそって，課題を整理していくように作られている。したがって，「グランドアセスメント」にそって，これまでに得た情報を整理していけば，自ずとケアのあるべき姿や方向性が見えてくるはずである。

ここにきて大切なことは，援助者の頭のなかにケアの"目的論"がしっかりと入っていること，あるいは，援助者がケアの"目的論"でその頭を訓練されていることである。もしもこうした訓練がされていなければ，せっかく6枚の情報用紙，とりわけ「KOMIレーダーチャート」と「KOMIチャート」を作成したにもかかわらず，「グランドアセスメント」の内容が，「KOMI理論」にそったものにならず，それまでの情報収集が十分に活かされずに終わってしまいかねないのである。

「KOMI 理論」では，ケア提供者が"問題思考型"や"医学モデル"で患者・利用者をとらえることを止め，"生活の処方箋を描く"という発想で，その方のもてる力に力を貸していこうという姿勢，つまり"目標指向型"のケア方針を立案しようとしている。

その理念を形にしたのが「グランドアセスメント」から「ケアの展開シート」までの"看護・介護過程"展開シートである。したがって，ここに示す方式どおりに「グランドアセスメント」を書き進めていけば，結果として，難なく「KOMI 理論」に基づく"生活思考型"のケア方針が出せるはずである。

では，具体的に「グランドアセスメント」には，何を，どのように書けばよいのだろうか？　ここでは3点に絞って，ポイントと秘訣を述べてみたい。

① 「グランドアセスメント」の1番目の質問「今，この方の生命は，どちらに向かって，どのように変化していこうとしているか」という問いかけは，「基本情報シート」の"病名"と"主訴とその経過"，「症状・病状シート」の"現在ある症状"，それに「KOMI レーダーチャート」の内容に着目して表現すればよい。

この質問は，特別に難しいことを聞いているのではない。

対象者の"年齢"や"病名"をもとに，今現在の生命（症状や病状）の姿を描き，その生命がどのような経過で今日に至っているかに着目するのである。つまりこの項目は，次のように考えればわかりやすいはずである。まずは，今その方が抱えている症状や病状が，それらが発生した時期から見て，どのような方向に向かって変化してきているか，あるいは変化していこうとしているかと思考してみるのである。その内容は矢印で表現するとわかりやすくなるだろう。

たとえば，症状・病状（生命の姿）は，今は横ばい状態にあるとか，いったんは生命の危機に陥ったが，現在は徐々に良くなっており，矢印は右上がりであるとか，あるいはまた，病状がしだいに悪化してきて右下がりになり，さらにそろそろ終末期に近づいている，などである。

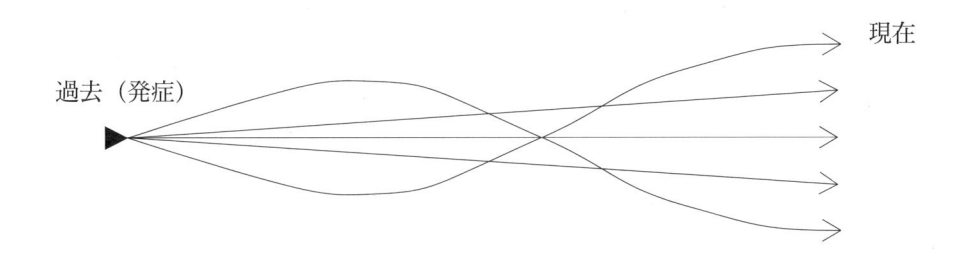

また，この項目は「KOMI レーダーチャート」が示す生命の姿を参考にしながら，対象者の"生活の不自由度"の特徴などをも念頭に置いてまとめるとよい。

要するに，「グランドアセスメント」の1番では，対象者が抱える現在の健康問題や状況が，その経過とともにスッキリと見えてくればよいのである。

目的指向型のケア方針を立案する

どのような経過で今日に至り，どのような方向へ変化しているか

先の事例（志賀高雄氏）の「グランドアセスメント」を書いてみよう。

> 　6年前に脳出血を起こしたが，この時には回復し，その後は仕事にも復帰して普通に暮らしていた。
> 　今回，2週間前に再出血があり，意識不明の状態で近くの病院に入院する。現在は急性期を脱して回復期に入っており，リハビリ目的で当院に入院となった。
> 　知的活動の低下もあり，生活全般に介助が必要だが，血圧や呼吸など生理的機能は安定している。麻痺は少なく，残された機能もあることから，適切な刺激があれば生命力は広がり，多くの機能を回復していくだろう。

このように，病状の経過をまとめ（これは"主訴とその経過"の内容を写せばよいことが多い），今の姿を描いたあと，レーダーチャートの状況を参考にしながら今後の生活のあり方と結びつけて，生命力の姿や方向を予想して表現すればいいのである。

②2番目の質問，「生命体に"害"となるもの，または生命力を消耗させているものは何か」という問いへの対応は，以下のように思考すればよい。

1）この質問は，その方を取り巻く環境や，その方の病状や障害自体が，どのようにその方の生命力に対して，マイナスな力として作用しているかを考えることである。
2）記載するにあたっては，箇条書きにすると読んでいてわかりやすい。
3）この問いは，マイナスの現象に対して向けられているので，看護・介護過程展における"問題点"や"課題"としてピックアップされる思考に似ている。しかしここでは，単純に症状や問題行動などを「問題点」として羅列するのではなく，そうした症状や問題行動が，どのように，あるいはどの程度，その方の生命力を消耗させているかに焦点を当てて考えてほしい。
　たとえば，徘徊がある方にとって，徘徊があること自体が問題なのではなく，徘徊によって体力の消耗が著しいとか，徘徊をすることで自己の内的な不安をかき消そうとしている，その神経の消耗こそが問題であるとか，そのように考えて表現を工夫すべきである。
4）この質問に答えるためには，これまでに収集した情報を十分に活用すべきである。たとえば，「基本情報シート」の"家族の思い"や"家族構成"から見えるマイナス情報，「固有情報シート」のなかの気になる点，「症状・病状シート」から引き出される留意すべき点，「KOMIサークルチャート」の"本人の思い"や"1日の過ごし方"や"生活歴"からうかがえる気になる点，さらには「KOMIレーダーチャート」と「KOMIチャート」の"特

徴・注釈"欄に書かれたすべての内容に着目するのである。

　上記の留意事項は，先の事例で見れば，各シートに丸印で囲ってマークした箇所がそれに相当する。そのなかから，「生命力を消耗させている事柄」に焦点を合わせ，項目を選択して箇条書きにしてまとめるのである。
　事例を使って整理してみよう。

1．不快症状の有無を自ら表出できない。
2．気分・感情の表出がほとんどない。
3．尿も便もオムツで排泄しており，排泄が自立していない。
4．立位が不安定で，転倒の危険がある。
5．夜間目覚めてしまい，十分な睡眠がとれていない。
6．生活に変化が乏しく，刺激が少ない。

　このように，マイナス現象を情報から見つけて整理するのである。志賀さんの場合は，「基本情報シート」「固有情報シート」「症状・病状シート」からは，具体的なマイナス面が見て取れないので，ここでは「KOMIレーダーチャート」と「KOMIチャート」の情報のみによって整理している。

　③3番目の質問，「今，もてる力，残された力，健康な力は何か」という問いは，プラスの力を見つけ出していくことを要求しているので，比較的イメージしやすいだろう。記載の要領は以下を参照してほしい。

1）ここでは，完全なるプラス思考（良いところ探しの要領）で，その方の今の状態や生活を見つめるのである。事柄はどんな小さなことでもよいので，素直に記載することが秘訣である。
　　たとえば，徘徊をしている人は「歩く力は十分にある」とか，寝たきりであっても「食事を召し上がる」とか，発語がなくても「お風呂に入ると気持ちがいいと感じている」とか，辛い症状の最中でも「家族の面会があって支えられている」とか，とにかくプラスの現象なら何でもいいので，気づいたことをありのままに表現してみるのである。
2）この項目も，箇条書きにするとわかりやすいだろう。
3）具体的な記述に際しては，②－4）の項目で述べたとことを参考にしてほしい。つまり，6枚の情報用紙のなかから，プラスと思われる事柄を引き出して書き写していけばよいのである。

　志賀さんの事例を使って整理してみよう。

1．自ら呼吸する，食べる，眠るということができている。

2．寝た姿勢から起き上がることは自由で，端座位も安定している。
　　3．車椅子に乗って，デイルームまで行くことができる。
　　4．スプーンを使って，自分で少し食べることができる。
　　5．相手が誰かわかり，夫としての意識も見られる。
　　6．スキンシップを心地よいと感じる。
　　7．妻に支えられており，自分にとって心休まる居場所を持っている。
　　8．健康回復や健康増進への意欲・意志が見られる。

　③に関しても「KOMIレーダーチャート」と「KOMIチャート」の情報だけで整理しているが，それは志賀さんが今はまだ急性期を脱したばかりで，生命過程を整えることに，多くのエネルギーを注ぎこまなければならない時期だからである。

　もう少し回復過程が進めば，「KOMIサークルチャート」からの情報，たとえば"趣味が多彩にあること"や，"特技が電気器具の修理"であること，あるいは"あと1年は働きたいと考えていること"また，"50歳のときの海外旅行"などを話題にしたアプローチが可能となるだろう。

　以上，「グランドアセスメント」の考え方と書き方を教示した。
　なお，ケアプランが実践に移されて，患者・利用者になんらかの変化が生じた場合には，再度，「KOMIレーダーチャート」と「KOMIチャート」を取り直し，それに基づいて再アセスメントすることになるが，その時点では，①「今，この方の生命は，どちらに向かって，どのように変化していこうとしているか」という欄には，先回と同じ文章を入れるのではなく，再アセスメントに至る経過のなかで起こった症状や病状などの変化を中心に記述すること。

3．ケアプランの作成

　次は「ケア方針（目指すこと）」について述べよう。
　「ケア方針」の内容は，「グランドアセスメント」の3つの質問に対して，明確に答えることができていれば，そこからほぼ自動的に出てくるものである。
　つまり，「グランドアセスメント」で整理した②と③の内容を使って，ケアプランを作成していくことが可能なのである。
　しかしながら，ここで注意すべき点は，あまり抽象度の高い表現を使わず，「グランドアセスメント」の内容を受ける形で，可能なかぎり具体的に，かつ実践に移しやすいように表現することである。特にケアワークの世界では，これまで「長期目標」という言葉で，かなり抽象度を高めた表現をすることが求められてきたが，長期的な目標＝抽象的で教科書的表現＝どのような対象者に対しても同じような内容表現となる傾向があった。そうであるなら，思い切ってそうした

思考を止め，具体的で実行可能な内容を導く文書を作成したほうがより実践的である。

　要は，よりわかりやすく，美しい日本語で，具体的表現を使って書くことである。「ケア方針」を読んだだけで，なるほどそのような方向でケアを行なっていこうとしているのか，と誰が見ても理解できるように表現するのである。それは結果的に，その方固有の目標になっているはずで，ここに"個別ケア方針"の作成というテーマが実現することになる。

> 誰が見ても理解できるように表現する

　そのためのヒントは，やはり「グランドアセスメント」のなかに存在する。

　ここで再び志賀高雄さんの事例を使って，「ケア方針」を立ててみよう。
　先に掲げた「グランドアセスメント」を土台にして立案することが原則となる。まずは①の内容を確認し，現在の病名や病状を頭のなかに入れたあと，②と③の内容をもとにプランを作成することになるので，ここでは②と③を再掲載する。

②"生命力を消耗させているものは何か"

> 1．不快症状の有無を自ら表出できない。
> 2．気分・感情の表出がほとんどない。
> 3．尿も便もオムツで排泄しており，排泄が自立していない。
> 4．立位が不安定で，転倒の危険がある。
> 5．夜間目覚めてしまい，十分な睡眠がとれていない。
> 6．生活に変化が乏しく，刺激が少ない。

③"もてる力，残された力，健康な力は何か"

> 1．自ら呼吸する，食べる，眠るということができている。
> 2．寝た姿勢から起き上がることは自由で，端座位も安定している。
> 3．車椅子に乗って，デイルームまで行くことができる。
> 4．スプーンを使って，自分で少し食べることができる。
> 5．相手が誰かわかり，夫としての意識も見られる。
> 6．スキンシップを心地よいと感じる。
> 7．妻に支えられており，自分にとって心休まる居場所を持っている。
> 8．健康回復や健康増進への意欲・意志が見られる。

　上記の内容を読み取り，ケア方針として，何から具体的に整えていけばよいかを考えていくのである。
　まずは，欠けたところを補い，もてる力を引き出すケアをするのが，「KOMI理論」の定石であるから，マイナス面を見ながら，同時にプラス面を考慮すると

> 欠けたところを補い，もてる力を引き出す

いう方向で思考する。

《思考過程の明示》
　ⅰ：不快症状や感情を表出できないという点に着目する。
　ⅱ：しかし，スキンシップを心地よいと感じる力はある。
　　　　　　　　　　　↓
ケアプランⅠの作成
「心地よいと思える刺激をふんだんに提供し，感情を表出できるようにする。」

　ⅲ：立位が不安定で，転倒の危険があるという点に着目する。
　ⅳ：しかし同時に，健康回復や健康増進への意欲・意志が見られるという点に着目する。
　　　　　　　　　　　↓
ケアプランⅡの作成
「立位の訓練など，生活リハビリを開始し，脳の活性化をはかり，危険を防止する。」

　ⅴ：排泄が自立していないという点に着目する。
　ⅵ：しかし，寝た姿勢から起き上がることは自由で，端座位も安定している。
　ⅶ：さらに，椅子に乗って，デイルームまで行くことができるという点に着目する。
　　　　　　　　　　　↓
ケアプランⅢの作成
「排泄の自立に向けた働きかけをする。」

　ⅷ：生活に変化が乏しく，刺激が少ないという点に着目する。
　ⅸ：しかし，相手が誰かわかり，夫としての意識が見られる。
　ⅹ：さらに健康回復や健康増進への意欲・意志が見られるという点に着目する。
　　　　　　　　　　　↓
ケアプランⅣの作成
「積極的に話しかけ，できる力を認め，回復への意欲を増大させる。」

　ⅺ：妻に支えられており，自分にとって心休まる居場所を持っているという点に着目する。
　　　　　　　　　　　↓
ケアプランⅤの作成
「家族の気持ちを汲み取り，"家族の支援"を支える。」

以上のような「ケア方針」が，「グランドアセスメント」から無理なく導き出

されることがわかるだろう。

ただし，「夜間目覚めてしまい，十分な睡眠がとれていない」というテーマに関しては，ここでは取り上げていない。このテーマは，上記の「ケア方針」にそったケアが展開されていけば，自ずと解決するだろうと予想できるからである。

以上を，1枚の記録用紙に整理すると，次のようになる（「グランドアセスメント」用紙参照）。

このようにして出されたケア方針は，明らかに「脳出血後の回復過程にある志賀高雄さん」のものらしい内容になっており，この「ケア方針」にそって，次は"行ない整える内容"を考えていくことになる。

4．個別ケアの実践に向けて

「ケア方針（目指すこと）」が作成されたならば，次は"行ない整える内容（具体策）"を考え出すことになる。

すでに，わかりやすい，実践可能なケア方針が立てられているので，その方針にそった具体案をイメージし，提案するのは，それほど難しくはないはずである。

> ケア方針にそって具体的な実践案を作る

ケア提供者の実力は，ここからが見せどころである。

1つひとつのケア方針にそって，どれだけ具体的な実践ができるかというところに，ケアの面白さややりがいがあるからである。

事例で考えてみよう。

「ケアの展開シート」は，1つのケア方針に対して，1枚が使われることになる。

実践可能で，かつケア方針に対して有効と思われる"行ない整える内容"を何点か考え出し，それを番号順に記載していくのである。

さらに，その具体案が実行されたならば，日付を追って，実践の内容や結果をまとめて記載しておけば，残された記録から，対象者の変化が時系列でよく見えるようになるだろう。

事例で展開してみよう（「ケアの展開シート」参照）。

「KOMIチャートシステム」による事例の具体的展開は，以上のようになされていく。

まさに「KOMIチャートシステム」は「KOMI理論」展開の道具であると，納得していただけたことであろう。

グランドアセスメント
(ケア計画を導く根拠)

氏名： 志賀 高雄 様
年齢： 64歳　性別： ⑨・女

作成日： 2004年 8月 ⑭日
作成者： 金井 一薫

主な疾患： 脳出血

ケアの5つのものさし
1. 生命の維持過程（回復過程）を促進する援助
2. 生命体に害となる条件・状況を作らない援助
3. 生命力の消耗を最小にする援助
4. 生命力の幅を広げる援助
5. もてる力・健康な力を活用し高める援助

1．今、この方の生命は、どちらに向かって、どのように変化していこうとしているか？

6年前に脳出血を起こしたが、この時には回復し、その後は仕事にも復帰して普通に暮らしていた。
今回、2週間前に再出血があり、意識不明の状態で近くの病院に入院する。現在は急性期を脱して回復期に入っており、リハビリ目的で当院に入院となった。
知的活動の低下もあり、生活全般に介助が必要だが、血圧や呼吸など生理機能は安定している。麻痺は少なく残された機能もあることから、適切な刺激があれば生命力は広がり、多くの機能を回復していくだろう。

2．生命体に"害"となるもの、または生命力を消耗させているものは何か？

1. 不快症状の有無を自ら表出できない。
2. 気分・感情の表出がほとんどない。
3. 尿も便もオムツで排泄しており、排泄が自立していない。
4. 立位が不安定で、転倒の危険がある。
5. 夜間目覚めてしまい、十分な睡眠がとれていない。
6. 生活に変化が乏しく、刺激が少ない。

3．今、もてる力、残された力、健康な力は何か？

1. 自ら呼吸する、食べる、眠るということができている。
2. 寝た姿勢から起き上がることは自由で、端座位も安定している。
3. 車椅子に乗って、デイルームまで行くことができる。
4. スプーンを使って、自分で少し食べることができる。
5. 相手が誰かわかり、夫としての意識が見られる。
6. スキンシップを心地よいと感じる。
7. 妻に支えられており、自分にとって心休まる居場所を持っている。
8. 健康回復や健康増進への意欲・意志が見られる。

ケア方針（目指すこと）：箇条書にすること

Ⅰ．心地よいと思える刺激をふんだんに提供し、感情を表出できるようにする。
Ⅱ．立位の訓練など、生活リハビリを開始し、脳の活性化をはかり、危険を防止する。
Ⅲ．排泄の自立に向けた働きかけをする。
Ⅳ．積極的に話しかけ、できる力を認め、回復への意欲を増大させる。
Ⅴ．家族の気持ちを汲み取り、"家族の支援"を支える。

ケアの展開シート

氏名	志賀 高雄 様
年齢	64歳	性別	ⓜ・女

作成日： 2004年 8月 ⑭日
作成者： 金井 一薫

No. Ⅰ	ケア方針（目指すこと）

心地よいと思える刺激をふんだんに提供し，感情を表出できるようにする。

番号	行ない整える内容
(1)	常に優しい言葉でゆっくりと話しかける。
(2)	臥床しているときは気分が落ち着くような音楽を耳元で静かに流す。
(3)	入浴日でない日は足浴・手浴を行ない，お湯に香りをつける。
(4)	直接日光が当らないように注意して，風が感じられるようにする……車椅子で風が心地よい場所へ移動する。
(5)	手足や背部のマッサージなどを通して，スキンシップを図る。

月日	時分	番号	実行内容、結果など	実行者

ケアの展開シート

氏名	志賀 高雄 様
年齢	64歳	性別	ⓜ・女

作成日： 2004年 8月 ⑭日
作成者： 金井 一薫

No. Ⅱ	ケア方針（目指すこと）

立位の訓練など，生活リハビリを開始し，脳の活性化をはかり，危険を防止する。

番号	行ない整える内容
(1)	脳の活性化のための生活リハビリを開始する。 ①食事は軟食にし，できるかぎり自力で摂取できるように援助する。疲れたら介助する。 ②朝夕の洗面，特に歯磨きは，洗面所にお連れして，できるところは自力で行なってもらう。 ③衣服の着脱は，できるところから始める。できる動作を見つけ出す。
(2)	背筋力をつけるために，積極的にベッドから車椅子に乗っていただき，デイルームを中心に生活の範囲を拡大する。
(3)	リハビリの専門家と打ち合わせ，今後どうしたら立位保持が危険なくとれるかを相談する。

月日	時分	番号	実行内容、結果など	実行者

あらためて述べるまでもないが,「KOMI チャートシステム」は,"看護・介護過程展開"様式であり,決して"治療過程展開"用紙ではない。つまり,この記録用紙は,治療に関わる具体的な処置内容や身体的状態を列記していくようには構成されていないのでる。あくまでも,「KOMI チャートシステム」には,症状や病状によって不自由になった「生活過程」を立て直すための,あるいは創り直すための生活の処方箋が描かれ,「生活過程」を整えていく,その道筋が表現されるのである。

> 看護界・介護福祉界で共通に活用可能な記録システム

"生活過程を整える"ことに焦点を置いた記録システムだからこそ,「KOMI チャートシステム」は,看護界でも介護福祉界でも,共通に活用可能なのである。

5．ケアマネジメント展開のためのプログラム

ケアマネジャーが行なう「ケアマネジメント」は,基本的にこれまで述べてきたケアプラン作成過程の考え方と,その視点を同じくする。

つまり,「基本情報シート」「固有情報シート」「症状・病状シート」「KOMI サークルチャート」「KOMI レーダーチャート」「KOMI チャート」の6枚によって情報を収集し,「グランドアセスメント」の結果から「ケア方針(目指すこと)」を立てるという,その道筋は同一である。

しかし,「ケアマネジメント過程」展開と「看護・介護過程」展開との相違は,この先にある。

それは,ケアマネジャーが行なうケアマネジメントにおける"ケアプラン"の内容は,「居宅サービス計画書」や「施設サービス計画書」の内容において,看護職や介護職が各事業所で行なう"ケアプラン"の内容とは異なるからである。ケアマネジャーは,介護保険制度の枠組みのなかで,利用者の状態に合わせて,どのようなサービスを,どのくらいの頻度で,いくらまで使うか,という視点で"ケアプラン"を導き出すのであって,各事業所における看護職や介護職が,利用者の個別性を重視した「生活過程」を整えるために作成する"ケアプラン"とは,基本的な相違がある。

したがって,ケアマネジャーは,「グランドアセスメント」から「ケア方針(目指すこと)」を打ち出したあとは,その方針を具体的に実現するために,"どのサービス"を,"どの程度""どれくらいの頻度"で活用すればよいかを決定することになる。

それらは介護保険の「第1表」(居宅サービス計画書(1))ならびに(施設サービス計画書(1))と「第2表」(居宅サービス計画書(2))ならびに(施設サービス計画書(2))として,表記することになっている。

「KOMI 理論」で展開する記録システムにおいては,この「第1表」と「第2表」の活用法を検討した結果,第1表の「居宅サービス計画書(1)」あるいは「施設サービス計画書(1)」の内容はそのままにして,読みやすいようにA4

居宅サービス計画書(1)

| 第1表 | | 作成年月日　　年　　月　　日 |

居宅サービス計画書（１）

□初回　□紹介　□継続　　□認定済　□申請中

利用者名　　　　　　　殿　　生年月日　　年　　月　　日
住　所
居宅サービス計画作成者氏名
居宅介護支援事業者・事業所名
居宅介護支援事業者・事業所所在地
居宅サービス計画作成（変更）日　　　　年　　月　　日
初回居宅サービス計画作成日　　　　　　年　　月　　日
認定日　　　年　　月　　日　　認定の有効期間　　　年　　月　　日　～　　　年　　月　　日

要介護状態区分	□要支援　□要介護1　□要介護2　□要介護3　□要介護4　□要介護5
利用者および家族の介護に対する意向	
介護認定審査会の意見およびサービスの種類の指定	
総合的な援助方針	
生活援助中心型の算定理由	□一人暮らし　□家族等が障害，疾病等　□その他（　　　　　　　　）

私は，本居宅サービス計画について説明を受け，その内容に同意し，これを受理しました。

　　年　　月　　日　利用者（代理者）氏名　　　　　　　　　　　印

（介護保険の改正に伴い，本用紙は変更されます。）

居宅サービス計画書（2）

| 第2表 | | | | | | | 作成年月日　　年　　月　　日 |

居宅サービス計画書（2）

利用者名　　　　　　　　　殿

ニーズに対応する ケアの方針	期間	援助内容					
		サービス内容	※1	サービス種別	※2	頻度	期間

※1「保険給付対象か否かの区分」について，保険給付対象内のサービスについては○印を付す。
※2「当該サービスの提供を行なう事業所」について記入する。

（介護保険の改正に伴い，本用紙は変更されます。）

施設サービス計画書(1)

| 第1表 | | | 作成年月日　　年　　月　　日 |

施設サービス計画書（１）

□初回　□紹介　□継続　　□認定済　□申請中

利用者名　　　　　　　　殿　　生年月日　　年　　月　　日

住　所

施設サービス計画作成者氏名および職種

施設サービス計画作成介護保険施設名

施設サービス計画作成介護保険施設所在地

施設サービス計画作成（変更）日　　　　年　　月　　日

初回施設サービス計画作成日　　　　年　　月　　日

認定日　　　年　　月　　日　　認定の有効期間　　　年　　月　　日　〜　　　年　　月　　日

要介護状態区分	□要介護１　　□要介護２　　□要介護３　　□要介護４　　□要介護５（その他：　　　　）
利用者および家族の介護に対する意向	
介護認定審査会の意見およびサービスの種類の指定	
総合的な援助方針	
備　考	

私は，本施設サービス計画について説明を受け，その内容に同意し，これを受理しました。

　　　　　　　年　　月　　日　利用者（代理者）氏名　　　　　　　　　　　　印

（介護保険の改正に伴い，本用紙は変更されます。）

第2表			作成年月日　　年　　月　　日		

施設サービス計画書（2）

利用者名　　　　　　　　　殿

ニーズに対応する ケアの方針	期間	援助内容			
		サービス内容	担当者	頻度	期間

（介護保険の改正に伴い，本用紙は変更されます。）

判の縦型に変更し，第2表の「居宅サービス計画書（2）」あるいは「施設サービス計画書（2）」の内容を，"目的指向型"の表現に切り替えて使用することで，「KOMIチャートシステム」と連動して活用可能なように工夫してみた。

それぞれを提示する。（「第1表」と「第2表」を参照）

ここでは，居宅または施設サービス計画書の，それぞれの「第1表」と「第2表」の活用法について説明する。

まず「KOMIチャートシステム」を活用して「グランドアセスメント」を作成し，そこから導き出される「ケア方針(目指すこと)」を提示できるようにしておく。ここまでの思考過程は，本章で述べてきた内容とまったく同じである。

そして，「ケア方針（目指すこと）」が導き出せたなら，次にその内容を「第2表」の「居宅サービス計画書（2）」または「施設サービス計画書（2）」にある"ニーズに対応するケアの方針"欄に，そのまま移行させるのである。

次に，"ニーズに対応するケアの方針"を実現するための"サービス内容"は，「居宅サービス計画書（2）」においては，介護保険制度にしたがって，それぞれの方針に見合った"サービス内容"と"サービス種別"を指定していくことになる。

また「施設サービス計画書（2）」における"サービス内容"は，担当職種または担当者を指定しながら，具体的なサービス項目（たとえば，機能訓練，食事ケア，排泄ケア，入浴ケア，誕生会などのイベント企画など）を掲げていく。

「KOMIチャートシステム」においては，上記の"サービス内容"の部分が，「ケアの展開シート」にある"行ない整える内容"に匹敵するので，「施設サービス計画書」においては，実力のあるケアマネジャーが，「KOMI理論」の視点で実践可能な，個別のケアプランを作成してくれれば，その先の実践はかなり容易になるに違いない。

ケアマネジャーは，事業所の職員と密に連絡を取り合い，ケアプランの実施過程を"モニタリング"し，利用者の変化に合わせて，そのつど実行可能な「サービス計画書」を書き直すことになる。

次は「第1表」の「居宅サービス計画書（1）」と「施設サービス計画書（1）」の活用法についてである。

"利用者および家族の介護に対する意向"欄には，「KOMIチャートシステム」の「基本情報シート」と「KOMIサークルチャート」のなかにある"家族の思い"と"本人の思い"の内容をそのまま転記すればよい。

"総合的な援助方針"欄には，「第1表」で記載した「ケアの方針」よりも，もう少し抽象度の高い表現を用いることになるので，ここではあらかじめ居宅用もしくは施設用の"スタンダード援助方針"を用意すればよい。

たとえば，以下のような文言が考えられる。

「自分らしさを失うことなく，在宅暮らしを可能にするように援助する」

「身体の不自由さが顕著なので，安心して暮らせる環境を整える」

「認識の乱れが，生活のすべてに大きな影響を与えているので，安全な環境と見守りが必要である」

「ご家族の意向に添って，施設ケアの方向を探り，納得のいく支援を実現する」

「ご本人の意向を大事にし，疾病の管理と治療が受けられる条件を探る」

このように，長期目標レベルでの表現（雛型）をできるかぎり多く考えて用意しておき，これらを「スタンダード援助方針」として設定し，そのなかから，そのつど，適切なものを複数個選択して，"総合的なケア方針"欄に表記すればよいだろう。

すべてコンピュータで処理できるシステムを創れば，計画書作成は容易になるに違いない。

以上に述べたような"サービス計画作成システム"を構築すれば，ケアマネジャーの仕事の効率が上がるだけでなく，確実にケアマネジャーとしての実力もアップするだろう。さらに，各事業所と連携する段階で，「KOMIチャートシステム」の情報にプラスした形で，「第1表」と「第2表」を提示することができるようになる。

このことは，連携する各事業所職員から見れば，ケアマネジャーから上記の資料が送られることを意味し，初期の段階での利用者把握にどれほど資するか計りしれない。加えて，"ニーズに対応するケアの方針"が，根拠を明確にしながら述べられているので，その方針を継続していくことを可能にするのである。

つまり，各事業所では，ケアマネジャーからの"ニーズに対応するケアの方針"を受けて，その先に「KOMIチャートシステム」の「ケアの展開シート」にある"行ない整えること"を具体的に提案し，実践していけばよいのである。

ここに，本来のあるべきケアマネジャーと，各事業所職員との関係が明らかになるであろう。

〈追記〉

平成18年度において，介護保険の改正が行なわれる予定であることから，今後はKOMIチャートシステムを，新たに提示される「サービス計画書」および関連帳票の様式に，完全に連動するように作成し直す予定である。

これらはすべてパソコンを通して作業ができるように検討中なので，ケアマネジャーたちは最新の情報を入手してほしい。そして「KOMIチャートシステム」を通して根拠のあるケアプランを作成し，それらを各事業所が展開できるようにご尽力いただきたいと思う。

第7章 「KOMI 記録システム」を構成する
3 種類の新記録用紙
―――ケアの質を保証し，仕事の能率を上げるシート類―――

　これまで，「KOMI チャートシステム」は急性期の看護ケアには使えないという"悲鳴に似た声"が，しばしば筆者の耳元に届いていた。

　確かに，救命救急センターや術後のケアの記録としては，「KOMI チャートシステム」は時間がかかって使いづらいだろうと思われた。それはあまりにもていねいに，患者の「生活過程」を描き出していくからである。急性期状態にある大半の患者にとっては，病状の一般的経過からいって，「KOMI チャートシステム」の全記録用紙を活用しなくても，もっと短縮形の用紙を活用すれば済むはずである。

　ここに，「KOMI チャートシステム」のほかに，急性期の看護ケアに直接役立つ形式のものを考案する必要性が出てきた。

　さらに，慢性期ケアや高齢者・障害者ケアの現場にあっても，仕事の内容のすべてを「KOMI チャートシステム」がカバーできるわけではないという指摘があった。あくまでも「KOMI チャートシステム」は，"看護・介護過程展開様式"であって，ケア業務を記載する業務日誌ではないからである。

　この点から見ても，慢性期や高齢者・障害者ケアの現場の仕事を反映させ，かつケアの質を保証する記録様式を，「KOMI チャートシステム」のほかに考案しなければならないと決断せざるをえなかった。

　こうして，急性期と慢性期の両現場の声を反映させた記録用紙を模索した結果，出来上がったものが下記の 3 種類のシートである。

> 現場の声を反映させた 3 種類の記録用紙

　1．「KOMI ケアリングシート」
　2．「KOMI 治療展開シート」
　3．「KOMI 場面シート」

　これらの用紙は，「KOMI チャートシステム」を補助し，仕事の能率を上げるのに役立つばかりか，現場にとって必要な記録のほぼ全域をカバーするものである。

　本章では，「KOMI 記録システム」を構成する 4 種類の記録用紙のうち，「KOMI チャートシステム」を除く，上記 3 種類の新記録用紙について説明する。

1．「KOMI ケアリングシート」の理念と活用法

(1)「KOMI ケアリングシート」誕生の思想的背景

ナイチンゲールは，『看護覚え書』のなかで，看護について次のように述べている。

「看護については"神秘"などまったく存在しない。よい看護というものは，あらゆる病気に共通するこまごましたこと，および1人ひとりの病人に固有のこまごましたことを観察すること，ただこの2つだけで成り立っているのである」[1]と。

ここで彼女は，本来の看護は，①あらゆる病気に共通するこまごましたこと，②1人ひとりの病人に固有のこまごましたことを観察することで成り立つと述べている。

なぜ，そう断言できるのだろうか。いったいこれは何を意味するのだろうか。筆者は次のように考える。

本来の看護・介護とは　　本来の看護や介護は，病気や症状などに対応する治療処置行為のみに集中するのではなく，"病気や障害の状態にある方に共通に見られる生活の困難さや不自由さ"に目を向け，その生活の不自由さからくる問題解決のために，"生命力の消耗を最小にしながら，生活過程を整えること"によって，その方に力を貸すこととなのだと……。

1人ひとりに固有のこまごましたこと　　この生活の困難さや不自由さがもたらす内容は，実にこまごました事柄なのである。たとえば，麻痺があるために寝返りが打てない，歩けないためにトイレに行って排泄できない，手が背中にまわらないので痒いところがかけない，汗をかいても寝巻きを取り替えられない，食欲がなく何を食べたらよいのかわからない，痛みのために眠れない，自分では部屋の掃除も整頓もできないなど，病気や障害があるときには，ありとあらゆる生活の困難さや不自由さが，多彩に出現するのである。こうした現象は，"病気に共通するこまごましたこと"であって，決して病気そのものではない。

病気に共通するこまごましたこと　　さらに，症状や病状の出現の仕方においても，病気の種類や個体の体質によって個別性があるばかりか，苦痛や辛さなどの訴え方も，1人ひとりの感じ方や生き方や習慣によって異なる。まさに"1人ひとりに固有のこと"として出現するのである。痛みを我慢して訴えない人，辛い気持ちを表現することが苦手な人，遠慮して終始黙っている人，聞かれなければ自分のことを話さない人，逆に，常に何かを訴えている人，表現が豊かな人，自分をいつでも世界の中心に置きたい人など，こうした"1人ひとりに固有のこまごまとしたこと"を観察しなければ，具体的なケアは一歩も進まず，形にならないのである。

---

1) F・ナイチンゲール著，湯槇ます他訳：看護覚え書，p.197，現代社，2000．

このナイチンゲールの指摘は，見事なまでにケアの現場性を表現している。

「KOMI理論」は，この発想に依拠し，看護・介護そのものを実現させようと，理論体系を構築してきた。それは"個別のケアプラン作成"を促す"方法論"を包含し，「生活過程」に目を向け，その不自由さを取り除く方向で援助することを示唆している。

医師は，"病気や症状の診断と治療"という領域のなかで，症状や病状に対応する直接的なアプローチをする。それは生命の法則そのものへのアプローチでもある。しかし，看護・介護ケアは，生命の法則を助けるために，「生活過程」のあり方に着目し，1人ひとりに即した細かな生活項目について整えていくのである。

> 1人ひとりに即した細かな生活項目について整えていく

「KOMIケアリングシート」は，この発想を土台にすえて，日々の業務をケアの目で整理し，質の高いケアの提供を確保しながら，それらを同時に業務記録として残すというシステムなのである。これはルーティン化された業務に光を当て，そのなかからケア独自の仕事内容を明らかに描き出すように工夫されたものである。

さて，前述したように，ケアは個別性の高い仕事だとはいっても，その本質は，患者・利用者が抱える症状や病状にかかわらず，病気に共通するこまごまとした日常の"生活過程を整える"ことである。とするならば，援助項目は，ある一定の内容を持つものでなければならない。ここに，「KOMI理論」が提唱する「生活過程項目＝15の大項目の内容」が浮上するのである。

もう少し説明しよう。

筆者は，看護者や介護者が行なう専門的な援助行為は，病名に振り回されるのではなく，むしろ症状・病状によって引き起こされるその方固有の"生活の不自由さ"に関心を向け，その"生活過程を整える"ことであると論じてきた。この思考に基づいてケアをプログラム化すれば，どのような状態に置かれた対象者に対しても，基本的に整えなければならない生活ケアの項目は，おのずと決まってくるし，それらは人間の「生活過程」に関するものであるだけに，症状や病名などにかかわらずほぼ一定であると思われるのである。

つまり，人間の24時間の生活過程にそって思考すれば，一般に人間は，朝起きたら着替えて洗面し，朝食をとって活動を開始し，夕方には帰宅して夕食をとり，くつろぎの時間を持って寝床につくという日常生活動作を繰り返している。こうした一連の動作を自ら行なえなくなったとき，たとえその状態が手術後であろうと，または認知症のためであろうと，病名にかかわりなく，その方の頭と手足の代行として，看護や介護の援助の手が入るのである。

> 人間一般に見られる24時間の生活過程

したがって，急性期の状態にある患児・患者であろうと，成人病などの慢性期疾患の患者・利用者であろうと，さらには施設や在宅で暮らす子どもや高齢者や障害者であろうと，人間としての「生活過程」には，一定の姿があり，かつそれは民族や文化によって影響されると見ることが可能である。これが，看護・介護

が日常業務のなかで展開しなければならない生活のケアは，おのずと定められた項目を持っていなければならないと考える理由である。ここで言う"定められた項目"とは，「KOMI理論」における「15の生活過程項目」と一致する。

　このように思考すれば，看護・介護現場でなされる業務内容は，基本的には24時間の"生活の援助技術"の連続であろう。もちろん対象者の症状や病状など，個々の置かれた条件や状態によって，具体的になされる援助内容や駆使される援助技術に，差は生じるのは当然なのだが，"生活援助項目"そのものに大差はないと見るべきであろう。

　これが「KOMIケアリングシート」誕生の思想的背景である。

(2)「KOMIケアリングシート」の概要と活用法

　前節の思想的背景をふまえて，病名や症状にかかわりなく，どんなケアの現場にあっても活用できる記録用紙，という観点から考案したのが，「KOMIケアリングシート」である。

　結果的に，「KOMIケアリングシート」は，"チェックリスト表"や"フローシート"と呼ばれる記録用紙と同様の形式を持つことになった。そして，「KOMIケアリングシート」には，2点の状態が反映されるように作成されている。

①個別の患者・利用者に対して行なわれる日々の"具体的な看護・介護内容"
②患者・利用者の"その日の状態"

　上記2点をありのままに映し出す記録として活用できるのである。(「KOMIケアリングシート」参照)

　シートを見れば，ごく単純な形式になっているのがわかるであろう。

　"項目"と"ケアの内容"それに"日付けと時間"の項が起こされているだけのチェックリスト表である。それぞれの項に適切な内容が記載されていれば，毎日，毎回，業務が遂行されるごとに，該当する欄にチェックを入れていけば完成である。

　「KOMIケアリングシート」でもっとも肝心なのは，左の"項目"とそれに続く"ケアの内容"欄に，どんな内容を記載するかにある。その内容を"それぞれの現場の状況"に合わせて，打ち出していくところに，本シートのユニークさと各職場の個別性が表現されるのである。

　そうはいっても，前述したごとく，私たちの仕事が「生活の処方箋を描き，生活過程を整えること」にあるかぎり，ケアの"項目"が，病院や施設によって大きく異なることはないであろう。

　最終的な"生活の処方箋"は，個別に描き出されるが，整えるべき"生活過程項目"は，ある一定の内容を持つはずである。それはつまり，「KOMI理論」で説くところの「生活過程の15の大項目」と限りなく等しくなるであろう。したがって，シートの左の"項目"欄には，「生活過程の15の項目」を参考にしなが

KOMI ケアリングシート

氏名 _____   No.

項目	ケアの内容	月 日	月 日	月 日	月 日	月 日
	サイン					

ら，具体的な項目名を書き込んでいくのである。この場合，各部署において，
　①仕事の段取りとして，必ず実践しなければならないケア項目を選ぶこと
　②その方にとって，特に実現しなければならないと考えられる項目を選ぶこと
　これがルールである。

　以上の考え方に基づいて，ケアの"項目"を縦軸に並べたとして，次は，各項目ごとに，適切だと思われる"ケアの内容"を考えていくことになる。この内容は，病院や施設の性質に応じて，あるいは同じ病院や施設であっても，部署ごとに異なる条件によって，または病名や治療方針によって，さらには対象者別に，微妙に異なるという現象が生まれるはずである。

　つまり，「KOMIケアリングシート」の"具体的ケア内容"は，本来は患者・利用者の数だけあることになり，かつ同じ患者・利用者でも，経過を追うごとに異なるシートが用意されるというのが正しい視点である。チェックリスト用紙でありながら，これほどの個別性が表現される用紙も少ないだろう。

> 個別性が表現される用紙

　とはいえ，それほど頻繁にシートの内容を書き直したり，新たに作成したりする時間が，仕事として取れるはずはない。それゆえに，自分が所属する部門において，一度きちんとしたモデルあるいは雛形としての「KOMIケアリングシート」を作成しておき，あとはそのモデル（雛形）をベースにして，対象者に合わせて，そのつど，一部分を変更・加筆するという方式をとればよいだろう。要は，専門領域に合わせた形で，いかに現場に適合させたモデル（雛形）を考案できるかにかかっている。「KOMIケアリングシート」は，少なくとも，専門領域の数だけ作成されるというのが理想であり，課題である。

> モデル（雛形）を作ってみる

　ここに「急性期モデル」と「慢性期モデル」の2枚の「KOMIケアリングシート」を掲載する。この2つのモデルを参考にしながら，各職場で適切な"ケアの項目"と"ケアの内容"を設定して，工夫されたユニークな「KOMIケアリングシート」を作成してみるとよい。（KOMIケアリングシート「急性期モデル」[2]と「慢性期モデル」を参照）

　具体的な活用法に関しては，原則をふまえてさえいれば，いかようにでも応用可能である。

　ここで踏み外さないでほしい"活用の原則"を列記してみよう。

> 「KOMIケアリングシート」活用の原則

2）「急性期モデル」は，下記の研究をベースにして作成されたものである。
　　鈴木弘美・松坂眞砂子「肝臓切除術後のスタンダードケアプラン」第5回KOMI理論学会集録, p.53〜60, 2001.

KOMI ケアリングシート（急性期モデル）

氏名 _____　　　　　　　　　　　　　　　　　　　No. _____

項目	ケアの内容	月 日	月 日	月 日	月 日	月 日
換気	室内の空気の入れ替え					
	深呼吸の促し					
陽光	ブラインド、カーテンの開閉					
食事	経管栄養					
	水分（お茶、水のみ）					
	流動食					
	きざみ・ペースト：自力・一部・全介					
	粥（3分・5分・7分・全）：自・一・介					
	普通食　　　　：自力・一部・全介					
	食事量					
排泄（便）	ベッド上（オムツ・便器）					
	室内（ポータブルトイレ）					
	トイレ　　　　：自力・一部・全介					
排泄（尿）	バルンカテーテル					
	ベッド上（オムツ・尿器）					
	室内（ポータブルトイレ）					
	トイレ　　　　：自力・一部・全介					
活動	ギャッジＵＰなし					
	ギャッジＵＰ45度					
	ギャッジＵＰ90度					
	端座位　　　　：自力・一部・全介					
	立位　　　　　：自力・一部・全介					
	車椅子で移動　：自力・一部・全介					
	病棟内歩行　　：自力・一部・全介					
	病棟外歩行　　：自力・一部・全介					
清潔	蒸しタオルでの洗面					
	ベッド上での歯磨き・洗面					
	室内洗面台での歯磨き・洗面					
	洗面所での歯磨き・洗面					
	部分清拭					
	全身清拭					
	足浴、手浴					
	陰部洗浄					
	洗髪　　　　　：自力・一部・全介					
	部分シャワー　：自力・一部・全介					
	シャワー　　　：自力・一部・全介					
	入浴　　　　　：自力・一部・全介					
睡眠	音、光の配慮					
	睡眠剤使用による睡眠					
	自力での睡眠					
	足浴					
身だしなみ	衣服の着脱　　：自力・一部・全介					
	髭剃り・整髪　：自力・一部・全介					
役割	家族の面会					
	知人・友人の面会					
変化	TV・ラジオ・新聞などを楽しむ					
	車椅子散歩					
	サイン					

KOMI ケアリングシート（慢性期モデル）

氏名 _____　　　　　　　　　　　　　　　　　　　　No. _____

項目	ケアの内容	月	日	月	日	月	日	月	日	月	日
換気	空気の入れ替え　：自力・一部・全介										
	温度・湿度の調節：自力・一部・全介										
陽光	カーテン等の開閉：自力・一部・全介										
	日光浴　　　　　：自力・一部・全介										
食事	水分の摂取										
	流動食										
	きざみ　　　：自力・一部介助・全介										
	とろみ　　　：自力・一部介助・全介										
	粥　　　　　：自力・一部介助・全介										
	普通食　　　：自力・一部介助・全介										
	方法　　　　：箸・スプーン・フォーク										
	エプロンの使用　：必要・不必要										
排泄	ベッド上　　：自力・一部・全介										
	ポータブルトイレ：自力・一部・全介										
	トイレ　　　：自力・誘導・全介										
移動	ベッド上　　：自力・一部介助・全介										
	端座位　　　：自力・一部介助・全介										
	立位　　　　：自力・一部介助・全介										
	歩行器　　　：自力・一部介助・全介										
	車椅子　　　：自力・一部介助・全介										
	杖歩行　　　：室内・建物内・建物外										
	独歩　　　　：室内・建物内・建物外										
睡眠	音・光の配慮：自立・一部・全介										
	着替え　　　：自力・一部・全介										
	靴下の交換　：自力・一部・全介										
	足浴										
	睡眠剤の使用による睡眠										
	自力での睡眠										
清潔	ベッド上での洗面　　：一部・全介										
	室内洗面台での洗面：自・一部・全介										
	洗面所での洗面　　：自・一部・全介										
	口腔ケア　　：自力・一部・全介										
	部分清拭										
	全身清拭										
	足浴・手浴										
	シャワー　　：自力・一部・全介										
	入浴　　　　：自力・一部・全介										
身だしなみ	朝の着替え　：自力・一部・全介										
	髭剃り・整髪：自力・一部・全介										
	化粧　　　　：自力・一部・全介										
役割	家族の面会										
	知人・友人の面会										
変化	テレビを楽しむ										
	新聞・雑誌などを読む										
	レクリエーションに参加する										
	買い物などの外出										
管理	居室の清潔　：自力・一部・全介										
	ゴミ出し　　：自力・一部・全介										
	洗濯　　　　：自力・一部・全介										
	サイン										

ⅰ：「KOMI ケアリングシート」には，ケア展開（＝ケアリング）のための内容を記載すべきであり，決して，治療処置や症状・病状などの項目・内容と混同してはならない。

ⅱ：「KOMI ケアリングシート」は，具体的な"ケアの内容"を変えるだけで，急性期ケアにも，また慢性期ケアにも活用できる。つまり，「KOMI ケアリングシート」は，対象がどのような状態に置かれた方々であっても，活用可能である。

ⅲ：「KOMI ケアリングシート」は，病院・施設のみならず，在宅ケアにおいても活用できる。つまり，ケアの場を選ばずに活用可能である。

ⅳ：「急性期ケア」に活用する場合：
「KOMI チャートシステム」の6枚の情報収集用紙のうち，初期情報用紙としての「基本情報シート」「固有情報シート」「症状・病状シート」「KOMI レーダーチャート」を活用するが，「KOMI サークルチャート」は適宜必要と思われる段階で使用し，回復過程がマニュアルどおりに順調に進んだ患者の場合や，検査入院や簡単な手術などの患者の場合は，「KOMI チャート」の使用と「KOMI チャートシステム」全体の活用は考えなくてよい。ただし退院まで，「KOMI ケアリングシート」は活用しつづけること。この場合の初期看護計画用紙は，「KOMI チャートシステム」に付いている「ケアプランシート」を活用するとよい。

しかしもしも，順調な回復経過をたどらなかった患者の場合，あるいは非常に個別性が高い患者の場合は，その事実が判明した時点で「KOMI チャート」をとって，本来の「KOMI チャートシステム」のルートに乗せて，個別ケアプランを作成し，看護を展開しなければならない。

ⅴ：「慢性期ケア」「施設ケア」「在宅ケア」に活用する場合：
急性期ケア以外の活用に際しては，入院・入所時点で，あるいは在宅ケアを開始する時点で，情報収集用紙の「KOMI チャート」を除く5枚はしっかりと活用すること。そして3日間くらいは「KOMI ケアリングシート」の項目内容にそったかかわりを持ち，この間に生活全般の状態を観察するのである。「KOMI ケアリングシート」は，「KOMI チャート」の内容を反映させたものになっているはずなので，観察結果を「KOMI チャート」に移行させるのは，それほど難しくはないだろう。「KOMI チャートシステム」を使ったケアプランの作成は，入院・入所，あるいはケア開始から5日目くらいにまでには完成させるようにするのが望ましい。

この場合は，「KOMI チャートシステム」による看護・介護過程を展開しつつ，同時に業務を反映させる形で「KOMI ケアリングシート」を活用しつづけるこ

とが原則である。

　vi：ケアマネジメントに活用する場合：

　ケアマネジャーが「ケアマネジメント」を行なうに際しては，インテークの段階から，「KOMIチャートシステム」のなかの「グランドアセスメント」部分までを活用してケアプランを立案することになるが，「KOMIケアリングシート」の使用は想定しなくてもよいだろう。ただし，各事業所のケアにおいて「KOMIケアリングシート」が活用されている場合は，この内容を把握することによって，より具体的に利用者の生活の様子を知る有力な手がかりとなるので，使い方を知ることは有効である。

　vii：いずれの職場にあっても，「KOMI記録システム」のなかで，「KOMIケアリングシート」だけ，たった1枚を使用するという事態は想定できない。「KOMIケアリングシート」は，各々の現場で，どんなケアが行なわれているかを示すための用紙である。それは「情報収集用紙」や「ケアプラン表」として代用できることはあっても，これ1枚で患者・利用者に生じている事実をすべて伝えることは不可能である。

　「KOMIケアリングシート」は，後述する「KOMI治療展開シート」や「KOMI場面シート」とセットにして活用することで，初めて効力を発揮するものである。

　(3)「KOMIケアリングシート」から「KOMIケアリングパス」へ

　さて，前述の説明で，「KOMIケアリングシート」の全体像は，およそ理解できたことであろう。

　ここからは，「KOMIケアリングシート」の応用編である。

<small>ケアリングパスとして使う</small>　それは，「KOMIケアリングシート」を"ケアリングパス"[3]として活用するという方式である。

　これまでの説明では，「KOMIケアリングシート」にあらかじめ必要なケアの内容を記載しておき，ケアが実際になされたならば，そのつどチェックするというスタイルであったが，"KOMIケアリングパス"の考え方は，その先を行くものである。

　つまり，ある"対象者群"に対してなされるべきケアの内容が，ある"期間内"にあらかじめ決まっているような場合，"確定したケア"を事前にマークしておき，実施されたらそのマークにチェックを入れるという方式である。

　この方式は，ケアの内容が業務として一定している場合には，きわめて有効であろうし，ケアの量が一目でわかるので，誰が見ても理解でき，かつ誰が行なっ

3）この考え方は，独立行政法人国立病院機構：仙台医療センター・副看護師長の鈴木弘美さんから提供していただいたものである。

ても，ケアに漏れが生じないというのが利点である。

ただし，"KOMIケアリングパス"の活用に際しては，各職場において，対象者の条件・状況をよく見極めたうえで，専門的知識を駆使して作成されることが必要である。しかし，一度確かなものを作成すれば，業務がケアの視点で流れるので，ケアの質の確保には有効な方法となろう。

以下に3事例を提示する。（事例①〜③参照）

それぞれ異なるケアの環境にありながら，実施すべきケアの内容には，驚くほど共通項があることに，あらためて気づかされるであろう。

③の事例を提供してくださった武雄市立武雄市民病院では，すでに全病棟で「KOMIケアリングシート」を活用しており，このような形式で，個別に"KOMIケアリングパス"が動いているようである。

＜事例①＞肝臓切除術用（独立行政法人国立病院機構：仙台医療センター・副看護師長の鈴木弘美さん提供）
＜事例②＞通所リハビリテーション（100歳男性）用（老人保健施設・東大和ケアセンター：通所リハビリテーション主任・西口多喜子さん提供）
＜事例③＞腰部脊柱間狭窄症患者（77歳男性）用（武雄市立武雄市民病院：看護師長・永田智子さん提供）

2．「KOMI治療展開シート」の意義と活用法

「KOMI治療展開シート」は，医師の指示によってなされる"治療処置"が，どのような経過を追って遂行されていくかを，一覧表にして示したものである。

したがって，「KOMI治療展開シート」は，主に看護職によって活用される記録用紙となるのだが，項目の一部に＜症状観察事項＞欄がある場合には，介護職がチェックすることも可能である。

そして，福祉施設など，治療そのものが希薄なケア現場にあっては，「KOMI治療展開シート」は，ここに示す形態のものを，必要に応じて，看護職主導のもとで活用すればよい。

問題は，病院という医療施設で行なわれる治療処置の記録についてである。「看護記録」はもともと「診療記録」の一部として位置づけられてきたために医師の指示のもとに行なわれる行為を記録することに重点が置かれてきた。

しかし筆者は，「KOMIチャートシステム」を考案した当時から，看護過程展開と治療過程展開とを区別するよう主張している。

なぜなら，看護過程展開用紙に，症状・病状に対する治療処置や検査内容や結果などを記入するとなると，それは本来の生活過程展開記録として成立しなくな

① KOMI ケアリングパス（肝切用）　　No.　　　

項目	ケアの内容	月 日 (1) 深夜	日勤	準夜	月 日 (2) 深夜	日勤	準夜	月 日 (3) 深夜	日勤	準夜	月 日 (4) 深夜	日勤	準夜	月 日 (5) 深夜	日勤	準夜
換気	室内の空気の入れ替え	○	○	○	○	○	○	○	○	○	○	○	○	○	○	○
	深呼吸の促し	○	○	○	○	○	○	○	○	○	○	○	○	○	○	○
	ネブライザーの使用	○	○	○	○	○	○									
陽光	カーテン，ブラインドの開閉		○	○		○	○		○	○		○	○		○	○
食事	経管栄養															
	水分（お茶，水のみ）		○	○	○											
	流動食															
	きざみ・ペースト：自力・一部・全介助															
	粥(3分・5分・7分・全)：自力・一部・全					5分	5分	5分	全	全	全	全	全			
	普通食：自力・一部介助・全介助													○	○	○
	食事量															
排泄(便)	ベッド上（オムツ・便器）															
	室内（ポータブルトイレ）		○	○	○	○	○									
	トイレ：自力・一部介助・全介助							○	○	○	○	○	○	○	○	○
排泄(尿)	バルンカテーテル	○	○	○	○	○	○									
	ベッド上（オムツ・尿器）															
	室内（ポータブルトイレ）															
	トイレ：自力・一部介助・全介助							○	○	○	○	○	○	○	○	○
活動	ギャッジUP なし															
	ギャッジUP 45度	○	○	○	○	○	○									
	ギャッジUP 90度	○	○	○	○	○	○									
	端座位：自力・一部介助・全介助		○			○		○								
	立位：自力・一部介助・全介助					○		○								
	車椅子で移動：自力・一部・全介助															
	病棟内歩行：自力・一部介助・全介							○	○	○	○	○	○	○	○	○
	病棟外歩行：自力・一部介助・全介								○			○				
清潔	蒸しタオルでの洗面															
	ベッド上での歯磨き・洗面	○	○	○	○		○	○								
	室内洗面台での歯磨き・洗面					○										
	洗面所での歯磨き・洗面								○	○	○	○	○	○	○	○
	部分清拭														○	
	全身清拭		○			○			○			○				
	足浴，手浴					○										
	陰部洗浄		○			○			○			○				
	洗髪：自力・一部介助・全介助								○							
	部分シャワー：自力・一部・全介助															
	シャワー：自力・一部介助・全介助														○	
	入浴：自力・一部介助・全介助															
睡眠	音，光の配慮			○			○			○			○			○
	睡眠剤使用による睡眠															
	自力での睡眠															
	足浴			○			○			○			○			○
身だしなみ	衣服の着脱：自力・一部介助・全介		○			○			○			○			○	
	髭剃り・整髪：自力・一部・全介助	○			○			○			○			○		
役割	家族の面会															
	知人・友人の面会															
変化	TV・ラジオ・新聞などを楽しむ	○	○	○	○	○	○	○	○	○	○	○	○	○	○	○
	車椅子散歩					○			○							
	サイン															

② KOMIケアリングパス（通所リハビリテーション）　2004年　月　氏名　○田○彦　男　100歳

項目	ケアの内容		月	火	水	木	金	土	月	火	水	木	金	土	月	火	水	木	金	土	月	火	水	木	金	土	月	火	水	木	金	土
換気	空気の入れ替え	自立・一部介助・**全介助**	○		○	○		○	○		○	○		○	○		○	○		○	○		○	○		○							○
	温度・湿度の調節	自立・一部介助・**全介助**	○		○	○		○	○		○	○		○	○		○	○		○	○		○	○		○							○
陽光	カーテンの開閉	自立・一部介助・**全介助**	○		○	○		○	○		○	○		○	○		○	○		○	○		○	○		○							○
	日光浴	自立・一部介助・**全介助**	○		○	○		○	○		○	○		○	○		○	○		○	○		○	○		○							○
食事	水分摂取（10時・12時・15時）		○		○	○		○	○		○	○		○	○		○	○		○	○		○	○		○							○
	とろみ	必要・不必要																															
	きざみ	自立・一部介助・全介助																															
	粥	自立・一部介助・全介助																															
	米飯常菜	**自立**・一部介助・全介助	○		○	○		○	○		○	○		○	○		○	○		○	○		○	○		○							○
	カロリー																																
	方法	**箸**・スプーン・フォーク・自助具	○		○	○		○	○		○	○		○	○		○	○		○	○		○	○		○							○
	エプロン使用	必要・不要																															
排泄	ベッド上	自立・一部介助・全介助																															
	トイレ	**自立**・見守り	○		○	○		○	○		○	○		○	○		○	○		○	○		○	○		○							○
		誘導・一部介助・全介助																															
	尿道カテーテル	自立・一部介助・全介助																															
	導尿	自立・一部介助・全介助																															
	人工肛門	自立・一部介助・全介助																															
移動	車椅子	自立・一部介助・全介助																															
	歩行器	自立・一部介助																															
	シルバーカー	**自立**・一部介助	○		○	○		○	○		○	○		○	○		○	○		○	○		○	○		○							○
	杖歩行	自立・一部介助																															
	独歩	自立・一部介助																															
清潔	口腔ケア	**自立**・一部介助・全介助	○		○	○		○	○		○	○		○	○		○	○		○	○		○	○		○							○
	爪きり	自立・一部介助・全介助																															
	足浴・手浴																																
	入浴（一般浴）	自立・**一部介助**・全介助	○		○	○		○	○		○	○		○	○		○	○		○	○		○	○		○							○
	（器械浴）	一部介助・全介助																															
	シャワー浴	自立・一部介助・全介助																															
	着替え	**自立**・一部介助・全介助	○		○	○		○	○		○	○		○	○		○	○		○	○		○	○		○							○
	持ってきた清潔な衣類に着替える		○		○	○		○	○		○	○		○	○		○	○		○	○		○	○		○							○
整容	髭剃り	**自立**・一部介助・全介助	○		○	○		○	○		○	○		○	○		○	○		○	○		○	○		○							○
	整髪	**自立**・一部介助・全介助	○		○	○		○	○		○	○		○	○		○	○		○	○		○	○		○							○
	化粧	自立・一部介助・全介助																															
変化	レクレーション参加		○		○	○		○	○		○	○		○	○		○	○		○	○		○	○		○							○
	手工芸参加																																
送迎	玄関から送迎車の間は歩行介助する		○		○	○		○	○		○	○		○	○		○	○		○	○		○	○		○							○
健康管理	体重測定																																
	休息臥床																																
リハビリ	集団体操参加		○		○	○		○	○		○	○		○	○		○	○		○	○		○	○		○							○
	実行サイン																																

※実行できなかった場合は×をつける。

氏名　　　**③ KOMI ケアリングパス（武雄市立武雄市民病院用）**

項　目	立案日	ケアの内容	8／5	／6	／7	／8	／9	／10	／11
①呼吸する	8／4	室内の空気の入れ替え（換気）	◎	◎	◎	◎	◎	◎	◎
	〃	深呼吸の促し	◎	◎	◎	◎	◎	◎	◎
	〃	湿度，温度の調整	◎	◎	◎	◎	◎	◎	◎
	〃	陽光を取り込む，浴びる	◎	◎	◎	◎	◎	◎	◎
	〃	カーテンの開閉	◎	◎	◎	◎	◎	◎	◎
②食べる		経管栄養の管理（経鼻・経腸・PEG）							
	8／4	水分補給（お茶・水・　）	◎	◎	◎	◎	◎	◎	◎
		食堂で一部介助							
		〃　で全部介助							
		自室で一部介助							
		〃　で全部介助							
③排泄する（便）		ベッド上（オムツ・便器）							
		室内（ポータブルトイレ）自力							
		〃　　　　　　　一部介助							
	8／4	〃　　　　　　　全部介助		◎	◎	◎			
	8／10	トイレ一部介助							◎
		〃　全部介助							
③排泄する（尿）		尿カテーテル留置の管理							
	8／4	ベッド上（オムツ・尿器）	◎	◎	◎	◎	◎	◎	◎
		室内（ポータブルトイレ）自力							
		〃　　　　　　　一部介助							
		〃　　　　　　　全部介助							
		トイレ一部介助							
		〃　全部介助							
④動　く		体位変換							
		ギャッジUP（　）°							
		〃　（　）°							
		〃　（　）°							
		端座位介助							
	8／8	立位介助						◎	
	8／4	車椅子で移動		◎	◎	◎	◎	◎	◎
		病棟内歩行介助							
⑤眠　る		睡眠剤使用による睡眠							
	8／4	眠るためのイブニングケア	◎						
	〃	眠るための環境整備	◎	◎	◎	◎	◎	◎	◎
	〃	音，光の配慮	◎	◎	◎	◎	◎	◎	◎
⑥身体を清潔に保つ	8／4	蒸しタオルでの洗面	◎	◎	◎				
	〃	ベッド上での歯磨き・洗面	◎	◎	◎	◎	◎	◎	◎
		室内洗面台での歯磨き・洗面							
		洗面所での歯磨き・洗面							
		爪切り・耳垢とり							
		部分清拭							
	8／4	全身清拭	◎	◎	◎	◎	◎	◎	⊗
	〃	手浴		◎	◎				
	〃	足浴			◎				
		陰部洗浄							
		洗髪介助							
		部分シャワー介助							
		シャワー介助							
	8／10	入浴介助							◎
⑦衣服の着脱 ⑧身だしなみ		朝の洗面・歯磨き							
	8／4	衣服の着脱介助	◎	◎	◎	◎	◎	◎	◎
		髭剃り・整髪介助							
		眼鏡レンズ磨き							
⑨会話する	8／4	コミュニケーション	◎	◎	◎	◎	◎	◎	◎
⑩役割を持つ		家族・親類の面会	◎			◎			
		知人・友人の面会							
⑪変化を作り出す	8／5	TV・ラジオ・新聞などを楽しむ		◎	◎	◎			
		車椅子散歩					◎		◎
	8／7	ベッドの位置を変える					◎		

▶立案日に日付を入れる。計画は○　実施は◎　本人が拒否は○の中に×を入れる。左より深夜・日勤・準夜

り，看護計画がどうしても，症状や病状や治療処置を中心としたものになりやすく，患者の生活のありようが記録のうえで見えにくくなるからである。

　もちろん，病院は治療の場であり，治療過程が展開されるのは当然である。また看護職は検査や治療にも携わる職種であり，治療処置に費やされる仕事の割合はきわめて高い。当然のことながら，看護職として治療処置内容を漏れなく，正確に記録に残すことは，職務上の責任と義務である。「KOMI 理論」は，そのことを決して否定するものではない。治療処置行為は，看護の仕事の大切な一部である。しかし，医師の指示を受けて行なわれる仕事内容が，あたかも看護職の仕事の中心であるかのように従来どおりの記録をすることは，看護の独立を阻むことになりはしないかと危惧するのである。

　看護には看護行為を行なう根拠というものがある。それゆえに，記録上にも根拠に基づく本来の看護が記されるべきであり，看護の確かな姿が，患者の変化とともに映し出されていかなければならないのである。

　その看護とは，"生活の処方箋を描いて，生活過程を健康的に整えること"なので，筆者は，患者の「生活過程」にかかわっている看護の姿が見えるような，看護独自の記録様式を存在させるべきであると主張してきた。さらに看護師たちの仕事内容が，他職種や患者・家族にも納得してもらえるように，表現をわかりやすくするなど，記載の仕方を工夫しなければならないと考えてきた。このテーマにそって，発案したのが「KOMI チャートシステム」であり，また「KOMI ケアリングシート」である。

　しかし，この 2 種類の記録様式では，介護職の仕事はカバーできても，看護職の仕事全体をカバーすることはできない。そこで，治療過程にかかわる看護記録用紙を，追加する形で整理したのが「KOMI 治療展開シート」である。

　「KOMI 治療展開シート」は，実践した行為に対して，チェックを入れればいいという単純な形式にした。治療処置技術遂行には，高度な判断とテクニックが必要とされるので，看護師はこの点についてあらかじめ十分な訓練を受けていなければならないのだが，それでも，治療処置そのものは，あくまでも治療の領域に属するものである。行為の実施の有無とその根拠は，きちんと明記すべきではあるが，この記録に膨大な時間を費やすことは，看護本来の姿の実現を阻むだけでなく，本来の看護を見失うことになりかねない。それゆえに，「KOMI 治療展開シート」は，単純なチェックシートにしたのである。

> 「KOMI 治療展開シート」は単純なチェックシート

　結果的に，病院で働く看護職は，地域や福祉施設で働く看護職に比べて，看護本来の仕事と，治療処置という医師の領域にわたる，2 領域の仕事とその記録に精通していなければならないことになり，高い能力が要求されるのである。

　しかしそれゆえに，看護とは何かという理念にそって，自分たちの仕事をきちんと整理しておかなければ，煩雑な日常の業務に振り回されて，看護そのものを見失い，異なる方向に走っていくことを追認してしまうであろう。

　ここに，あえて「モデル」となる「KOMI 治療展開シート」を示してみる。

KOMI治療展開シート（例）

KOMI治療展開シート

主治医 _____

氏名 _____　　　　　　　　　　　　　　　　　　　　　　　　　　　　　　　　　　　　　No. _____

月／日	月　日	月　日	月　日	月　日	月　日	月　日	月　日
入院/入所日数・術後日数							
R○ P● T◆ BP×							
・安静度							
・検　査							
・輸　液							
・注射および薬物							
・処　置							
・症状観察事項							
・IN							
・OUT							
サ　イ　ン							

バイタルサイン目盛：
R: 70, 60, 50, 40, 30, 20, 10, 0
P: 170, 150, 130, 110, 90, 70, 50, 30
T: 41, 40, 39, 38, 37, 36, 35, 34
BP: 205, 180, 155, 130, 105, 80, 55, 30

モデルでは、温度板の下の部分に、患者に対して行なわれる1週間分の"検査""注射および薬物""処置"さらには"症状観察項目"などが、チェック項目として記載されている。(「KOMI治療展開シート」参照)

　実際に行なわれる治療や検査内容は、患者ごとに、または疾患や症状に合わせて、あるいは病院の伝統的な形式によって、さまざまなスタイルがあるので、一般的に通用する形式や項目というものを示すのは難しい。「KOMI治療展開シート」の考え方に同意できたなら、それぞれの状況に合わせて、個別に「治療展開シート」を作成すればよいだろう。

　とはいえ、病院においては、すでになんらかの「治療過程展開」シートが存在すると思われる。一定の病名や病状に即座に対応できるように、あらかじめ治療過程をプログラム化したものは、「クリティカルパス」や「クリニカルパス」と呼ばれて存在するし、温度板用紙には、一般的に治療処置計画が記載されて、実施された場合にチェックを入れる形式になっている。

　すでに存在するこうした治療処置記録を活用することは、「KOMI記録システム」の視点と矛盾しない場合はよいが、こうした記録類には、ケアの項目も同時記載されることが多いので、その点は十分に留意すべきである。

　「KOMI理論」の考え方からみれば、看護の内容は「KOMIケアリングシート」に写し取るか、先に示したような"ケアリングパス"を作成するなどして、最初から両者を分離させておいたほうが、看護そのものが治療から区別されて浮き彫りになるので、看護が見え、かつ患者把握にとっても望ましいと思われる。

　医師たちにとっても、看護記録と治療記録とが分離することによって、より患者の「生活過程」が見やすくなり、看護そのものを理解する材料となることだろう。

3．「KOMI場面シート」の意義と活用法

　「KOMI場面シート」は、"日々の記録用紙"に替わるものとして、患者・利用者の様子や出来事などを、経時的に書き記していく用紙である。

　この用紙自体には、なんら規制する約束事があるわけではないが、これまで述べてきた「KOMIチャートシステム」や「KOMIケアリングシート」それに「KOMI治療展開シート」と併用することで、より患者・利用者をめぐる状況を説明しやすくするため、さらにケア現場の仕事の内容を写し取る際の、情報の漏れを少なくするために考案したものである。

　"場面"の欄には、その日、その時の特記事項を"フォーカス＝焦点化"して選択し、たとえば、「面会」とか「転倒」とか「水分摂取」や「会話」などと、適切な名称を付け、隣の"状況"欄に、その出来事の内容を明記すればよい。

　「KOMIケアリングシート」や「KOMI治療展開シート」が使われていれば、

患者・利用者の様子や出来事などを経時的に書き記す「KOMI場面シート」

KOMI 場面シート

氏名		様
年齢	歳 性別	男・女

No. _____

月日	時分	場　面	状　　況	作成者

すでにほとんどすべての看護・介護行為は毎日記載されていることになるので，「KOMI 場面シート」には，毎日，勤務交代のたびに必ず記録しなければならないというものではない。かつ表現の仕方は自由で，書き方の規制はないが，"事実に合わせて，推測を交えず，わかりやすく"をふまえて，ユニークな書き方を試みてほしい。(「KOMI 場面シート」参照)

ここでは，「KOMI 場面シート」が活用される状況を設定してみたい。

「KOMI 場面シート」はこうして活用される

① 「KOMI チャートシステム」と併用して活用する場合。
「KOMI チャートシステム」から導き出されたケア方針のなかで，"行ない整える内容"を具体的に実践する段階で，この実践プランの内容と直接つながりのない事態が，患者・利用者側に起こった場合には，「KOMI チャートシステム」は，そうした突発的な出来事を記載するような仕組みを備えていないので，「KOMI 場面シート」を活用して記載する。

たとえば「その日，普段交流のない親族の面会があって，とても神経をすり減らしている様子が見られた」とか，「入浴中に足を滑らせて腰を打った」など，立案しているケアプラン項目とは直接つながらないような事象が起こり，かつそのことが重要であると思われるような場合，その出来事を，月日と時間を入れて「KOMI 場面シート」に記録するのである。

② 「KOMI ケアリングシート」と併用して活用する場合。
「KOMI ケアリングシート」は，基本的に日々の患者・利用者の状態や，その日に提供されたケアの内容をチェックするものである。したがって，このシートには，その日に提供されたケアの方法や，その時の患者・利用者の反応まで記載することはできない。そこで，ケアを提供していて気づいた事柄や，事実として残しておこうと考えた事柄などは，「KOMI 場面シート」に記載しておくのである。

たとえば，「今日から独歩で洗面所まで行ったが，その時の患者の嬉しそうな顔や喜びの声」とか「5 年ぶりに再会した友人との面会の様子」または「睡眠剤を使わないで初めてよく眠れた」など，項目のチェックだけでは様子が伝わらない出来事や場面を書き記しておくと，後々にその人の生活の変化が鮮明に蘇ってきて，記録としての価値を高めることになる。

③ 「KOMI 治療展開シート」と併用して活用する場合
「KOMI 治療展開シート」にも，その時々の患者・利用者の様子や状況などを記載することはできないので，「KOMI 場面シート」を併用することで，具体的な患者・利用者の症状や病状の変化などを記すことが可能となる。

たとえば，今の段階で患者は病気をどう受け止めているかとか，症状や病状に対してどんな気持ちを抱いているかなど，「KOMI 治療展開シート」へのチェッ

氏名 ○△ 女性・36歳　　**KOMI ケアリングシート（股関節）**　　No. 1

項目	ケアの内容	7月13日(1) 深夜	日勤	準夜	7月14日(2) 深夜	日勤	準夜	7月15日(3) 深夜	日勤	準夜	7月16日(4) 深夜	日勤	準夜	7月17日(5) 深夜	日勤	準夜
換気	室内の空気の入れ替え	✓	✓	✓	✓	✓	✓	✓	✓	✓	✓	✓	✓	✓	✓	✓
	深呼吸の促し		✓	✓												
陽光	カーテン，ブラインドの開閉		✓			✓			✓			✓			✓	
食事	水分（お茶，水のみ）															
	全粥：自力・一部・全	一部	一部	一部	一部											
	普通食：自力・一部介助・全介助					一部	一部	一部	一部	一部	自力	自力	自力	自力	自力	自力
	食事量	3割	5割	5割	7割	7割	全	全	全	全	全	全	全	全	全	全
排泄(便)	ベッド上（オムツ・便器）															
	車椅子でトイレ：自力・一部介助・全介助								一部			自力				
	歩行器でトイレ：自力・一部介助・全介助															
排泄(尿)	バルンカテーテル	✓	✓	✓	✓	✓	✓									
	車椅子でトイレ：自力・一部介助・全介助							一部	一部	自力	自力	自力	自力	自力	自力	自力
	歩行器でトイレ：自力・一部介助・全介助															
活動	ギャッジ UP なし															
	ギャッジ UP 30度	✓	✓	✓	✓											
	ギャッジ UP 60度	✓	✓	✓	✓											
	ギャッジ UP 90度		✓	✓	✓	✓	✓	✓	✓	✓						
	足趾，関節運動の促し	✓	✓	✓	✓	✓	✓	✓	✓							
	膝関節伸展運動の促し	✓	✓	✓	✓	✓	✓									
	足関節底背屈運動の促し	✓	✓	✓	✓	✓	✓									
	側臥位で腰部のマッサージ		✓	✓	✓	✓										
	端座位：自力・一部介助・全介助								一部		自力	自力	自力	自力	自力	自力
	車椅子で移動：自力・一部介助・全介助								一部		自力	自力	自力	自力	自力	自力
清潔	ベッド上での歯磨き・洗面		✓	✓	✓		✓	✓	✓							
	洗面所での歯磨き・洗面										✓	✓	✓		✓	
	部分清拭															
	全身清拭		✓			✓			✓			✓			✓	
	足浴，手浴		✓			✓			✓							
	陰部洗浄		✓			✓										
	洗髪　：自力・一部介助・全介助								全介						自力	
	シャワー：自力・一部・全介助															
睡眠	音，光の配慮			✓			✓			✓			✓			✓
	睡眠剤使用による睡眠												✓			✓
	自力での睡眠			✓			✓			✓						
	足浴															
身だしなみ	上着の着脱：自力・一部介助・全介		全介			全介			全介			自力			自力	
	下着の着脱：自力・一部介助・全介		全介			全介			全介			一部			一部	
	弾性ストッキングの着脱：一部，全介								全介			全介			全介	
	髭剃り・整髪：自力・一部・全介助	一部			一部			一部			自力			自力		
役割	家族の面会			✓			✓			✓			✓			✓
	知人・友人の面会															
変化	TV・ラジオ・新聞などを楽しむ					✓	✓	✓	✓	✓	✓	✓	✓	✓	✓	✓
	車椅子散歩										✓	✓	✓	✓	✓	✓
管理	ベッド周囲の整理	✓	✓	✓	✓	✓	✓	✓	✓	✓						
	洗濯		家族						家族						自力	
サイン		N	T	K	T	N	B	N	O	T	O	A	N	A	K	O

KOMI 場面シート

氏名	○△ 様
年齢	36 歳　性別　男・⊛

期間：2004 年 7 月 13 日 ～ 2004 年 7 月 17 日

No. 1

月日	時分	場面	状況	作成者
7/13	06:30	活動	ギャッジベッド操作しゆっくりUPするが，60°のところで「創が痛いのでここでストップ」となる。 足関節底背屈運動は積極的に行なっている。	N
7/13	07:30	食事	ギャッジUP 60°のまま「痛いのでこの姿勢で食べます」と言い，全粥食を3割程摂取する。 嘔気なし。「朝はもともと食べないから」と言う。	N
7/13	09:30	回診	創浸潤下層のみ。側臥位時痛みのため動作緩慢。 どうしても自然に患肢が内旋位となるため，膝下にスポンジ挿入する。	T
7/13	10:15	痛み	「やっぱり痛いです」体位調整でも痛み緩和せず。 硬膜外による鎮痛剤は効果ないのだろうか？ 血圧90台のため座薬は使用できず，ソセゴン筋注する。 引き続き痛みの状態観察。	T
7/13	11:00	苦痛緩和	「注射が効いたようでだいぶ楽になりました」と笑顔見せる。 昼より内服薬再開となる。	T
7/13	11:30	清拭・足浴	清拭時，側臥位になるが回診時と比べて動きはスムーズ。 「体を拭いてもらうとやっぱり気持ち良いです」 足浴後，「肢が冷たかったけどぽかぽかしてきました，やっと自分の肢という感覚です」との反応あり。	T
7/13	20:30	痛み	「また，痛くなってきたので座薬入れてください」と言う。 回転台を使用し側臥位をとってもらい腰部マッサージする。 その後ボルタレン座薬挿入する。	K
7/14	10:00	指導	脱臼危険肢位についてパンフレットにそって説明する。 「実際に動いてみないとできるかどうか」と不安気な表情みせるが，慣れるまで看護師が付き添うことを告げると安心した様子あり。	N
7/14	10:30	端座位	回診時ドレーン，硬膜外チューブ抜去され端座位となる。 端座位直後「ふらっとする」と訴えるが，その後昼食までの約2時間，端座位で過ごす。	N
7/14	18:00	食欲	「やっとおいしいと感じるようになりました」と，夕食全量摂取する。	B
7/15	10:00	車椅子乗車	回診後，車椅子乗車する。「昨日より痛みは楽です」と言う。 一部介助で移動もスムーズ。	O
7/15	11:00	洗髪	車椅子乗車しケア室で洗髪を行なう。 「昨日声をかけてもらったとき断ったけど，こんなにさっぱりするのなら昨日してもらえば良かった」と。	O
7/15	20:00	夫の面会	自ら車椅子操作し，夫とともに散歩に出かける。	T
7/16	06:30	不眠	ラジオを聞いている。 「夕べはあまり眠れなかったんです。普段はあまりラジオなんか聞かないのに暇だったから……でも，なかなか面白いもんですね」 夜間何度か覚醒し，熟睡感が得られない様子。	O
7/16	10:00	弾性ストッキング装着	本日よりフロトロン除去，弾性ストッキング装着となる。 「けっこうしめつけられますね，でも器械が取れてやっと自由になった感じです」と。	A
7/16	21:00	不眠	「ぐっすり寝たいので薬下さい」との訴えあり。 主治医に報告し，レンドルミンの許可あり。1錠内服する。	N
7/17	06:30	車椅子散歩	「久しぶりにぐっすり寝たので気分が良いです」 早々に車椅子乗車し同室者と朝の散歩へ出かける。 自立され行動範囲も広がってきている。	A
7/17	09:30	洗濯	自分で洗濯をしている。 マジックハンドを上手く利用し，乾燥機からものを取り出しているが，脱臼危険肢位認められず。	K

クと並行して，具体的な状況を記述しておけば，患者の事実がより鮮明に見えてくる。また，看護師が統一して行なうべき処置の方法などがある場合も，「KOMI場面シート」を活用して記述しておくと，情報を共有することができる。

　以上のように，「KOMI場面シート」の活用範囲は広く，かつその存在意義は大きい。
　「KOMI場面シート」のみを単独使用するということは，想定できないので，この用紙は必ず「KOMIチャートシステム」「KOMIケアリングシート」「KOMI治療展開シート」の，いずれかの用紙と併用して，あるいはすべての用紙と併用して，活用されていくことになるだろう。
　そのことによって，情報が明確に記されていくのである。
　また，「KOMI場面シート」には，大事な情報が詰まっているので，"申し送り"に活用するとか，新たな課題の抽出に利用するなど，「看護・介護過程展開」にも，必要不可欠な用紙となるものである。

> 「KOMI場面シート」は「KOMIチャートシステム」「KOMIケアリングシート」「KOMI治療展開シート」と併用して活用される

　ここに，具体的な＜活用事例＞[4]を提示する。(144，145ページ参照)

　これは，人工股関節置換術後の患者（女性・36歳）の「KOMIケアリングシート」と「KOMI場面シート」である。
　術後5病日の経過が手に取るように把握できるであろう。「KOMIケアリングシート」上では，患者の回復過程が順調に経過するにつれて，各項目のチェック場所が，だんだんと右下がりに落ちてくるように設定されている。
　"室内の空気の入れ替え"から始まる看護の実際は，見事である。
　そして，「KOMIケアリングシート」と並行して書かれた「KOMI場面シート」を読むと，「KOMIケアリングシート」のみではうかがえない，患者の具体的な声や様子が伝わってきて，より鮮明に療養生活をイメージできるのである。
　「KOMIケアリングシート」と「KOMI場面シート」は，このようにして活用してほしいという，これはそのモデルである。

4）この事例は，国立行政法人国立病院機構：仙台医療センター・副看護師長の鈴木弘美さんに提供していただいたものである。

第8章 "情報開示"や"継続ケア"を実現するために

　第7章までは「KOMI 記録システム」の全体像とその活用法について概説した。
　各職場においては，まずはシステムを使って，患者・利用者の記録を自由自在に書けるように訓練することが，当面の目標となろう。初めのうちは，時間がかかるかもしれないが，一定の時期を過ぎると，たいへん楽に，かつ楽しく仕事ができるようになり，看護や介護が自分なりに見えてくるようになるはずである。この時，大事なことは，「KOMI 記録システム」の活用のルールを曲げないことである。つまみ食いのように，欲しいところだけをピックアップして使ったり，現行の記録用紙に「KOMI 記録システム」の一部を埋め込んでみたりというように，部分使用をしていると，記録全体のなかで「KOMI 理論」の筋が消えてしまい，結局，ケアの目標を見失ってしまうことになる。"急がば回れ"である。

> 「KOMI 記録システム」の活用ルールを曲げない

　まずは推進役のリーダーたちを育てることに，エネルギーをつぎ込むと同時に，職場研修を企画するなどして，「KOMI 記録システム」の活用が，一定のレベルに到達するように力を注ぐことが大切である。中途半端な状態でダラダラ時間を経過させることは，貴重な時間を無駄に使ってしまうばかりか，実力が伴わず，職員のやる気を削いでしまいかねない。
　多くのスタッフが，「KOMI 記録システム」の活用に精通してくれば，その職場には活き活きとした活力がみなぎり，ケアのレベルは確実にアップするはずである。リーダーたちは，その姿を見届けるまでは，決して諦めないでほしい。

　さて，一通り，記録システムが使えるようになったとして，次に取り組むべき課題は，各施設内や事業所内において，または他施設との間において，患者・利用者情報をどう交換するかであろう。

> どのように他施設と患者・利用者情報を交換するか

　特に今の時代，患者・利用者の多くは，療養の場所を移動しながら生活することを余儀なくされている。そのために，患者・利用者を受け入れる援助者側も，患者・利用者が場所を移動するたびに，多くの記録類と向き合うことになるのである。
　したがって，"情報の交換"や"継続ケア"というテーマは，重要にして，回避できない大きな課題なのである。
　この問題を解決するために，明確にしておかなければならない事柄がある。それを以下に列記する。
（1）患者・利用者情報は，情報を開示し，かつプライバシーを保護する形で伝えられるべきである。

（2）患者・利用者情報は，ケアが継続されるように，必要な情報が伝えられるべきである。

（3）患者・利用者情報は，できるだけ見やすい形，読んでわかる形で伝えられるべきである。

（4）患者・利用者情報の記載に際しては，誤解が生じないように，事実の正確な表現を心がけると同時に，援助者の感情や私情を表出することのないように留意すべきである。

このような条件を満たしたうえでの情報の交換や，ケアの継続というテーマを実現するにはどうすればよいのだろうか。

本章では，「KOMI サマリーチャート」の活用を中心に，ケアの継続の仕方や情報の伝え方について考察していく。

1.「KOMI チャートシステム」を活用した"継続ケア"のあり方

せっかく「KOMI チャートシステム」全体を活用して記録を仕上げたとしても，それらが患者・利用者に対する"情報開示"や"継続ケア"に役立たないとしたなら，かなり無駄なエネルギーを費やしていることになる。

しかし，「KOMI チャートシステム」が蓄えている情報は，そのほとんどすべてが，"情報開示"や"情報の共有"に適しているので，安心して活用可能である。

ここでは，「KOMI チャートシステム」を，"継続ケア"のための情報として活用する場合の，具体的方法や留意点について考えてみよう。

(1)「KOMI チャートシステム」全体を情報用紙として活用する場合

正確に表現された「KOMI チャートシステム」の情報が，丸ごと継続ケアの場に移行できたら，どんなに合理的であり，ケアの質の確保につながることだろう。

「KOMI チャートシステム」を開発した段階から，筆者が絶えず願っていた最終ゴールは，このテーマの実現である。そして，いよいよその時代が到来していると感じている。

しかしながら，「KOMI チャートシステム」の情報を，丸ごと他の施設や事業所に移行するためには，いくつかの条件があり，超えなければならないハードルは高いことを自覚しなければならない。

まず，以下の条件下では，丸ごとの移行が可能である。

①同じ法人内の各事業所が「KOMI チャートシステム」を記録システムとして採用している場合

同一法人内で患者・利用者が移動する場合には,「KOMIチャートシステム」に書かれたすべての情報を移動することができる。この形態は1つの理想の姿である。つまり,同一のケアネットワークが法人全体に敷かれていることによって,患者・利用者の移動に伴う新たな情報収集やアセスメントが不要になり,ケアプランは,そのまま継続されるからである。しかも,継続後におけるその患者・利用者のケアプランとその実践は,その方の「KOMIチャートシステム」のなかに,引き続き書かれていくことになり,最終的に"ケアの記録"として,1本にまとめることができる。

　しかしながら,移動時にすべての情報を見せることが物理的に困難な場合は,ケアの継続のために最終的に書かれた「KOMIサマリーチャート」と「グランドアセスメント」用紙の2枚を紙ベースで用意して,引き継ぎを行なうとよいだろう。

　また,ネットでの情報の移動が可能な場合でも,「KOMIサマリーチャート」を作成して,これまでの情報を整理し,「グランドアセスメント」用紙と一緒に見てもらうようにするとわかりやすいはずである。

②ケアマネジャーが各事業所に情報を提示する場合

　ケアマネジャーにとって必要な情報のほとんどが,「KOMIチャートシステム」のなかにあり,同時にこの情報は,「KOMIチャートシステム」の記録過程で,すでにご本人やご家族には開示済みの内容である場合が多い。したがって,ケアマネジャーが各事業所にケアを依頼する段階では,患者・利用者に断りを入れたあと,「KOMIチャートシステム」のすべての情報を移動させることが可能である。この場合,紹介先の事業所に「KOMIチャートシステム」が導入されていれば,資料はそのままネットで移動させることが可能である。

　ネットからの情報であっても,あるいは紙ベースの情報であっても,「KOMIチャートシステム」全体の情報を受け取った事業所としては,ケアの方針までが立てられている記録全体を読むことで,きわめて明快に新規の利用者の状況を把握できるという利点がある。

　ただし,前述したように,ケアマネジャーが記録する「KOMIチャートシステム」は,「グランドアセスメント」用紙までである。各事業所に依頼するときの利用者紹介は,「KOMIサマリーチャート」を作成して,情報を整理し,「グランドアセスメント」用紙と一緒に見てもらうようにするとよいだろう。

　依頼を受けた事業所は,ケアマネジャーから送られてきた「グランドアセスメント」と「ケアの方針」を受けて,その先の"行ない整える内容"を考え出して,ケアを出発させればよい。

(2)「KOMIチャートシステム」の一部を"継続情報用紙"として活用する場合

　自分の施設や事業所が「KOMIチャートシステム」を導入しているとしても,

患者・利用者が移動する先の施設や事業所が，同一システムを取り入れているとは限らない。

こういう場合には，最低限必要な患者・利用者情報を伝えて，今後のケアプラン立案に役立ててもらうことになる。

問題は，「何を」「どの程度」伝えるかである。

> 「何を」「どの程度」伝えるか

看護界における「患者サマリー」の多くには，病気の経過を中心に，なされた治療処置の内容や検査結果，さらには療養中の注意事項が書かれている。これが間違っているわけではないが，書かれた情報量の多さに比して，"欲しい情報"は意外に少ないことも事実である。何が足りないかといえば，それは明らかに「今の生活過程の実態像」であり「患者サイドに立った生活上のニーズ」である。つまり，これから先にどのような「生活過程」を創ればよいのかが見えてこないし，イメージができないのである。こうした「サマリー」では，もう一度この視点での情報を取り直すしかない。この実態は，病院看護がいかに"症状・病状を中心"にケアに取り組んできているかを示している。

「サマリー」には，是非とも"患者・利用者の生活の実像とそれへのニーズ"が，情報として書き込まれているようにして欲しい。

この点，「KOMIチャートシステム」には，欲しい情報が詰まっているはずである。したがって，一度書いた「KOMIチャートシステム」のなかから，必要な情報を取り出して「サマリー」にすればよいのである。

「基本情報シート」から始まる"最新の6枚の情報用紙"と，「グランドアセスメント」用紙があれば，その先の"行ない整える内容"から実践を始めることができるので，本来は，「KOMIチャートシステム」全体が「サマリー」となるのだが，それでは用紙が多すぎるという場合には，やはり最新の「KOMIサマリーチャート」に，その根拠となる「グランドアセスメント」用紙を加えた2枚をもって「サマリー」とすべきであろう。

> 「KOMIサマリーチャート」と「グランドアセスメント」用紙の2枚をもって「サマリー」とする

そうすれば，移動先の施設や事業所でも，解読可能になるはずである。

筆者は，これまで，「KOMIサマリーチャート」と命名したことでもわかるように，この「KOMIサマリーチャート」1枚で，患者・利用者の生活の全体像を伝えられると考えてきた。つまり，転院・転科の「サマリー」としては，「KOMIサマリーチャート」1枚で十分であろうと思っていたのだが，「KOMIサマリーチャート」の読み方がわからない施設や事業所の職員にとっては，明らかに困惑する事態であろうと推察するに至った。

そこで，「KOMIサマリーチャート」の意味がわからない方々にとっても，「グランドアセスメント」用紙を添付することで，状況は理解できるようになるはずだと考え直すようになった。何と言っても「グランドアセスメント」用紙には，①病気や症状の経過や今後の見通し，②生命力を消耗させている事柄，③今の"もてる力"や"残された機能"の具体が書かれており，その方の生活上のニーズがよく見えるからである。さらに「ケアの方針」までが明記されているので

あるから，移動先の職員にとって，それらは貴重な情報となるはずである。

そして，「KOMI レーダーチャート」や「KOMI チャート」そのものがわからない集団には，各判定項目の一覧表を参考に添えるとよい。そうすることによって，判定内容が示す意味が理解され，患者・利用者の把握に役立つだろう。それはまた，「KOMI チャートシステム」の実態をアピールすることにもつながり，その後の関係継続に資するに違いない。

ところで，「KOMI サマリーチャート」の"伝えたい諸情報"欄には，何を書き込んでもよい。

> 「KOMI サマリーチャート」の"伝えたい諸情報"欄に記載する内容

病院から「サマリー」を出す場合には，「KOMI 治療展開シート」や「KOMI 場面シート」の情報のなかから，"治療方針や検査結果""医師の指示内容""患者の反応"などを書いてよいだろうし，施設からの「サマリー」には，"本人の思い""人生で大事にしていること""家族との関係"などを書き込んでもよいだろう。この欄には「その人のケアにとって，見落としてはならない情報」が掲載されればよいのである。

2．「KOMI サマリーチャート」をマスターするために

"継続情報用紙"として，「KOMI サマリーチャート」の存在が大きいことは理解できたことであろう。

では，「KOMI サマリーチャート」は，はたして簡単に読み取ることが可能なものだろうか？

「KOMI サマリーチャート」を読み解いていくのに，大前提になる条件は，ともかく正確に書かれた「KOMI サマリーチャート」が存在することである。資料として信頼に足るだけの「KOMI サマリーチャート」がなければ，すべての作業は徒労に終わってしまう。したがって，当たり前のことではあるが，「KOMI レーダーチャート」と「KOMI チャート」の作成段階で，十分な学習を積み，正確にマークできるスタッフを育成しておかなければならない。

> 「KOMI サマリーチャート」を読み解いていくのに大前提となる条件

さて，こうした前提条件が整ったとして，資料としての「KOMI サマリーチャート」を受け取ったとき，それをどのように読み解いていくか，このテーマは「KOMI チャートシステム」全体の浸透度と大きくかかわってくる重要なポイントである。

「KOMI サマリーチャート」を見るときには，必ず，継続ケア情報としての「グランドアセスメント」用紙があるはずなので，そのなかの情報と照らし合わせればよいのだが，それでも，ベテランになるためには，「KOMI サマリーチャート」1枚からでも，十分にして必要な情報を読み解くだけの実力をつけておきたいものである。

「KOMIサマリーチャート」を読み解くための基本

ここでは，「KOMIサマリーチャート」を読み解くための基本を教授する。

まず，「KOMIサマリーチャート」を見たときに，どこに，どのような関心を抱けばよいかをみてみよう。

①事例の年齢・性別に関心を寄せて，その方のライフステージをしっかりと把握すること。

②次に，この方は「在宅で暮らしているのか」または「施設で暮らしているのか」を見極めることである。これは，「KOMIチャート」の「行動面」に入っている援助マークが，"専門家の援助マーク"が多いか，それとも"身内の援助マーク"が多いかで見分けがつくはずである。

　しかし，在宅で一人暮らしのために，援助はすべて"専門家の援助マーク"が入っている場合などは，一見して施設で暮らしている方と勘違いしてしまいやすい。そういうときには，資料を作る方が必ず，その事例の方は在宅において一人暮らしであることを，"伝えたい諸情報"欄に明記しておくことが肝心である。

③この方の"病気は何か""どんな症状があるか"について，またそのことによって，生活の不自由さはどの程度あるかを，「KOMIレーダーチャート」の図柄の特徴や，「KOMIチャート」の「行動面」での制限などを見ながら，想像していくのである。

　病気や症状の状態を端的に現わすのは，まず「KOMIレーダーチャート」である。したがって，しっかりとレーダーチャートの特徴を見ることが必要である。レーダーチャートの16の判定項目に照らし合わせながら，どの項目がどの程度乱れているか，あるいは身体にどのような障害や損傷があるかを見て取るのである。

　それができたら，次に「KOMIチャート」の「認識面」の特徴を見てみよう。認識は十分にある方なのか，かなり乱れている方なのか，あるいは一定の場所に集中的に乱れがある方なのか，などと見ていくことである。

　続いて「行動面」の特徴を見てみよう。「行動面」を把握するときには，黒マークと白マークの割合に注目する。それは結果的に，その方がどの程度自立しているかを知ることにつながるからである。

　この場合，援助者が「KOMIチャート」の155項目の文言をすべて暗記していれば，照合はきわめて簡単にできるのであるが，そうでなければ，"生活過程判定表"を横に置いて，1つひとつの判定項目の文言と照らし合わせながら，確認することが不可欠の要素である。この作業を面倒だと思っていると，いつまで経っても，「KOMIチャート」をマスターすることはできない。

以上の3点に加えて"伝えたい諸情報"欄の内容を読むことで，1枚のサマリーチャートからまずは，その方の「生命過程」の特徴を知ることが可能となる。つまり

①身体障害のみを伴う疾患をもつ方なのか
②神経・精神科的な疾患をもつ方なのか
③心身両面の重篤な疾患をもつ方なのか
④ターミナル期の状態にある方なのか

といった具合に，疾患名や障害の程度，さらにそれらに伴う「生活過程」の不自由さなどを推し量ることができるであろう。

> まずは，その方の特徴的な疾患名や病状を知る

次に，こうした事実のなかから，同時に，その方の現時点での生活の全体像を描くのである。これは，実際には，次のように思考していくことになる。

- この方は十分に健康的な生活を送っているか
- 認識と行動のバランスはとれているか
- どんな思いで暮らしているか
- 生活のQOLはどうか
- 生活上，不自由なところはどこか
- 援助は十分に行き届いているか
- 家族の介護負担が大きくないか

などと見ていくのである。

> その方の現時点での生活の全体像を描く

この時，判定項目のなかで，まずはできているところに着目しながら，同時に欠けているところやその範囲に目を配ることが大切である。

さらに一歩進んで，細かい点に目を配る場合には，特に「KOMIチャート」の「第1分野」の乱れ方に注目してみよう。自分の力で呼吸し，食べて排泄し，動いて，眠っているかどうかという，当たり前の行動の可否を把握することは，とても大事なポイントである。ことのほか"空気の質"と"動く"範囲に着目してほしい。寝たきりになっていないか，陽光を浴びながら明るい空間で生活を送っているかどうか，こうした点に着目することで，その方の人間としての暮らしの一端が把握できるはずである。

> 細かい点に目を配る場合

次は「第2分野」である。ここからはその人らしさが浮かび上がってくる。病気や病状の程度によっては，ここにはかなりの数の援助マークが入ることになるだろう。それでも衣服の好みがあったり，装いへの関心が残っていることを発見すれば，その残された健康的な力に力を貸そうという，ケアプランの方向性のようなものを見出して，援助の取り掛かりをつかむことができるはずである。

さらに，「第3分野」の項目では，家族の支えや友人・知人との交流があるかどうか，社会との接点は？　などと見ていくことによって，その方の人間としての生き方の質や，生活の質（QOL）をある程度は見ることができるであろう。

以上のように，「KOMIサマリーチャート」1枚からでも，慣れてくれば状況

> 「KOMIサマリーチャート」1枚から状況を読み取るために
>
> まずは，その方の特徴的な

を読み取ることができるようになる。しかし，そのためには，「KOMIレーダーチャート」や「KOMIチャート」を十分に使いこなすことが前提となる。意識的に訓練することによって，チャート全体を見渡す能力を養っていただきたい。

　要は，「人間の当たり前の生活」一般についてイメージし，日頃からよく考える習慣を身につけ，チャートを見ながら，その方の「生活過程」の具体像を想像する力を養うことである。

　その意味では「KOMIサマリーチャート」1枚から，さまざまなことを読み解く能力というのは，個人差はあるが，一方，また訓練によってその能力はどこまでも高められるものなのである。

3．5枚の「KOMIサマリーチャート」から事実を読み解く

　次に掲げる5枚の「KOMIサマリーチャート」を見てほしい。
　この5枚の「KOMIサマリーチャート」は，どんな状態にある方を描いたものだろうか？
　前節で解説したストーリーを参照にして，まずは自力で読み解いてみてほしい。
　5事例の名前は仮称である。

事例 I

KOMI サマリーチャート

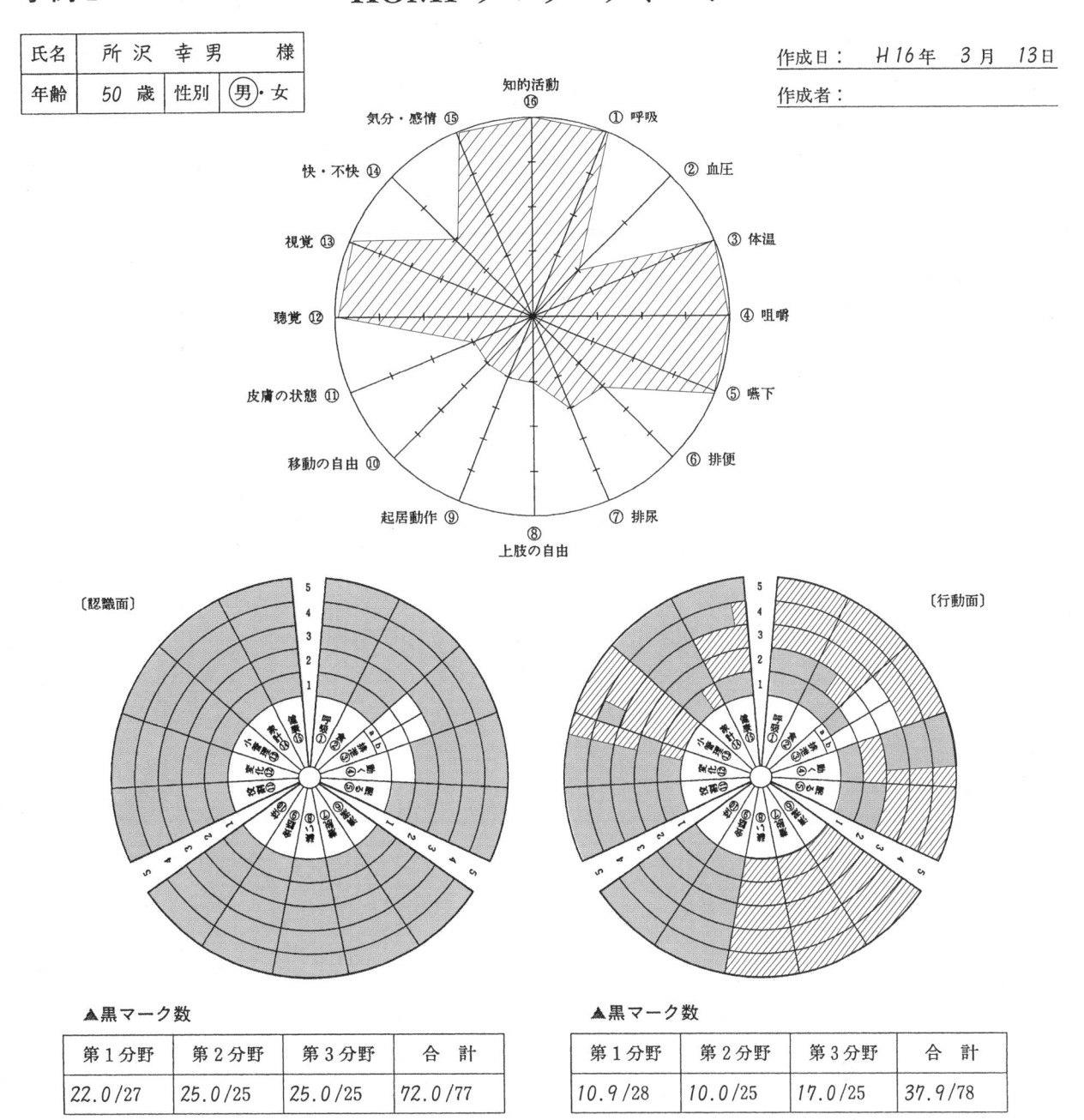

氏名	所沢 幸男 様
年齢	50 歳 性別 男・女

作成日： H16年 3月 13日
作成者：

チャート項目：
① 呼吸
② 血圧
③ 体温
④ 咀嚼
⑤ 嚥下
⑥ 排便
⑦ 排尿
⑧ 上肢の自由
⑨ 起居動作
⑩ 移動の自由
⑪ 皮膚の状態
⑫ 聴覚
⑬ 視覚
⑭ 快・不快
⑮ 気分・感情
⑯ 知的活動

〔認識面〕

▲黒マーク数

第1分野	第2分野	第3分野	合　計
22.0/27	25.0/25	25.0/25	72.0/77

〔行動面〕

▲黒マーク数

第1分野	第2分野	第3分野	合　計
10.9/28	10.0/25	17.0/25	37.9/78

------ 伝えたい諸情報 ------

事例Ⅱ　　　　　　　　**KOMIサマリーチャート**

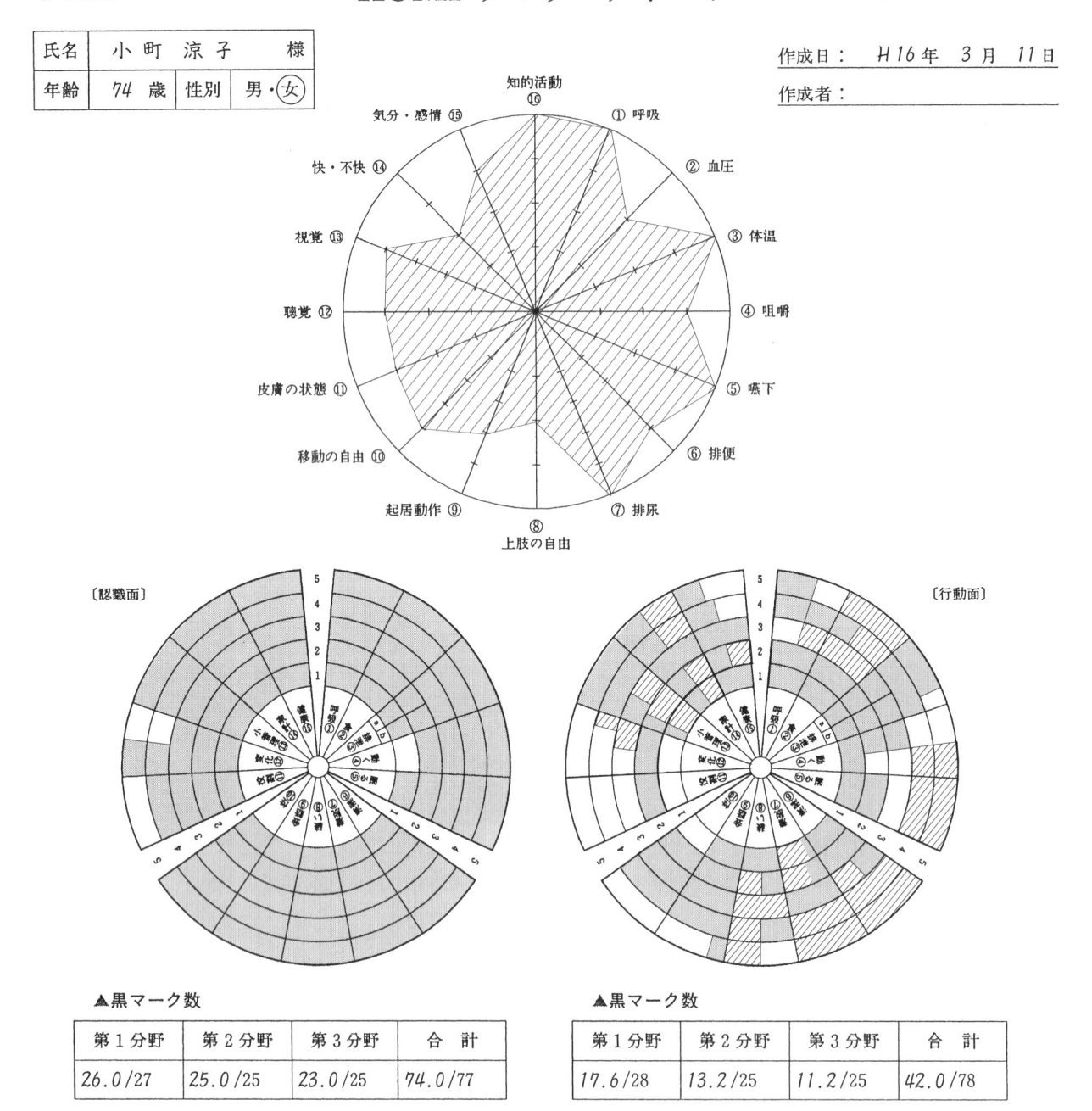

氏名	小町 涼子　様
年齢	74歳　性別　男・㊛

作成日：　H16年　3月　11日
作成者：＿＿＿＿＿＿＿＿＿＿

〔認識面〕　　　　　　　　　　　　　〔行動面〕

▲黒マーク数

第1分野	第2分野	第3分野	合　計
26.0/27	25.0/25	23.0/25	74.0/77

▲黒マーク数

第1分野	第2分野	第3分野	合　計
17.6/28	13.2/25	11.2/25	42.0/78

――――― 伝えたい諸情報 ―――――

在宅での一人暮らし。
排泄後の局所の清潔は，ウォシュレットで。

事例III　KOMIサマリーチャート

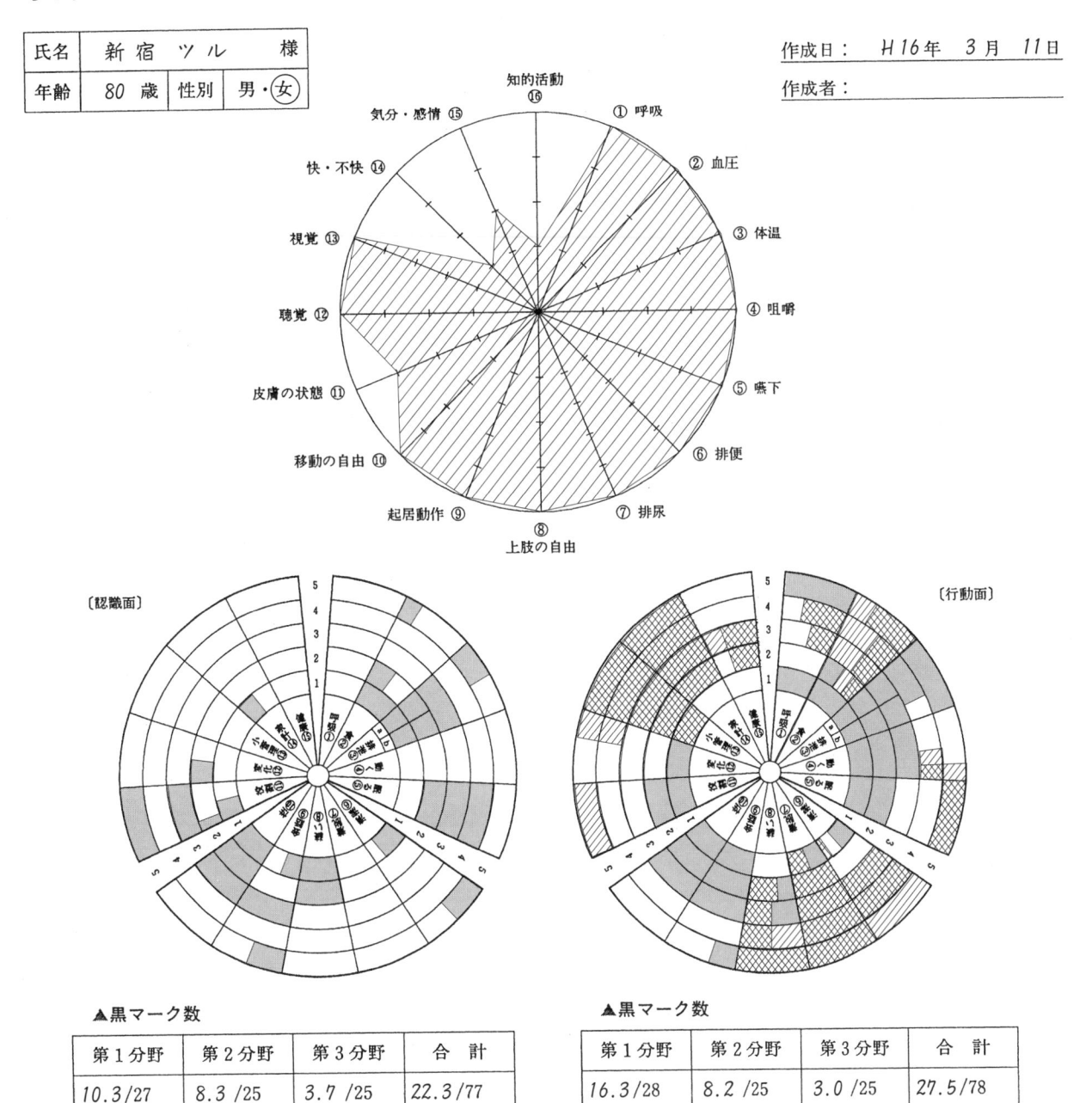

氏名	新宿 ツル 様
年齢	80 歳　性別　男・㊛

作成日： H16年　3月　11日
作成者：＿＿＿＿＿＿＿＿＿

チャート項目：
① 呼吸　② 血圧　③ 体温　④ 咀嚼　⑤ 嚥下　⑥ 排便　⑦ 排尿　⑧ 上肢の自由　⑨ 起居動作　⑩ 移動の自由　⑪ 皮膚の状態　⑫ 聴覚　⑬ 視覚　⑭ 快・不快　⑮ 気分・感情　⑯ 知的活動

〔認識面〕

▲黒マーク数

第1分野	第2分野	第3分野	合　計
10.3 /27	8.3 /25	3.7 /25	22.3 /77

〔行動面〕

▲黒マーク数

第1分野	第2分野	第3分野	合　計
16.3 /28	8.2 /25	3.0 /25	27.5 /78

― 伝えたい諸情報 ―

在宅で，未婚の次男と暮らしている。
デイサービスを利用している。

事例Ⅳ

KOMI サマリーチャート

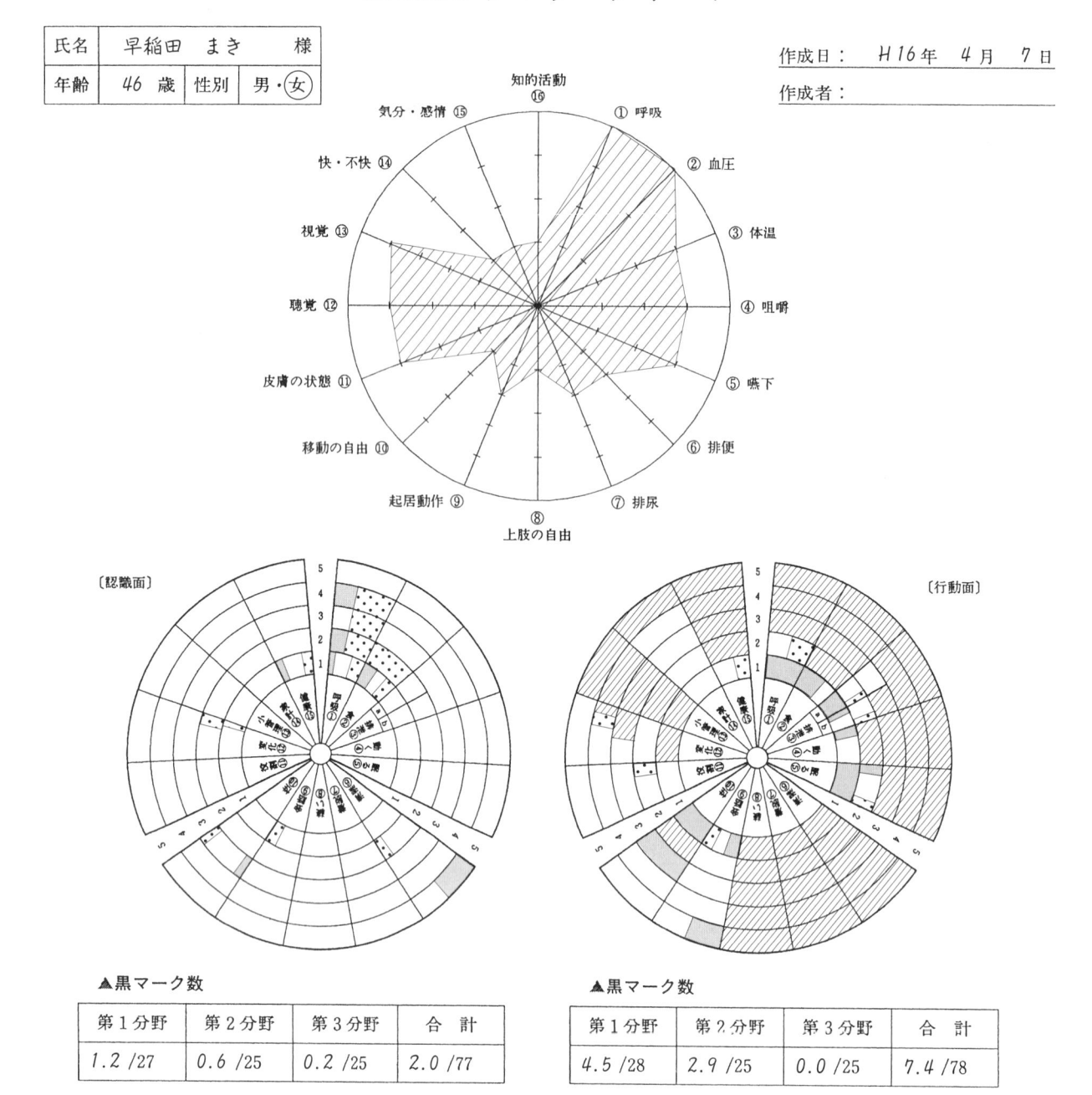

氏名	早稲田 まき 様
年齢	46 歳 性別 男・⊗女

作成日： H16年 4月 7日
作成者：

〔認識面〕

▲黒マーク数

第1分野	第2分野	第3分野	合　計
1.2 /27	0.6 /25	0.2 /25	2.0 /77

〔行動面〕

▲黒マーク数

第1分野	第2分野	第3分野	合　計
4.5 /28	2.9 /25	0.0 /25	7.4 /78

------ 伝えたい諸情報 ------

事例 V

KOMI サマリーチャート

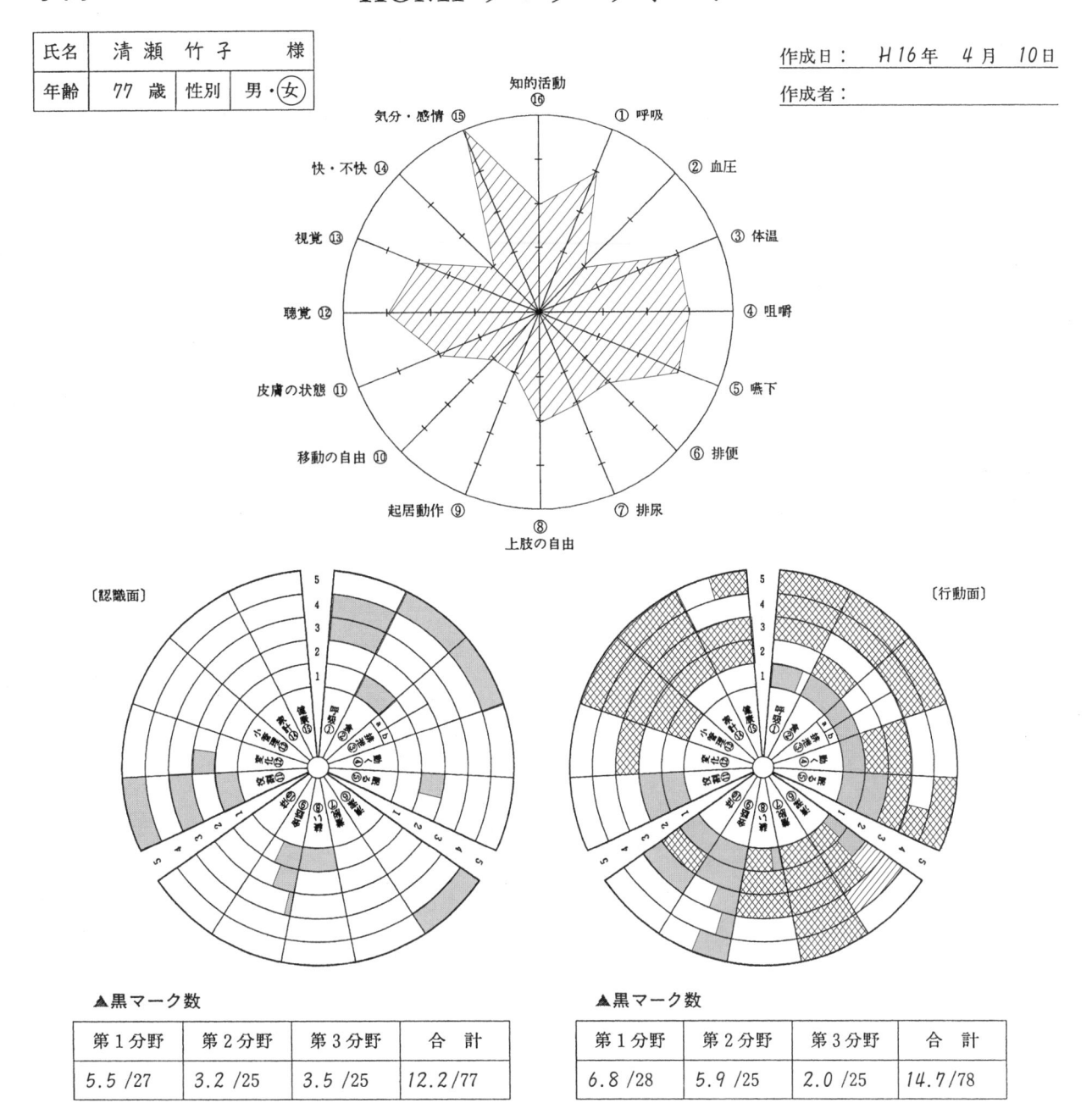

氏名	清瀬 竹子 様
年齢	77 歳 性別 男・⊛

作成日： H16年 4月 10日
作成者：

周囲のラベル（レーダーチャート）：
知的活動 ⑯、① 呼吸、② 血圧、③ 体温、④ 咀嚼、⑤ 嚥下、⑥ 排便、⑦ 排尿、⑧ 上肢の自由、⑨ 起居動作、⑩ 移動の自由、⑪ 皮膚の状態、⑫ 聴覚、⑬ 視覚、⑭ 快・不快、⑮ 気分・感情

〔認識面〕

▲黒マーク数

第1分野	第2分野	第3分野	合 計
5.5 /27	3.2 /25	3.5 /25	12.2 /77

〔行動面〕

▲黒マーク数

第1分野	第2分野	第3分野	合 計
6.8 /28	5.9 /25	2.0 /25	14.7 /78

伝えたい諸情報

(1)「事例Ⅰ」の読み取りについて

「事例Ⅰ」の所沢幸男さんは，50歳の男性で，交通事故による頸髄損傷の方である。

なぜ頸髄損傷だと推測できるのだろうか？　まず「KOMI レーダーチャート」を見てみよう。この方は，"血圧"に異常があり，"排泄"は失禁状態である。また，"上肢の自由""起居動作""移動の自由"が最悪のレベルである。つまり上肢を使ったすべての動作に介助が必要で，1人では寝返りも打てず，さらに介助がなければ1人で移動もままならない。さらに"皮膚"にも深い損傷があり，激しくはないけれども，常時不快症状があることが示されている。

そして「KOMI チャート」の「認識面」を見ると，"排泄"の項目で便意・尿意がわからず，排泄の終了も認識できていないことがわかる。しかし，その他の認識はすべて黒マークだから，脳の機能は十分に働いていると読み取れる。

このように見てくれば，この方は，頸髄に損傷を受けたことによって，頭部から下肢に至るほぼ全身に運動障害が見られる頸髄損傷という病名を持つ方だと推測することができるのである。

この方は，現在は身体障害者施設に暮らしている。個室でかなり自由な環境のようである。

生活の広範囲にわたって支障があり，自力で生活過程を営むことが困難であるが，頭脳は明瞭で，自分の生き方を決定したり，自己の生活をプログラム化したりする能力は十分にあるので，この環境は，この方には適していると思われる。

それが証拠に，「KOMI チャート」の「行動面」をよく見てみると，この方は自分の障害を乗り越えて，施設の職員やおそらくボランティアの力をも借りながら，十分に生活を拡大して，自分らしく生きていることがうかがえる。

"排泄"面での不自由さは，生涯消えることはないが，あとの分野はすべて完全に自力でカバーしており，今後もその状態を保持することは可能であろう。"動く"と"変化"の5番に，それぞれ黒マークが入っているから，おそらく電動車椅子に乗る時には介助を受けていると思われるが，あとは自力で，その電動車椅子に乗って遠出を楽しんでいると想像できる。ここからは自力で思うとおりに外出している所沢幸男さんの姿が浮かび上がってくる。

さらに"役割"の4番と5番にも黒マークが入っているから，この方は，今，自分のやりたいことに打ち込みながら，社会との接点を持ち，自分の世界を広げていることもわかるだろう。

「KOMI レーダーチャート」だけ見れば，「まったく動けなくてたいへんな方」と思ってしまうが，「KOMI チャート」の「認識面」と「行動面」とを重ねて見ていくことによって，今は充実した生き方をしている方に違いないと，とらえることが可能である。

(2) 事例Ⅱの読み取りについて

「事例Ⅱ」の小町涼子さんは，74歳の女性で，慢性関節リウマチの方である。

この方は，自宅にて一人で暮らしている。
　上下肢ともに，関節のすべてに痛みと硬縮があるために，生活の広範囲で不自由が生じている。
　まず，「KOMI レーダーチャート」を見てみよう。「事例Ⅰ」の所沢幸男さんと比べてみると，小町さんの生命力の幅は広く，身体障害が及ぼす影響としての，生活の不自由さの範囲と程度は，小町さんのほうがはるかに小さいことが読み取れる。
　次に「KOMI チャート」の「認識面」を見ると，小町さんの場合も，所沢さんと同じように，頭脳は明瞭で，かつ健全なことが一目でわかる。
　ところが，「KOMI チャート」の「行動面」に着目してみよう。小町さんの黒マークの数は，全部で42.7であり，所沢さんの38.0と大差はない。しかしながら，小町さんの場合は，援助マークが少しも入っていない白い部分が，16近くもある。しかもそこは，手助けをしてくれる人さえいれば，援助マークを入れることが可能な項目なのである。
　このことから，認識がしっかりしている現在の小町さんは，自分のことは自分でしたいとか，人生をもっと有意義に過ごしたいなどと思うことはできても，身体の不自由さのために，自分の希望や意志がほとんど反映されない生活のあり方を余儀なくされていると見て取ることができる。これは人間としては，たいへん辛い状況にあると推測されるのである。
　ことに，生活のなかに両性の存在が皆無であること，会話量が不足していること，また"役割"や"変化"の項目に白が目立つなどの点に気配りが必要である。ここになんらかの援助の手を差しのべれば，小町さんの生活の質（QOL）は，今よりももっともっと向上させることができるだろう。
　このままでは，小町さんは身体が思うように動かないことで，人生を諦めたり，人を恨んだりということにもなりかねない。
　すぐにでも適切なケアプランが必要な状況であることを，このサマリーチャートは訴えている。

（3）事例Ⅲの読み取りについて

　「事例Ⅲ」の新宿ツルさんは，80歳の女性で，脳血管性認知症の方である。
　現在は，自宅で次男と一緒に暮らしている。
　「KOMI レーダーチャート」を見ると，知的機能が低下しているほかは，身体面にはなんら障害がないのが一目でわかる。気になるのは，知的機能のうちの"快・不快"の項目が落ち込んでいることである。これは痛みや苦痛を感知できないか，表出できないかのいずれかであることを示している。だからツルさんの周囲には，常時危険が満ち満ちていることになる。たとえば，転んでも痛みを感じなかったり，傷から出血していたとしても，ほとんど気に止めることができないために，症状を悪化させてしまうことがあるかもしれない。
　さらに「KOMI チャート」の「認識面」の"動く"の5番が白マークになっ

ていることから，この方には「徘徊」があることがわかるのである。

次に「行動面」を見てみよう。

ヘルパーが入っているのであろうか。食事の支度をはじめとして，"動く"や"清潔"それに"変化"の項目などに少しの援助マークが見られるが，全体として，同居家族の次男の介護負担が大きいことが気になる。ただし"排泄"の項目の黒マークは，自立が保たれている状態を示しているので，もう少しこのままの環境を維持できそうである。しかし，排泄面での乱れが出るようになると，徘徊という問題があるだけに，家族介護だけに任せておくわけにはいかなくなるだろう。

ところで，「KOMIチャート」全体を通して，ツルさんの残された力や姿に着目してみよう。

「髪型や身につけているものを誉められると嬉しいと感じる」

「人前で裸になるのは恥ずかしいと感じる」

「相手のことを思いやる気持ちがある」

など，ツルさんにはまだまだ人間らしいところが残っている。ここに多くの快の刺激，快なるかかわりが欲しいと思う。

また，次男と同居しているよさは，"性"や"役割"の項目を黒マークにしていることからもうかがい知ることができる。

したがって，この場合には，ツルさんの"もてる力"を損なうことなく，家族との同居を継続できるような，先を見越したケアプランが必要になってくる。

(4) 事例Ⅳの読み取りについて

「事例Ⅳ」の早稲田まきさんは，46歳の女性で，脳性麻痺の方である。

現在は，重症心身障害児・者施設に暮らしている。

「KOMIレーダーチャート」「KOMIチャート」ともに，たいへん重篤な状態であること，つまり生命力の幅が極端に狭くなっていることが見てとれる。

この方は今，生かされて生きている方なのである。言葉を換えて表現すれば，まるで赤ん坊とそっくり同じ状態だと言える。

したがって，看護や介護の援助がなくなってしまえば，今すぐにこの方の生命は消えてしまうであろう。

でも，赤ん坊と違うところは，まきさんは46歳で，これまでずっと，周囲の大人たちの愛情とケアに包まれて生きつづけてきているという点である。そしてこれからもずっと，変わらぬ愛情を注いでくれる方々に囲まれ，心身ともに同じ状態を維持しつづけるであろうという点である。

生きている姿を見せることが，彼女の生き方なのである。

だから，生きている姿をそのままに，またよりよく活かしつづけたいと願うのが，ケアワーカーたちのまきさんに対するケアの姿勢のはずである。

"呼吸"や"血圧"が落ちてきたら危険である。また口から食べられなくなったら悲しい。

そうならないように，細心の注意が払われていることであろう。

「まきさん，がんばれ！」と応援したくなるようなサマリーチャートである。

(5) 事例Vの読み取りについて

「事例V」の清瀬竹子さんは，77歳の女性で，肺がん末期のターミナル期を迎えた方である。

現在は，自宅で主にお嫁さんの介護を受けながら暮らしている。ターミナル期に入ってからは，家族全員が支えている。

一般的には，「KOMIサマリーチャート」からだけでは，"ターミナル期"なのかどうかは，判断がつかないことが多いが，竹子さんのように「KOMIレーダーチャート」の"呼吸""血圧""体温"が乱れ，"排泄"は失禁状態，"上肢の自由"がきかず，"体動"もできずに寝たきりの状態で，しかも"聴覚"も"視覚"も衰えてきており，"意識"も朦朧としている状態を読み取れば，これは「生命過程」が極端に小さくなっていることを意味するので，この方は今，かろうじて生を存続している状態にあるとわかるはずである。

それでも「認識面」には，いくつかの黒マークが残っている。

「人と一緒に食べたいと思う」

「世話されることに羞恥心やためらいなどの気持ちがある」

「さっぱりしたと感じる」

「髪型や身につけているものを誉められると嬉しいと感じる」

「相手のことを思いやる気持ちがある」

「家族や社会のなかで自分の役割がある」

などが黒マークなのである。ここから人間としての尊厳を保ち，家族の支えに感謝している竹子さんの姿が浮かんでくる。

したがって，「KOMIレーダーチャート」の15番目の項目"気分・感情"の面は，安定しているとなる。

「KOMIチャート」の「行動面」を見てみると，最後まで口から食べて，管につながれずに排泄していることも見て取れる。

この方は今，幸せな最期を迎えようとしているのである。

「KOMI理論」のなかでは，「死にゆく過程を限りなく自然死に近づけるように援助する」というテーマを大切にしているが，この事例では，まさにこのテーマにそった実践がなされようとしているのである。

これは「在宅死」の典型的な姿である。

これに比して，これからの「病院死」「施設死」をどのように展開すべきかを考えてみることは，たいへん有意義なテーマだと思う。

ちなみに，竹子さんは，この10日後に息を引き取ったようである。

以上，5事例の「KOMIサマリーチャート」を読み解いてきたが，このように，大事なポイントを見逃さなければ，1枚の「KOMIサマリーチャート」か

> 「KOMIサマリーチャート」のなかに隠されている事実をすくい取る練習をする

らだけでも，さまざまな事実をすくい取ることができるものである。

　要は，訓練をし，経験を積み重ねることである。

　学習過程で，いろいろな「KOMI サマリーチャート」を活用して，仲間と一緒に，そのなかに隠されている事実をすくい取る練習をするとよい。そうしているうちに，一目でその人の全体像が浮き彫りになって見える段階に到達するだろう。

第9章　看護・介護学生の"実習展開"を支援する

　看護師養成・3年課程のカリキュラムにおいては，修得単位数93単位（2,895時間）のうち，臨地実習が占める割合は，全体の36パーセント（1,035時間）である。

　また，介護福祉士養成カリキュラムにおいても，修得時間数1,650時間のうち，介護福祉実習（演習を含む）時間数は，540時間で，全体の33パーセントとなっている。

　いずれの養成課程においても，実習が重視されており，その重みは学生1人ひとりの成長過程には欠かせない要素である。

　その実習において，看護師養成課程では「看護技術の修得」を目指すと同時に，「看護過程の展開」ができることを目的としており，また，介護福祉士養成課程においても，同様に「介護技術の修得」と同時に「介護過程の展開」ができるようになることを目指している。

　そして，病院以外の実習場は，看護学生も介護学生も，共通の場を活用しているのが実態である。

　このように多くの共通点がある，2つの課程に学ぶ学生たちにとって，これからの"実習のあり方"を考えていくとき，"看護と介護は違う"という視点を教える前に，"看護と介護はこんなにも共通点がある"ことを，認識させるべきである。

> "看護と介護はこんなにも共通点がある"ことを学生たちに認識させる

　特に，ケア（看護・介護）の目的は同じであり，ともに「生活の処方箋を描いて，生活過程を整える実践家」として成長すべきであることを強調し，同じ対象者に対するケアを志向したときの方向性については，協働できるように学習するべきであろう。

　看護師には看護師として身に付けなければならない多くの技術があるし，病気や症状を見つめる確かな眼差しも，十分に修得しなければならない。しかし，基本は「患者の生活の不自由さに目をむけ，症状や病状によって制限された生活過程の整え方を学ぶことこそ看護である」との確信が持てるように，実習カリキュラムは組まれるべきである。特に，このテーマは「看護過程の展開」という学習を通して学ぶことになるはずである。

　また，介護学生にあっては，そもそもの実習テーマが「利用者1人ひとりに適した個別のケアプランの立案と実践」に置かれており，「介護過程の展開」ができることを目指しているのである。

　つまり，両者の共通テーマは「看護・介護過程の展開」技術の修得にあり，そのために受け持ち対象を1人に絞っての実習が実施されている。この事実に即し

> 看護・介護学生の実習の目的は「看護・介護過程の展開」技術の習得のためにある

て考えてみれば,「KOMI 記録システム」は,こうした看護・介護実習生に共通する最適な記録様式であると見えてこよう。

そこで,本章においては,「看護・介護過程の展開」を学ぶ学生たちにとって,必要な情報を提供し,よりよい実習をプログラム化していくための方向軸を提示する。

1.「看護・介護過程」とは何か

歴史的に見て,人間の健康問題や生活の課題を解決するために思考された"問題解決過程"としての「看護過程の展開」という実践方法論は,30年前の看護界にはすでに存在しており,患者が抱える「問題点」や「課題」を抽出して,その課題解決のための看護計画を描いていくところに,専門家としての足場を据えようという考え方があった。

この「看護過程の展開」という教育的テーマは,現代の看護界にあっては,ますます重視されており,7つの看護専門科目（基礎看護学・在宅看護論・成人看護学・老年看護学・小児看護学・母性看護学・精神看護学）のどの領域においても導入されている。

また,介護福祉界においても,この点に関する看護界からの影響力は大きく,かつ介護保険制度導入に伴う,「ケアプランの立案」が至上命令的に課せられるようになると,「介護過程の展開」という内容は,カリキュラム上の必修課題となった。今では介護福祉実習において,事例展開は「介護過程」に則って行なわれるように示唆されている。

このように,「看護過程」や「介護過程」は,看護師教育でも,また同様に介護福祉士教育においても,等しく重要視され,展開のための指導が行なわれているのが現状である。

_{一般論としての「看護・介護過程」の性質}

ここでは,まず,一般論としての「看護・介護過程」の性質を見つめてみよう。

「看護・介護過程」の性質は,看護の仕事や介護の仕事の性質から導くことができる。その性質は,以下の2側面からとらえることが可能である。

①看護・介護実践は,対象者が持っているさまざまな身体上・精神上および生活上の課題を解決する過程（看護・介護過程）として営まれる。
②看護・介護過程としての実践は,対象者と援助者の人間関係をベースにして展開される。

したがって,両者の専門性は,対象者と援助者の人間関係のあり方に依拠した,課題解決過程としての「看護・介護過程」を展開させていくところに求めることができる。両分野においては,実践のあり方として,この方法論を無視すること

はできないのである。

以下に，順次「看護・介護過程」の基本となる2点について論じていく。

(1) 課題解決過程としての「看護・介護過程」

対象者に生じているさまざまな解決すべき課題に対して，その解決のためのプログラムを立案し，実施していくところに，専門家としての営みがあるのだが，この一連の営みは，過程的に行なわれていくところに特徴があり，個別の状況に対応していくその内容は，マニュアル化できないという点も，特記すべき事柄である。

一般的に，「看護・介護過程」は，【図1】のように展開される。

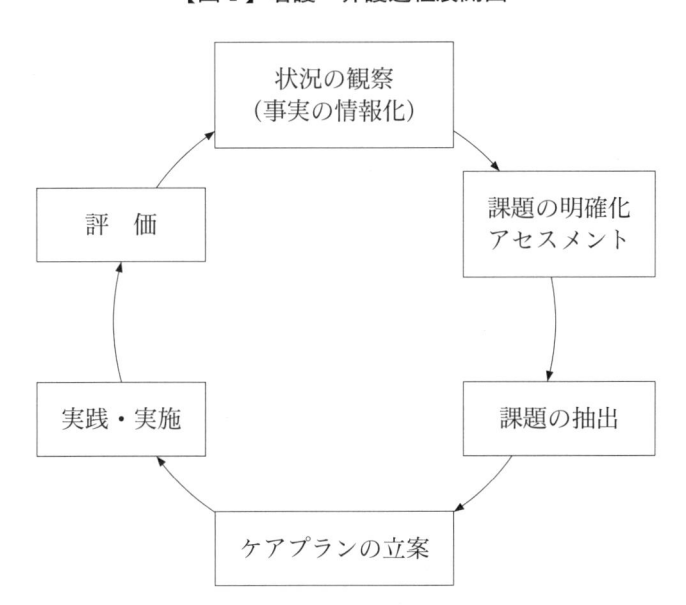

【図1】看護・介護過程展開図

```
          状況の観察
        （事実の情報化）
        ↗            ↘
    評 価            課題の明確化
     ↑              アセスメント
     │                  ↓
   実践・実施         課題の抽出
        ↖            ↙
          ケアプランの立案
```

「看護・介護過程」は，上記の円形の図でわかるように，"観察に始まり，観察で終わる"一連の過程である。

つまり，①看護・介護活動は，対象者の状況を客観的にとらえ（事実をありのまま見つめて），そこから看護・介護実践に"必要な事実"を，情報としてピックアップするのである。そして②収集された"情報としての事実"をもとに，ケアプラン立案の根拠となる"アセスメント"を行ない，③課題となる事柄を整理する。その結果として，④個別の"ケアプランを立案"するのである。⑤ケアプランは，それが実践・実施されてはじめて意味を持つ。実践されれば，必ずなんらかの反応が対象者に生じるので，⑥結果を評価して，次の段階に進むのである。

この一連の「看護・介護過程展開」にあっては，どの段階を削除・無視しても，前には進まないし，かつ最後の段階まで進まなければ，実践の意味がない。したがって，学生実習においても，事例展開にあっては，必ずこの最後の「結果の評価」を行なう段階まで進めなければならない。

> 「看護・介護過程」は"観察に始まり，観察に終わる"一連の過程

(2) 人間関係をベースに展開される「看護・介護過程」

看護・介護実践は、それがどのような場所で展開されていようと、また、それがチームという形態で行なわれていようと、その基本形はあくまでも「わたし」と「あなた」という、1対1の関係のなかで進められるものである。

> 看護・介護実践は「わたし」と「あなた」という1対1の関係で進められる

このことは、「わたし」という援助者のあり方が、対象者に大きな影響を及ぼすものであることを意味している。ここに対人援助を基本にして成り立つ実践である「看護・介護」の特質が浮き彫りにされ、かつ実践を担う人間としての"気質"や"ものの見方"や"感受性"というものが問われ、よりよき実践家たるべく訓練されなければなならいという学習課題が生まれることになる。

よりよい人間関係を築く技術や、よいコミュニケーションを図る技術などが強調される理由は、この「看護・介護過程展開」の構造に依拠しているのである。

先に述べた"課題解決過程としての看護・介護過程"を展開するにしても、対象者が抱える「課題に結びつく事実」をどう把握するかという、最初のステップにおいて、この「わたし」と「あなた」という関係性が影響する。

"事実"は、それを見つめ、解釈する側の人間から作られていくことが多い。

事実の意味づけをする人間の価値観が、対象者のなかに"ある事実"を作り上げていってしまうという事態が起こりうるからである。それゆえに、"情報収集"とか"事実の情報化"といわれる行為のなかに、危険な要素や考慮すべき構造が隠されていることを学ぶべきであろう。

> 「観察する」ことは、相手の言動の"意味するところを読み取る"ことである

"事実の意味づけ"をすることを、"観察"と称している。つまり、「観察する」という行為は、相手の言動の"意味するところを読み取る"ことなのである。

「看護・介護過程」展開において、もっとも難しいのは、援助者の目を通して"観察する"という行為そのものである。そうであるからこそ、学生たちには、自分の価値観で見ることを学ばせるのではなく、「専門家の視点」で見ること、つまりは"現象の意味を専門家の頭で読み取ること"を学ばせるべきなのである。

> "現象の意味を専門家の頭で読み取ること"を学ばせる

この「専門家の視点」で、具体的な対象を見つめることができるようにすることが、実習の大きな課題となる。

ここに、筆者が所属する大学の学生（4年生）が、介護福祉実習で利用者とかかわったときに書いた「介護場面のプロセスレコード」を提示する。

学生自身は、深く自覚して行動したわけではないようだが、プロセス（介護過程）のなかには、確かな"事実の読み取り"があり、素晴らしい"観察"がなされているのがわかる。このプロセスレコードは、まさに対象の見つめ方を示すモデルとなりうるものである。(「プロセスレコード」参照)

介護場面のプロセスレコード

【利用者の状況】
K.Sさん。女性。86歳。慢性気管支炎,認知症。歩行は介助,排泄・食事は半介助。
耳が遠いが,耳元で話しかければ簡単な会話は可能。ただし言葉は聞き取りにくい。
食は細く,普段食事にはあまり手をつけない。この日は昼食の介助を行なった。
メニューは,ロールパン(2個),ロールキャベツ,コンソメスープ,サラダなど。

【利用者の言動と状況】	【介護従事者の認識】 (感じたこと,思ったこと)	【介護従事者の言動】
	(1)今日はKさんの食事に最後までつきあおう。	(2)「さあKさん,食事にしましょう」
(3)箸をもてあそんでいたが,食物をのせたスプーンを手渡すと,食べ始める。	(4)今日はずいぶん食欲があるみたい。でも,同じものばかり食べているなぁ。	(5)「Kさん,ほうれん草は嫌い?」スプーンにほうれん草のおひたしをのせて手渡す。
(6)とても嫌そうな顔をして首を振る。	(7)やっぱり嫌いなんだ。無理に勧めるのはやめよう。	
(8)しかしKさんは,ほうれん草の器に手を伸ばし,手づかみで食べようとする。	(9)あれ? 本当は食べたいのかなぁ。もう一度スプーンにのせてあげよう。	(10)「Kさん,これ食べてみる?……」
(11)スプーンを差し出されるとやはり嫌そうに顔をそむける。	(12)スプーンが嫌なのかもしれない。手の上にのせてみようか……。	
(13)手の上にほうれん草をのせると食べはじめる。	(14)やっぱりスプーンで食べさせられるのが嫌だったのかな。他の物も手渡してみよう。	(15)「はいKさん。今度はパンだよ……。あと,ロールキャベツとサラダもね」
(16)手渡す食物は,次々と口にする。いつになく旺盛な食欲。しかし右隣の人や皿やコップに手を伸ばそうとする。		(17)「Kさん,それは隣の人のだよ。Kさんのコップはこれ」
(18)正面にあるKさんのコップを手渡すが,やはり右隣の人の食器に手を伸ばす。	(19)どうしてかなぁ。隣の人の皿はおいしく見えるのかなぁ。でも左の皿には関心がないみたいだし……。	(20)「Kさん,はいどうぞ。これ食べてくださいね」と,パンを手渡す。
(21)パンを手にするが,すぐにテーブルに置く。どこかイライラした様子。	(22)右側がよく見えるから手を伸ばすのかもしれない。Kさんの食器を右寄りに置いてみよう。	(23)右より少し遠い位置にコップを置く。
(24)コップに手を伸ばし,スープを飲む。	(25)やった。やっぱり右寄りのものが取りやすいんだ。他の皿も移動してみよう。	(26)他の食器も右寄りに移動する。
(27)次々と皿に手を伸ばし,パン以外のものはほとんど食べてしまう。残ったパンをもてあそんでいる。	(28)パンが1個残っているけど,食べるかなぁ。Kさん,もう飽きたみたい。	(29)「Kさん,パン食べない?」
(30)「……もう,ええ」	(31)Kさんもはっきり言ってるし,今日はもういいかな。それにしてもよく食べたなぁ。	(32)「おいしかったですか?」
(33)「ああ……。×××(聞きとれない)」	(34)よく聞こえないけど,好きなものだったみたい。	(35)「じゃあ,お皿片づけますね」下膳する。

169

学生は，利用者K.Sさんについて，実習開始時点で「食事が細く，好き嫌いが激しい人」という紹介を受けており，初めは苦手意識があったようだが，「今日はKさんの食事に最後までつきあおう」という意識で臨んだ場面である。
　このプロセスレコードの内容は，"観察とは現象の意味を読み取ること"であるということを，見事なまでに示している。スプーンが嫌いなら手で食べられるだろうかとか，右隣の人の食器に手を出すのは，品性が卑しいからではなく，右側にあるものがよく見えるためかもしれないなどと，現象の意味づけがきちんとなされているのである。
　「介護過程」はここから出発する。
　Kさんにとって解決すべき課題は，「好き嫌いがあること」でも「隣の人の食器に手を出す癖」でもない。Kさんは「手を使って食べたい方」であり，「左の視野欠損がある状態の方」なのである。
　本来は，この視点に基づき，チームの「ケアプラン」が立案されるべきであろう。そうすれば，Kさんはいつも豊かな気持ちで，デイセンターにおける昼食をとることができるようになる。
　このように「看護・介護過程」の展開においては，"事実がどう意味づけられたか"という，出発点となる"観察"内容が，その後のケアプランの方向性に大きく影響する。それゆえに，観察する人の"資質"が大事なのであり，援助者には，よい援助者になるための"訓練"が課せられるのである。
　ナイチンゲールは，「訓練の大事さ」について，次のように語っている。

訓練についてのナイチンゲールの言葉

「自分自身の五感によってとらえたさまざまな印象について，行き届いた心を向ける訓練された力――これが看護婦であることの《必要条件》である。というのは，そのさまざまな印象は，その患者がどんな状態にあるかを《語り》かけているはずであるからである。看護婦の眼と耳とは訓練されていなければならない。」[1)]

「観察は私たちに事実を告げる。思考は事実の意味を知らせる。思考は観察力とともに訓練をも必要とする。」[2)]

　観察がいかに大事であるかがわかったとしても，その観察力は訓練されなければ向上しないのだと，ナイチンゲールは説く。専門家として，自らの目と耳とを訓練してはじめて，よい実践が展開されるのである。

　ここに，実践者教育における「実習」の意味とその重みが見えてこよう。
　「看護・介護過程」を展開するにあたっては，"専門家としての視点"で対象者

---

1) F.ナイチンゲール著，薄井坦子他訳「看護婦の訓練」『看護小論集』p.143～144, 現代社，2003.
2) 同上書，p.145

を見つめる眼と，自らの観察力を十分に養い，思考力を訓練することが必要不可欠の条件である。

2．「KOMI理論」で展開する「看護・介護過程」の視点

「看護・介護過程」の展開という実践方法論は，その展開の道筋においては，誰が説いても同じ表現になる。それは，対象者が抱える課題について分析し，課題解決のための方策を立てて実践するという，実践のプロセスそのものである。

しかしながら，ここに大きな落とし穴がある。それは，前述したように，「看護・介護過程」をたどるには，まず対象の状態を"観察し"，"何がどう課題なのか""どうすることがケアの独自性を発揮することになるか"を，特定しておかなければならないからである。つまり，何を，どう観察し，どのようにアセスメントするか，という点を明らかにした「理論」が，その「看護・介護過程」の方向性を導き，決定していくのである。したがって，理論なき「看護・介護過程」の展開はありえない。

現在の看護教育において，さらに介護福祉教育においても，「看護・介護過程」の展開というテーマを教えるときに，それを支える明確な援助理論と連動させることなく，単に一般論としての「看護・介護課程」のあり方を伝えているのが現状である。この状態では，「看護・介護過程」から導き出される援助方法は，これまた一般論のレベルに留まることだろう。

"「看護過程」は理論と連動する"ということをわかりやすく説明するために，2つのアメリカ看護論を用いて述べてみたい。

わが国の看護界で長年活用されている代表的な看護論のなかに「ヘンダーソン看護論」と「オレム看護論」がある。

この2つの看護論の共通項は，「人間が自分で自分のケアができなくなった時，看護職がある時にはその人に代わって行動し，ある時には指導し，教育することで自律と独立を助けるというものの見方である。」[3]

そして「『ヘンダーソン看護論』においては，看護の基本的構成要素である14項目に着目し，それをもとに欠けたところを発見し，欠落した部分を補うように看護方針を立てる。また，『オレム看護論』においては，普遍的セルフケア要件，発達的セルフケア要件，健康逸脱に関するセルフケア要件を調べ，その人にとって何が欠けているか，また，どこにどんな問題があるかを見ていき，看護システム（計画）をデザインするのである。」[4]

ここでは，両者の看護過程展開の道筋（方法論）は，同一であることがわかるであろう。しかし，対象を"どんな視点"で見つめ，"欠けたところをどうアセ

3）金井一薫『KOMI理論——看護とは何か，介護とは何か』p.122，現代社，2004．
4）同上書，p.123．

スメントするか"また肝心な"看護師は何をどう代行するか"という点においては，両者は大きく異なるのである。

このように，「看護・介護過程」を展開するときには，実践を導く理論が必ずその前提条件としてあり，その前提理論に基づいてアセスメントがなされていくのが普通である。そうでなければ，専門家の頭と実践が一致するはずがない。

<small>対象者の「何を，どう見るか」</small>

繰り返しになるが，それは「看護・介護過程」の出発時点における"事実の意味づけ"と"観察のあり方"にすべての鍵がある。対象者の「何を，どう見るか」という，きわめて簡単そうに思える事柄のなかに，専門家の眼と頭が隠されており，その先にある，実践の方向性を決定づけていくのである。

<small>"何を，どう代行・援助するか"</small>

さらに，"何を，どう代行・援助するか"という点も，大きなテーマである。これは各々の理論の"目的論"に相当するもので，看護・介護実践に"目的論"が必要なのは，"目的論"がこの点を明確にし，実践を一定の方向に導いてくれるからである。

<small>アメリカの現状</small>

アメリカでは約半世紀にわたる長い「看護論構築の時代」を経て，今や，世界に進出させた数々の看護論を実践に移すべく"黄金の時代"を迎えたはずであるにもかかわらず，マネジドケアの到来という国全体の制度改革の波を受けて，理想とする実践を形に移せないばかりか，看護師不足の事態に陥るなど質の高いケアを実現するには深刻な状況にある。[5]

専門職ナースたちは，具体的ケアの指示を下位ナースたちに与えて，彼らは主に患者教育や指導を行ない，ケア全体を統括し，監督するという方向に動いており，かつてヘンダーソンが主張した"基本的ケア"や"身体的ケア"からは完全に遠ざかっているのが実態のようである。

「看護過程」の展開にはその前提となる看護論の存在が不可欠であることを教えてくれたのはアメリカのナースたちであるが，さて，わが国のこれからのケアはどういう方向に進むべきなのであろうか？「看護・介護過程」の展開が重視され，学生の記録のみならず，臨床の業務記録においてもこの形式が求められているわが国にあっては，このテーマはますます充実・完成させていかなければならないだろう。それに伴い「看護・介護過程」を展開するにあたって，「ケア論」や「看護論」「介護論」が必要な理由も顕在化するであろう。これまでのように情緒的で，かつ個人的な"看護観"や"介護観"レベルのものでは，「看護・介護過程」は導けない。専門職のあり方を賭けた「ケア論」がなければ進めない時代が来ているのである。

今，だからこそ，「KOMI理論」なのである。

<small>今こそ「KOMI理論」</small>

「KOMI理論」においては，「病気や症状によって引き起こされた生活過程の不自由さや制限に眼を向けて，その人が自ら行なえなくなった生活過程を，その

---

5) ダナ・ベス・ワインバーグ著，勝原裕美子訳『コード・グリーン──利益重視の病院と看護の崩壊劇』日本看護協会出版会，2004．

人に成り代わって行なうという筋道で援助していく」ところに，ケアの独自性を見出している。そこに流れる「看護・介護過程」の道筋は，上記の「ヘンダーソン理論」や「オレム理論」と同様であるが，出発点にあたる，"何を，どう見つめるか"という点や，実践のあり方を規定する"どの方向で，何をすることがケアなのか"という，その内容設定において，大きな差異があるのである。

「KOMI理論」においては，"生活の処方箋を描き，生活過程を整えていく実践"にケアの本来あるべき姿を定めている。また，対象の見つめ方として，「生命過程」「認識過程」「生活過程」「社会過程」「自然過程」の5領域を設定し，それぞれの関係性について明確にしたあと，各構成要素のなかで欠けたところや残されたところに着目して，"5つのものさし"の視点で，ケアの方向性をアセスメントしていくのである。

> "5つのものさし"の視点でケアの方向性をアセスメントしていく

この視点は，現在のアメリカ看護の視点や活動の実態とは，大きく異なるので，教師たちは，もはや「どの看護論」を選択するかを決定しなければ，「看護過程」そのものを教育できないところまで来ている。

また，介護福祉界においては，「介護過程」を導く理論そのものが欠如しているので，介護保険制度導入期に作成されたいくつかのケアマネジャー用の"アセスメントツール"に頼り，それらのツールに従った「介護過程」を導いたりしているが，それでは，介護の本当の姿を特定することはできないだろう。「介護論」と「介護過程」を結びつけるという視点をふまえたうえで，教育理念における確かな柱を据えなければならない。

これで，「看護・介護過程」の展開には，それを導く理論の存在が不可欠であるという，筆者の論理が理解されたことであろう。

では，次に「KOMI理論」で展開する「看護・介護過程」の道筋を述べてみよう。

このテーマは，すでに本著の第2章で展開したが，重複を承知で，再度整理してみる。

「KOMI理論」に基づく「看護・介護過程」の展開

ここで，「KOMI理論」における"方法論"を再確認してみよう。

「方法論は，対象者の症状や病状や種々の障害によって引き起こされる"生活過程に生じる制限や不自由さ"に着目して，その人が自ら行えなくなった生活過程を，その人に成り代わって行うという筋道で援助していくことである。この場合，人体が用意している回復のシステムや生命のメカニズムが発動しやすいように，最良の条件を生活過程のなかに創りだすことである。」

> 「KOMI理論」に基づく「看護・介護過程」の展開

「看護・介護過程」は，この方向でケアを実現するために，実践の筋道を立てるのが使命である。

上記の"方法論"の記述のなかで，重要な視点をまとめてみよう。それは，

> "方法論"のなかの重要な4つの視点

①症状や病状や種々の障害が「生活過程」に影響を及ぼす
②「生活過程」に生じる制限や不自由さを具体的に知る
③"生命の回復システム"が発動しやすいように思考する
④最良の条件を「生活過程」のなかに創り出す

上記の4点が，ポイントである。
さらに「KOMI理論」では，②の"生活過程に生じる制限や不自由さ"が生まれてくる原因を，次の4点においている。

ⅰ：生命過程の乱れ
ⅱ：認識過程の乱れ
ⅲ：社会過程の乱れ
ⅳ：自然過程の乱れ

そこで，"生活過程に生じた制限や不自由さ"が，上記4点とどのようにかかわっているかを見ていくプロセスが必要になり，その視点で対象を見つめていくことが，すなわち"観察"であると説く。同時にそれが"情報の収集"となるのである。このなかでも特に，「生命過程」と「認識過程」と「生活過程」の3者のあり方を通して，対象者の生活の全体像を描くところに，ケアワーク原理論としての「KOMI理論」の特徴がある。

> 対象者の生活の全体像をわかりやすく視覚化したKOMIの情報収集シート

この点を視覚化してわかりやすくしたのが，「KOMIチャートシステム」における情報収集シート，とりわけ「KOMIレーダーチャート」と「KOMIチャート」である。

したがって，「KOMIレーダーチャート」と「KOMIチャート」に掲げられた観察項目に照らして，対象を見つめられるようになれば，"何を，どう見るか"というテーマをマスターすることになる。結果として，対象者の「生命過程」と「認識過程」と「生活過程」の状態が浮き彫りにされるので，次は，その情報をケアの"目的論"の頭，すなわち，"5つのものさし"の視点でアセスメントし，その先に，"何を，どうすればよいのか"というケアプランを立案するのである。この時の方向は，「生命の回復システムが発動しやすいように，最良の条件を生活過程のなかに創り出すこと」なのである。

これが，「KOMI理論」をベースに展開する「KOMIチャートシステム」による「看護・介護過程」展開方式の内容である。

結果として日本の看護・介護職はともに"生活している人間"に焦点を合わせ，その生活の不自由さに関心を寄せながら「生活過程」を整える実践ができる人材として育成される。

3．実習記録としての「KOMI記録システム」

「KOMIチャートシステム」が，「KOMI理論」による「看護・介護過程」展開様式であるなら，それはそのまま「看護・介護実習」における記録用紙として活用できるはずである。

では，実際に「KOMIチャートシステム」を含む「KOMI記録システム」は，今後の「看護・介護実習」にどのように活用できるだろうか。

ここに具体的な方法を提示し，その有効性について考察する。

> 「看護・介護実習」における「KOMI記録システム」の活用

(1) 実習の初期段階における活用

看護実習における初期段階の臨地実習は，「基礎看護学」実習，いわゆる"基礎実習"である。そのうち，もっとも早期に行なわれる1～2週間程度の実習においては，見学的な要素と体験学習的な要素が強いので，一般的には「看護過程」の展開という学習項目は入らないが，この1～2週間程度の短期実習においても，対象の特性をつかむための訓練は不可欠の課題である。

また，介護実習は通常，3段階に区分され，第1段階の実習は，2年課程の学生たちを例にとれば，1年次の後期に約2週間にわたって行なわれることが多い。この第1段階の実習においては，現場に慣れるためのカリキュラムが組まれ，学生たちは実際の介護業務に組み込まれて動くことになる。したがって，第1段階の実習における修得目的は曖昧で，ともすれば"現場の雰囲気"や"現場の実情"を知ることに目的が置かれやすい。しかし，この2週間の体験は重要で，この間に，介護福祉士として観察すべき事柄を，しっかりと身につけさせなければならない。

看護・介護いずれの課程の学生にとっても，学習初期の実習体験が及ぼす心身への影響は大である。

年々，対人関係において，過度な緊張を抱きやすく，また自己表現がままならない学生が増えているなかで，看護・介護という，まさに「対人援助技術」をベースに進められていく実践過程の初期学習の内容は，本来，学生1人ひとりに合った，きめこまやかなものが設定されていなければならないだろう。初期実習における体験のさせ方，学習内容が問われてくるのである。

特に"対象者の理解"というテーマを，どのようにして修得させるかは，「基礎技術」の修得にも増して，大きな課題である。患者・利用者と何となく楽しく話せばよいというレベルではなく，"何を""どのように見るか"という，専門家の視点での取り組みができるようにすることが，不可欠の要素である。この段階から，看護・介護の筋を通すことが求められる。

しかし，学習の進度として，まだこの時期には，「KOMIチャートシステム」

> 対象者の"何を""どのように見るか"を専門家の視点で取り組めるようにする

全体を活用するという学習は行なわれていないことを考えると，この段階では本来の「看護・介護過程」の展開は不可能であり，対象者理解の内容とレベルは，自ずから限られてくる。とはいえ，この段階から，対象者を見つめる「生命過程」「認識過程」「生活過程」という視点は教えられているべきであり，実習においても，上記3つのポイントで対象を見つめるという訓練を開始するのが賢明であろう。

この視点で作成された「記録用紙」が，次に示す「KOMIフレンドリーチャート」である。この用紙は，「ふれあいカード」という名称で，長岡看護福祉専門学校の荒木重嗣先生が発案したものを，一部修正して，新たにネーミングしたものである。以下は，荒木氏の言葉である。少し長くなるが引用しよう。

> 対象者の「生命過程」「認識過程」「生活過程」を見つめる視点で作製された「KOMIフレンドリーチャート」

「2週間の基礎実習の目的の1つに"利用者との人間的ふれあいを通して利用者を理解する"を掲げ，利用者の施設での生活状況を知り，利用者の思いを感じ考えることを課題にしている。ふれあいカードに利用者と会話して得た情報や観察によって得た情報をまとめていく課題である。この方法は，学生が決められたアセスメント項目をただチェックするというような，アセスメント様式に頼ってしまうことを排除し，また施設での個人情報にも頼ることを極力少なくし，主に利用者と会話してきた内容から，利用者の生活史，現在の身体状況，生活状況，本人の願いや思いを聴いてくるということをねらいにしている。

実習終了後，介護過程展開についての講義を行い，KOMIチャートシステムの中心部分である「KOMIチャート」（生活過程判定項目）と「KOMIレーダーチャート」（生命過程判定項目）の説明を行い，その後，ふれあいカードの対象者の情報をそこに転記する演習を行う。この実習は介護福祉士としての，いわば原初体験というべき実習であり，そこで学生たちが懸命に接してきた利用者であるから，KOMIチャートシステムへの転記にも熱意がこもる。この演習を通して，何をどう観察し，自分は何が観察できていなかったのか，何ができていたのか，また利用者を全一的に理解するとはどういうことを意味しているかを知るのである。」[6]

> 「ふれあいカード」を一部修正して作成された「KOMIフレンドリーチャート」

このたび「ふれあいカード」は，「KOMIフレンドリーチャート」に修正されたが，この記録用紙の存在理由は，上記の荒木氏の言葉にあるとおりである。

ここに，実際に活用された「ふれあいカード」を紹介し（「ふれあいカード」参照，綜合看護，2003年1号，p.81より），新しく作成された「KOMIフレンドリーチャート」を提示する（「フレンドリーチャート」参照）。

「KOMIフレンドリーチャート」は，看護基礎実習においても活用可能であろ

---

6) 荒木重嗣：介護過程展開教育の課題とKOMIチャートシステム活用の効果，綜合看護，2003年1号，p.77〜85．

ふれあいカード

ふれあいカード

長岡看護福祉専門学校　介護福祉科
A－　　　　氏名　　　　　

| 氏名 | ○○さん | 男・(女) | 生年月日 | T3年4月10日　85歳 | 施設名(棟名) | 介護老人福祉施設　Yの里　H棟 |

【生まれた所・職業】
- M郡和島村で生まれる。
- M郡寺泊町に住んでいた。
- 尋常小学校卒業
- 結婚2回　実子なし
  2回目の夫の子供2人を育てる。
- 農業をしていた。
- 4年前から施設に入所されている。

【病歴・障害歴・介護の様子】
- 子宮手術
- 腸閉塞手術
- 胃潰瘍入院
- 脱水入院
- 喘息入院
- 骨粗鬆症入院
- H10左大腿部頚部骨折
- その後ADL低下

【現在】
- 気管支喘息
- 合併変形性脊椎症
- 左目炎症（白内障）
- 湿疹
- 認知症なし
- 体重40.9kg

社会との関係に影響する暮らし

わたしの思い・願い
「楽に死にたい。望みなんてないよ。」

- 趣味なし
- 嫁に行ってからはずっと百姓
- 昔は寄り合いでお茶を飲むのが楽しみだった。

短い髪にカチューシャをしているおしゃれ
白内障
歯が一本で、毎日必ず口を塩水で洗う　綺麗好き

- 婦人会に参加していた。
- 百姓で小作人が何人もいて畑もしていた。
- お嫁さんは、2年前から肩を悪くされ、なかなかお見舞に来れない。
- 嫁が栃木に住んでいるのでお見舞なかなか来れなく淋しい。

腰がやめるといつも言う
農業で外に出ていたので肌は黄土色
左足骨折手術で金属が入っている。
左足をかばって右足も痛い。

生命を支える暮らし
- 食事は三食粥　刻み食
- 入浴は1部介助
- 排泄は自立するが移動は車椅子を使用。
- 2年前、食堂での転倒が忘れられず（本人は、他の利用者につきとばされたと言っている）立つこと・歩くことに恐怖心を持たれる。
- タオルケットにフトンを掛けている。寒がり。
- 夜になると足が痛くてしかたない。
- 週2回ホットパックを腰・足に行なっている。
- 衣類整頓が苦手
- ライスカレーが大好き！

- PTと仲良しで、肩たたきをしてもらうことを楽しみにしている。
- 担当の若い寮母さんを○○ちゃんと呼んで、まるで孫のように可愛がる。
- 歩行訓練が大嫌い。

- 強い口調で時折利用者に「うるさいからだまってなさい」
- 認知症の進んだ利用者には、「ちゃんと目をあけて見なさいよ」と優しい口調で話しかける。
- グループ活動には参加しない。（バカにされているようで嫌だという）

人との関係に影響する暮らし

【家族構成】
- 2回結婚，夫は亡くなっている。
- 2回目の夫の子供の1人の嫁が身元引受人
- 姉弟6人のうち健在なのはSさんと1番下の弟だけで他の弟（4人）は死別。

【こんな方です】
Sさんは、食事も排泄も自分でされています。週2回の入浴を、とても楽しみにされている方です。比較的温和で、学生の私にも「あんた一生懸命だから頑張りなさい」と声を掛ける反面、グループ活動には参加しない。歩行訓練をとても嫌がる頑固な面もあります。それはSさんらしさSさんの持つ個性だと思いました。Sさんに何かしたいことありますか？と尋ねたところ「もう楽に死にたい」「望みなんてないよ」と淋しい表情をしました。時々1人で淋しい表情を浮かべていました。

記載日　　　年　　　月　　　日

KOMI フレンドリーチャート

作成者・

| 氏名 | 男女 | 生年月日 MTSH　年　月　歳 | 施設名 |

【生まれた所・職業】　　　　　　　　　　　　　【病歴・障害歴・介護の様子】

第3分野　社会とつながるその人らしい暮らし

第1分野　生命に直結する暮らし

第2分野　人との関係に関係する暮らし

【家族構成】

【この方のこだわり】

記載日　平成　年　月　日

う。

　この記録用紙の活用は,「KOMIチャートシステム」への導入としては,なかなかユニークであり,かつ有効である。

(2) 看護実習における「KOMI記録システム」活用への提案

　「KOMIチャートシステム」は,「看護過程」展開には不可欠の記録様式である。それは内科系であろうと,外科系であろうと,または在宅ケアであろうと,どんな条件の実習においても活用可能なのである。「KOMIチャートシステム」の目的が,疾患によって不自由になった「生活過程」に着目して,"生命の回復システム"が発動しやすいようにと考えながらその生活の不自由さを補うべく,最良の条件をその方の「生活過程」のなかに創り出していくという,看護本来の目的に合致したものだからである。

> 「KOMIチャートシステム」は「看護過程」展開に不可欠の記録用紙

　可能なかぎり「基礎看護学」実習から活用し,同じ発想で一貫して,すべての各論実習で展開すれば,どの教科にあっても,またどんな疾患においても,"看護的に生活過程を見つめる眼"は同一であるということを,学生たちは学ぶはずである。そして「KOMIチャートシステム」の活用能力は,抜群に上がっていくだろう。

　それゆえに,「KOMIチャートシステム」は,「基礎看護学」実習の後半部分から,「在宅看護論」「成人看護学」「老年看護学」「精神看護学」実習の,いずれの実習においても活用することを勧める。しかし,「小児看護学」や「母性看護学」実習においては,年齢や疾患によっては「KOMIチャートシステム」をそのまま活用しづらい対象者(たとえば,5歳以下の子どもや,出産目的の妊産婦など)が出てこよう。その場合には,活用時になんらかの工夫が必要である。「ベビーレーダーチャート」や「マタニティチャート」などが開発されてきているので,こうした用紙の活用を考えるとよいだろう。

　ところで,看護系の実習にあっては,"疾患の理解"や"治療処置"また"検査手順"などの学習は不可欠である。そのために,これまで学生たちは"疾患"や"症状"の理解のための学習に,相当量の時間とエネルギーを費やしてきた。だが,この学習が「看護過程」の展開とどう結びつくのかという視点での教育がなされないかぎり,臨床自体がそうであるように,学生たちの関心と興味は,医学・医療の方向に向かって行かざるをえない。

　ここにおいて「KOMI記録システム」活用の意義が出てくる。

　看護の目的にそった「看護過程」が展開できるように訓練することと,疾患や治療方針や検査の手順を学習することとは矛盾しない。なぜなら,疾患や症状によって,今の「生活過程」の制限が生じているのであり,その「生活過程」を整えるという技術は,疾患や症状の性質をよく理解していなければ,編み出せないという性質を持っているからである。

　したがって,「KOMIチャートシステム」を正しく活用する訓練をするなかで,疾患や症状を看護の眼で見ていく視点を養うのが本筋である。両者を切り離して

考えてはならない。

　しかし、ここでまた繰り返しになるが、「看護過程展開」と「治療過程展開」とは、区別してとらえることが肝要である。「看護過程展開」には、疾患や治療内容を理解していることが必要ではあるが、決して「治療過程」を展開することが看護師の仕事ではないという点の押さえがいるのである。

看護実習のなかで「KOMI治療展開シート」を活用することの意義

　この点を明確にするためにも、看護実習のなかで「KOMI治療展開シート」を活用することは有意義であろう。受け持ち患者にとって、どんな治療がなされ、どのような症状の観察が必要であるかなどを、一覧表にして管理し、学習するのである。

「KOMIケアリングシート」を"ケアリングパス"として活用する

　また、「KOMIチャートシステム」だけでは、受け持ち患者に対する適切な行動計画が見えてこないので、「KOMIケアリングシート」を"ケアリングパス"として活用して、1週間ごとの行動目標を設定するというのもよい。特に、外科系の実習においては、「KOMIチャートシステム」を活用するだけでは物足りない。実際の看護管理面も含めたトータルな実習ができるように設定すべきであろう。

　さらに、次のような学習課題を設けたらどうであろう。

　「KOMIチャートシステム」において、"行ない整える内容"が導き出されたら、さらにその先に、具体的援助技術のあり方を研究させるのである。たとえば、痒みのためのケアを計画したとする。痒みは何から生じるかを調べると同時に、これまでなされた"痒み緩和のためのケア"の具体について、過去の文献などを検索して、現状を分析し、さらに創意・工夫してケアの方法を編み出していくのである。こうした看護技術の研究が、「KOMIチャートシステム」の記載と同時並行して行なわれていくことで、学生たちの看護能力は大いに高められていくことであろう。

　看護技術の研究テーマは無尽蔵に存在する。「褥創ケア」「嚥下訓練」「排泄の自立訓練」「座位保持訓練」「急性期リハ」「口腔ケア」「車椅子自走訓練」「睡眠ケア」など、とにかく何でもよいのである。こうしたテーマを自分で見つけて工夫していくことで、看護が楽しく、また面白いと感じる要因になるに違いない。

　また、看護実習においては、学生が時間の経過とともに"よいケア"を提供することによって、患者たちの心身の状況に、大きな変化が現われることを見て取れることが多い。この点も看護に喜びを感じる瞬間である。「看護過程」の最終段階である"実践の結果"についても、きちんと「KOMI理論」の"5つのものさし"の視点で評価・記載しておくことが必要である。

　どんな学生であっても、専門家としての道を歩むように訓練をすることによって、"優れた実践家"になれるのである。看護実習の目的を見失わないように、しっかりと学習内容を伝えることで、科学的裏づけを持った、本物の看護師としての資質が養われていくことであろう。

（3）介護福祉実習における「KOMI チャートシステム」の活用とその効用

　介護福祉士養成校の「介護福祉実習」において，「KOMI チャートシステム」が，「介護過程」展開のための記録用紙として活用されることは，きわめて自然なことである。

　それは「KOMI チャートシステム」自体が"生活の処方箋を描き，生活過程を整える実践"を導くものとして考案されたからである。介護福祉実習においては，看護実習で問題となるような，高度の治療を受けている方を対象とすることはないし，個別の生活のあり方にそって，生活を整えていく実践が展開できることを，第1の実習目的としているのであるから，「KOMI チャートシステム」の理念と目的とに完全に合致しているのである。

> 介護福祉実習の目的は「KOMI チャートシステム」の理念と目的とに合致している

　それゆえに，介護福祉実習においては，第2段階の実習から，本格的に「KOMI チャートシステム」を導入できればベストであろう。この場合，ある一定の時間を割いて，「KOMI チャートシステム」自体の活用法を学習させる必要がある。特に，「KOMI レーダーチャート」と「KOMI チャート」を通して人間一般を見る眼を養い，マークの仕方，さらに「グランドアセスメント」の書き方に関しては，きちんとそのルールを教えておくことが肝心である。そうでないと，実習に出てから，学生自らが自己判断で「KOMI チャートシステム」を使うことになり，誤った記載や使い方の間違いなどを，訂正することができないまま終了してしまう可能性がある。

　また，第2段階の実習といえども，「介護過程」の途中までの展開でよいということにはならないので，「KOMI チャートシステム」の全記録用紙が活用されるように，指導の時間配分をしなければならない。

　第3段階の実習においては，第2段階の内容をより進めた形に持っていく必要があるが，この段階では，先の「看護実習」の項で述べたと同じように，なんらかの"介護技術"の工夫に取り組むように指導することで，学生個々人の実践力をアップさせることができるだろう。第3段階の実習についても，実習前後の指導演習を有効に活用することが，「KOMI チャートシステム」の展開にとっては大事なポイントとなる。

　「KOMI チャートシステム」は，介護実習施設の種類を問わず，どこでも展開可能である。老人施設はもちろんのこと，心身障害者施設においても，また訪問介護実習においても活用できるので，正しい記入の仕方を，事前に十分学ばせることで，自らの介護行為に裏づけができ，自信を持って取り組むことができるようになるはずである。

　介護福祉実習において，「KOMI チャートシステム」を活用する機会は，第2・第3段階の2回しかないので，訓練という点から見ても，できるかぎり活用し，学生たちが介護の醍醐味を味わうことができるように，学校全体で準備したいものである。

「KOMIチャートシステム」の利点

以下に,「KOMIチャートシステム」の利点をあらためて整理してみた。
① 把握した情報を,一目で全体像がわかるように処理できる。
② "もてる力"に焦点を当てた課題分析がしやすい。
③ 個別のケアプランが立てやすい。
④ 理論に基づいた介護が展開できる。
⑤ 利用者への情報開示に適している。
⑥ チームケアや他職種との連携に有効である。
⑦ パソコンと連動させて使用できる。
⑧ 教育的効果が期待でき,かつ,臨床研究の道具として活用できる。

こうした利点を持つ「KOMIチャートシステム」は,介護福祉教育におけるパイオニアとしての役割を果たし,今後の看護・介護実践の連携と協働というテーマにとって,大きな役割を果たしていくものと思われる。

次に,本年度の日本社会事業大学・介護福祉コースの学生たちが,初めて「KOMIチャートシステム」を活用した実習を終了した段階で書いた感想文を紹介しよう。

介護福祉実習生の感想文

a:介護を理論的に見ていくことを実践できたことは,画期的だった。専門職として必要な視点だと思う。
b:判定項目が生活に密着しているため,利用者の細かい日常のこと(何をどう感じ,行動しているか)を気にするようになった。
c:今までは自分の主観が強く働いていた。しかし,(KOMIチャートシステム)を使うことによって,誰もが共有できる客観的事実に基づく,トータルな視点からのケアの展開の可能性が広がるのではないかと感じた。また,ケアを考えるうえで,"もてる力"を活かしていただくためにできるケア,それは,1つではなく,さまざまな要素があることに気づかされた。
d:利用者の方を身体面,認識面,行動面とさまざまな側面から見つめることができ,チャートにそって見ていくことで,ケアの方針が立てやすかった。
e:利用者の生活全体について,細かく,もれがなく見ていくことができた。自分では気づききれない視点("小管理"や"性"など)を「KOMIチャート」が与えてくれたことは大きかった。
f:すべてのケアにおいて,原点というか,理由を求め,納得しながらケアをした。
g:利用者の行動の1つひとつを考えながら見つめ,「できること」「できないこと」について,深く考えることができた。
h:生命の営みは1つひとつがバラバラに成り立っているのではなく,連続性があるという視点は,さまざまな実践につながると思った。
i:「KOMIチャートシステム」を使うことによって,情報を客観的に見つめ

ることができ，どのような視点で考えればいいのかわかるきっかけになった。見落としてしまいがちな"もてる力"を強めるケアについて，考えやすくなるツールだと思った。

このように，学生たちの多くは，「KOMIチャートシステム」を活用した実習を体験することによって，介護の姿や実践の課題について，より深く洞察できるようになっている。

実習施設との連携の問題や指導時間の不足，他の教員との調整の問題など，まだまだ多くの課題をかかえているが，筆者も学生たちの「声」に，元気と勇気をもらいつつ，1つの理想の形を目指して歩みつづけていこうと考えているところである。

第10章 「KOMIの認知症スケール」と "スタンダードケアプラン"

　高齢化率の着実な上昇と並行して，老人退行性疾患の代表としての認知症は，これからの日本が解明すべき重要な疾患の1つである。

　研究者たちの地道な努力によって，徐々に認知症の本態が明らかにされ，解明への道筋が見えはじめているとはいえ，認知症ケアの主体はケアワーカーであり，また身近に暮らす家族たちである。そのケアワークの効果が実証され，あるべきケアの方向性が明らかにされつつあるものの，そうした知識や実践力を持つのは，まだまだ一部の専門家たちであり，認知症ケアの知識体系は大衆化されてはいない。

　また，認知症の判定尺度も数多く開発されているが，それらは今のところ，認知症の診断と認知症のレベルを確定するためには有効であっても，ケアワークの立場から，患者・利用者の今の生活のあり方をプログラム化する際には，あまり役に立っていない。

　さらに，介護保険制度下における認知症高齢者の要介護認定は，必要な介護量をカバーするには十分とは言えない判定が出ることが多く，要介護度だけに頼って，認知症ケアの方針を立てるには無理がある。

　こうした状況下においては，認知症ケアに役立つ"判定尺度の開発"と，"ケアのあり方を示す指針"の存在を望む声は高い。

　本章では，「KOMIチャート」の「認識面」の黒マーク数を用いて，認知症を6類型（グレード）化し，それを「KOMIの認知症スケール」と命名したプロセスを紹介する。併せて，その認知症スケールによって分別された各グループの"スタンダードケアプラン"を，「KOMIレーダーチャート」を併用しながら立案していくプロセスについて述べる。

　この一連の過程をふめば，認知症の方々へのケアプランは，客観的な基準をもって，誰でも簡単に立てられるようになる。これは「KOMI記録システム」の応用編である。

1．「KOMIの認知症スケール」とは何か

　「KOMIの認知症スケール」とは，認知症と診断された方々の，今の状態をケアの視点で判定するためのスケールである。

　これは，筆者が所属する日本社会事業大学の平成12年度の共同研究[1]としてまとめられた研究結果を基盤にしている。以下，簡単に研究内容を紹介しつつ，

「KOMIの認知症スケール」が打ち出された経緯について述べる。

(1) 研究目的
①「KOMIチャート」の「認識面」の黒マーク数と，その黒マークが示す対象者の認識の特徴によって，認知症のグループ化を行ない，グループごとに，対象者が持つ症状・病状との相関を見る。
②そのことを通して，「KOMIチャート」の「認識面」をマークするだけで，簡単にその方の今の状態が認知症のどの段階にあるかをつかみ，ケアの具体的な方針を立てるのに役立たせる。
③各グループ別に，標準（スタンダード）ケアプランを立案する。

(2) 研究対象
認知症の状態にあると診断された，全国の患者・利用者（認知症の原因は問わない）

(3) 研究結果
①対象の全体像
＜有効対象総数＞　200名
＜男女比＞　男（71名）：女（129名）

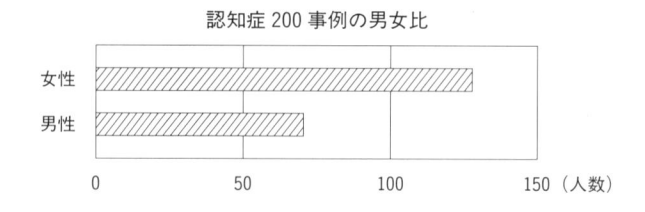

認知症200事例の男女比

＜年齢構成＞　50歳以下（4名）：60歳代（27名）：70歳代（66名）
　　　　　　80歳代（80名）：90歳以上（23名）

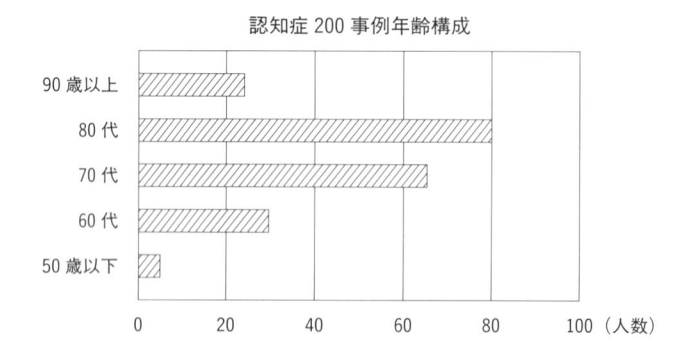

認知症200事例年齢構成

1）金井一薫他『ケアプラン策定支援システム構築のための基礎的研究——KOMIチャートを用いた「痴呆症スケール」の開発とケアの方向軸』日本社会事業大学・社会事業研究所，2001年3月

<居住比>　在宅（25名）：施設（74名）：病院（101名）
（ただし施設は老人保健施設・介護老人福祉施設・グループホームを含む）

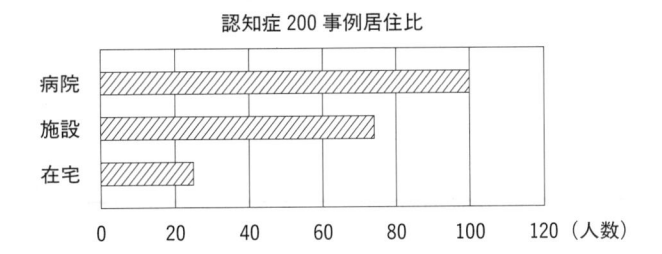

認知症200事例居住比

<認知症の分類>　アルツハイマー（50名）：脳血管性認知症（137名）：不明
　　　　　　　　（13名）

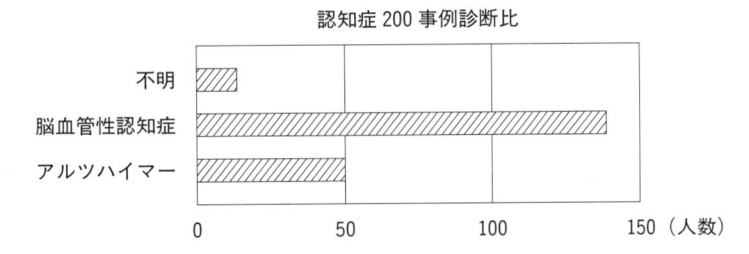

認知症200事例診断比

<認知症発症期間>　1年未満（31人）：1～3年（79人）：4～6年（32人）
　　　　　　　　　7年以上（47人）：不明（11人）

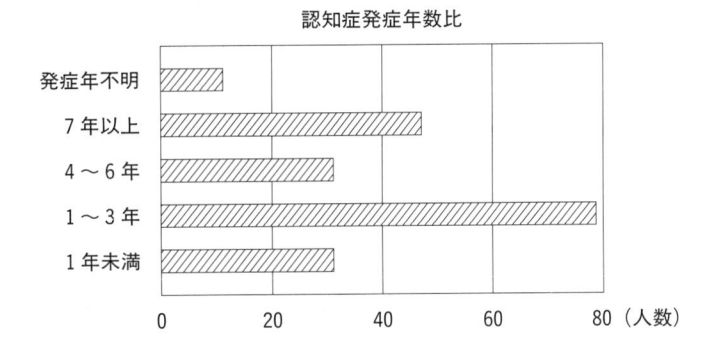

認知症発症年数比

②認知症分類のための大前提となる考え方
「KOMIチャート」の「認識面」15項目のなかのどれかに，その細目5項目すべてが白マークになる方々の出現度をもとに考える。

（表Ⅰ）「KOMIチャート」の「認識面」15項目のなかのどれかに，その細目5項目すべてが白マークになる方々の出現度と，それら大項目の名称

グループ名	第1分野	項目名	第2分野	項目名	第3分野	項目名
aグループ（37名）	0％		0％		0％	
bグループ（40名）	0％		0％		48％	変化・家計 小管理・健康
cグループ（45名）	7％	排泄・動く 眠る	26％	清潔・着脱 装い	77％	変化・家計 小管理・健康
dグループ（41名）	15％	呼吸・排泄 動く	70％	清潔・着脱 装い	90％	変化・家計 小管理・健康
eグループ（21名）	71％	すべての項目	90％	すべての項目	100％	すべての項目
fグループ（16名）	94％	すべての項目	100％	すべての項目	100％	すべての項目

   上記の表から，「認知症の法則」が見えてくる。

「KOMIチャート」から見る認知症の法則とは

   その法則とは，認知症になるとまず「KOMIチャート」の「認識面」の「第3分野」から欠落していくということである。そのなかでもとりわけ，"小管理"能力が欠落し，ついで"家計を管理する""変化を創り出す""健康を管理する"の項目に欠落が見られるようになる。この低下傾向は，比較的自立度の高いグループにおいても，また自立度の低いグループにおいても同様の結果が起きている。

   「第3分野」の欠落に次いで，「第2分野」における"清潔""着脱""装い"の項目が欠落する。

   「第1分野」の各項目は，比較的最後まで残っている。

   ③「KOMIチャート」の「認識面」の黒マークの数から見た
     認知症のグループ化

   次ページの**表Ⅱ**に示した内容が，「KOMIの認知症スケール」である。

「認識面」の黒マーク数から認知症をグループ化する

   表の縦軸は，認知症状態のレベルを示している。aからfに下がるにつれて，認知症の状態は悪化していることを示している。"グループの名称"は，各々のグループに属する方々の，特徴的な状態を一言で表現したものであり，必ずしもそのグループ全員の状態を示すものではない。また，下方にあるグループの方々は，そのグループより上方にあるグループの方々が持っている症状の大半を持っていると見ることができる。

表Ⅱ 「KOMIの認知症スケール」

グループ名	黒マークの数	グループの名称
aグループ	77.0〜50.0	記憶欠落期
bグループ	49.9〜40.0	排泄障害出現期
cグループ	39.9〜30.0	混乱期
dグループ	29.9〜20.0	混迷期
eグループ	19.9〜10.0	閉じこもり期
fグループ	9.9〜0	自己安穏期

「KOMIの認知症スケール」から見える，各グループの特徴を簡潔に説明しよう。

<aグループ>では，その95％の方に，短期記憶に欠落が見られ，また半数の方に長期記憶の乱れや見当識障害が出現している。(記憶欠落期)

<bグループ>では，aグループの特徴に加えて，便失禁や尿失禁の症状を出現する方が半数を占め，さらに徘徊がある方も23％存在する。(排泄障害出現期)

<cグループ>は，a・bグループの特徴に加えて，新たに徘徊，帰宅願望，不眠，放尿，弄便，自発性の欠如など，いわゆる問題行動と言われるものが，満遍なく出現することが特徴である。(混乱期)

<dグループ>は，あらゆる問題行動が高頻度に出現する時期である。特に家族を見分けられず，介護拒否を表出するとか，意欲の欠如が著しく目立つことが特徴である。この時期が，最大の介護困難期にあたる。(混迷期)

<eグループ>は，記憶の欠落や排泄障害は依然としてあるものの，そうした身体症状に加えて，自発性なし，意欲の欠如などの精神面での落ち込みがさらに増し，寝たきりになる方が19％も出現する。(閉じこもり期)

<fグループ>に属する方にあっては，「寝たきり」「相手がわからない」「応答不可」という3兆候が揃って出る割合が25％に及んでいる。(自己安穏期)

これら6グループの特徴は，「KOMIチャート」の「認識面」の黒マーク数と相関があり，それゆえに，黒マーク数いかんによって，グループを特定することが可能である。

「KOMIの認知症スケール」で分けた各グループの特徴

2．各グループ別に見た「KOMI チャート」と「KOMI レーダーチャート」の特徴

「KOMI の認知症スケール」における 6 グループの特徴は，「KOMI チャート」や「KOMI レーダーチャート」を通して把握することで，さらに明確になる。以下にそれぞれのチャートを示すことにする。

(1) 各グループ別に見た「KOMI チャート」認識面の平均値（図Ⅰ参照）

各グループ別に，「KOMI チャート」の「認識面」を表記してみたが，ここからいくつかの事実を引き出すことが可能である。その事実について列挙する。

> 「KOMI チャート」の「認識面」から引き出された各グループの事実

①各グループは，「KOMI チャート」の「認識面」において，黒マークが段階的に欠落していき，それに従って白マークが増えていく。白マークは，「第 3 分野」の"小管理"能力から欠落していくことがわかる。

②「KOMI チャート」の「認識面」の黒マークの状態を見ることで，認知症が今，どの段階にあるかを知ることができる。

③各グループはそれぞれ，症状・状態の出現においても特徴があり，症状・状態をチェックすることで，認知症の進行段階が推測できる。つまり，マイナス症状は a グループから f グループに移行するごとに，段階的に増加していく。

④認知症がどんなに悪化しても，一般的に最後まで残る認識機能として，次のものが挙げられる。（「KOMI チャート」の判定項目の文言どおり）
- 陽光を気持ちよく感じる
- 食べ物がわかる
- 空腹を感じ，異常食欲がない
- 動きたいという意志・意欲がある
- さっぱりしたと感じる
- 髪型や身につけているものを誉められると嬉しいと感じる
- 伝えよう・話そうという意欲・意志がある
- 自分が男性か女性かがわかる
- スキンシップを心地よいと感じる
- 自分は誰かわかる
- 心身の不調を感じることができる

図I 各グループ別に見た「KOMIチャート」認識面の平均値

<aグループ>

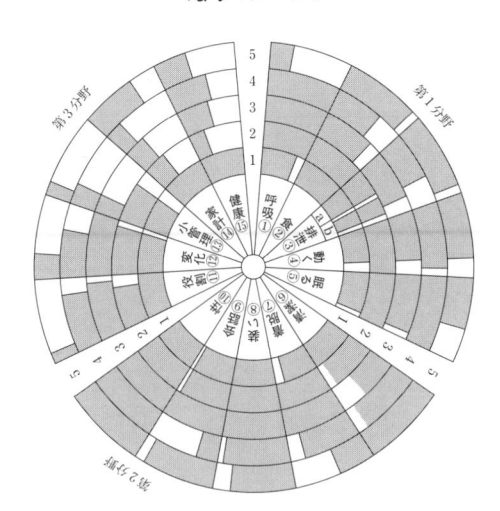

<bグループ>

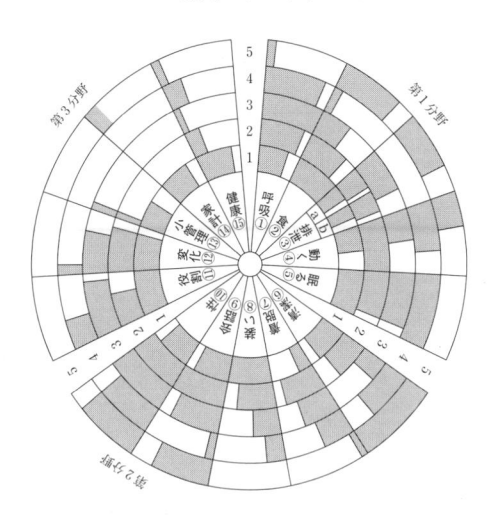

<cグループ>

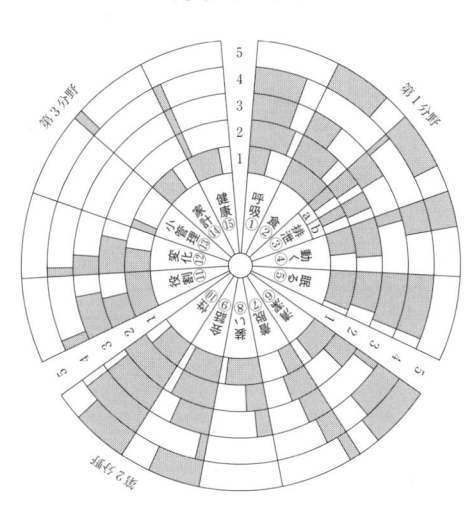

<dグループ>

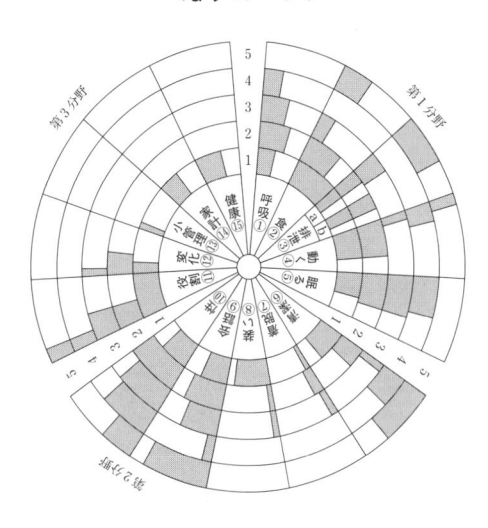

<eグループ>

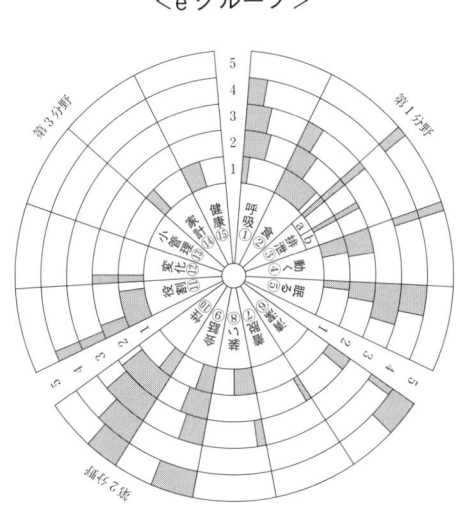

<fグループ>

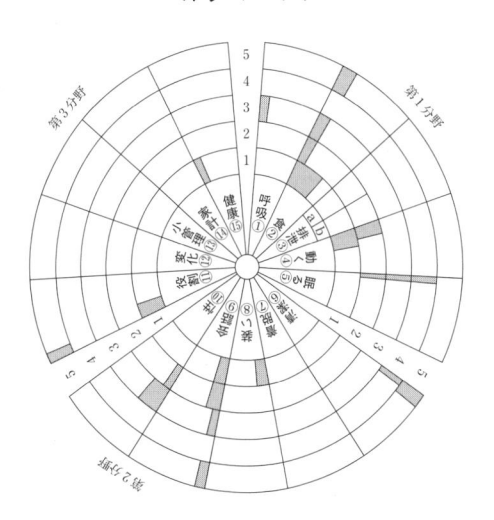

(2) 各グループ別に見た「KOMI レーダーチャート」の特徴（図Ⅱ）

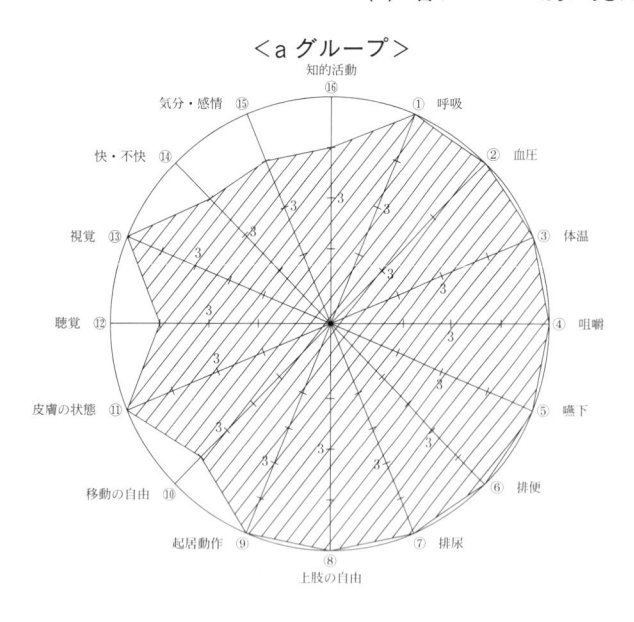

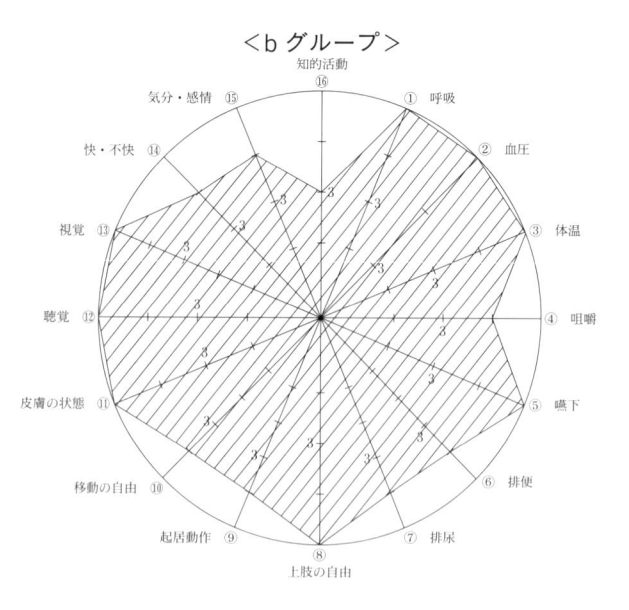

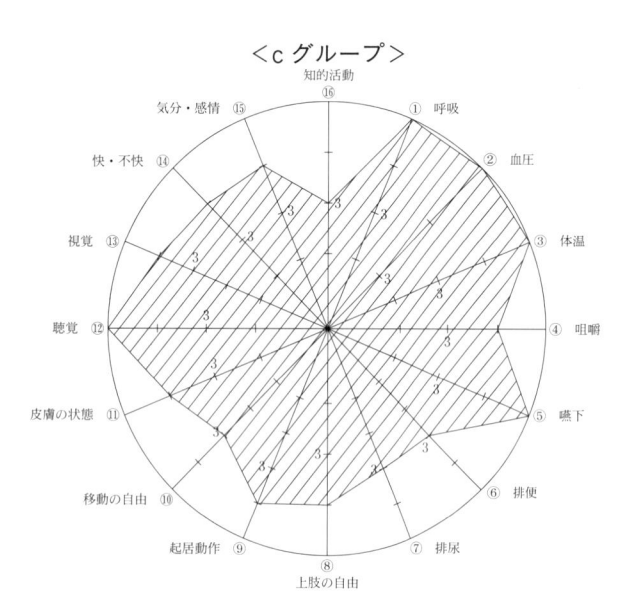

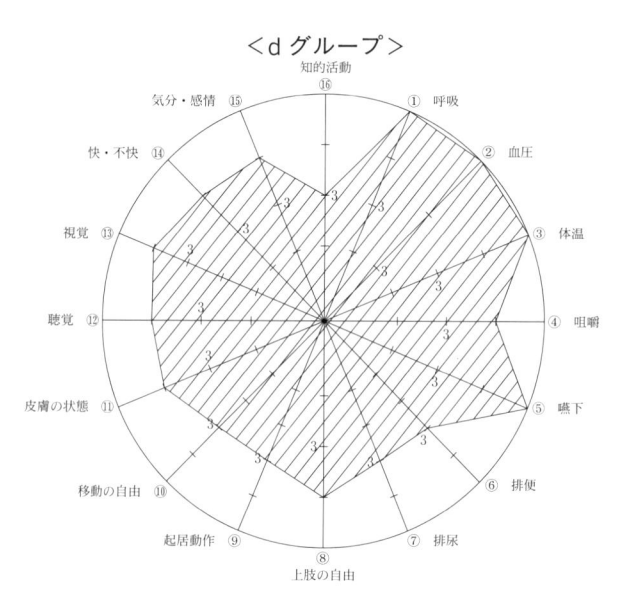

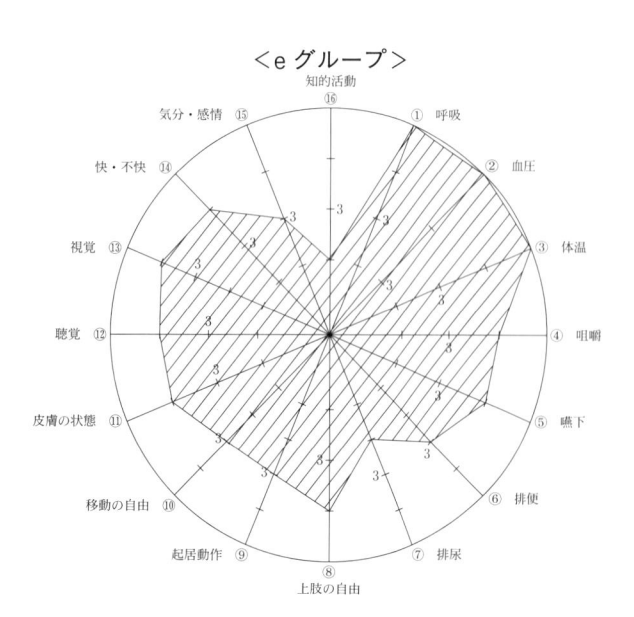

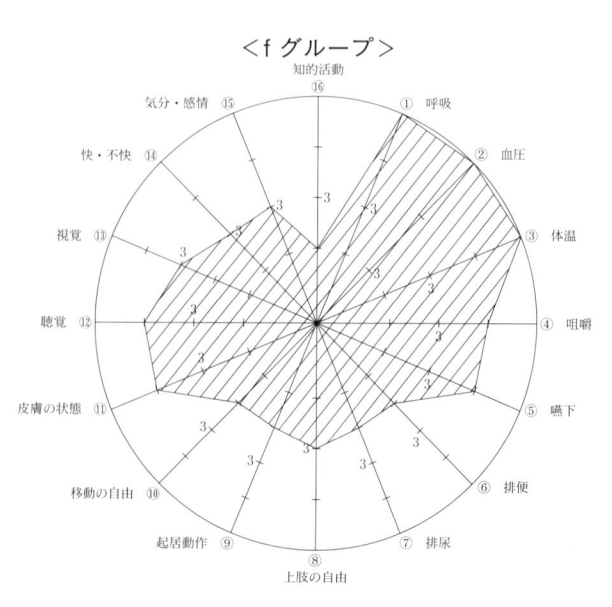

<a グループ>

<b グループ>

<c グループ>

<d グループ>

<e グループ>

<f グループ>

「KOMIレーダーチャート」の特徴を図に表わしてみたが，ここからもいくつかの事実を引き出すことが可能である。その事実について列挙する。

① 「KOMIチャート」と同様に，「KOMIレーダーチャートが示す"生命力の姿"においても，認知症の各グループは段階的に小さくなっていくことが証明された。

② 一般的に，「KOMIレーダーチャート」から見て，認知症の方々は，身体機能にさほどの障害が見られない時期が長く続くものと思われる。認知症スケールのcグループやdグループでは，認識においては混乱期・混迷期であり，多大な介護力が必要であるにもかかわらず，身体機能は比較的健全な面が多く，そのことが介護者にとって介護困難を感じさせる要因になる。

③ 「KOMIレーダーチャート」から見ると，認知症のプロセスとして，初期には，"物忘れ"や"感情の乱れ"などはあるが，身体機能はほぼ正常で，生活は自立して営める力がある。しかし，徐々に排泄機能と同時に運動機能が衰えてきて，身の回りのことができなくなり，最後に，"聴覚""視覚"などの感覚機能の衰えと同時に，食べることが不自由になっていくということがわかる。fグループにおいては，赤ん坊と同じような状態を示すようになる。つまり，"呼吸""血圧""体温"は正常であるが，知的機能が衰え，オムツをあててほぼ寝たきりになり，生活のすべてを他人（ひと）に委ねている。

（欄外）「KOMIレーダーチャート」から引き出された各グループの事実

3．グループ別に見る"欠落している認識"と"残された能力"

これまで，「KOMIの認知症スケール」作成のプロセスを追うなかで，各グループの特徴を見てきたが，ここでは，各グループの「KOMIチャート」と「KOMIレーダーチャート」を並べた形で，そこから見える"欠落している認識"と"残された能力"に焦点を当て，各々のグループの特徴を列記してみたい。

＜aグループ＞

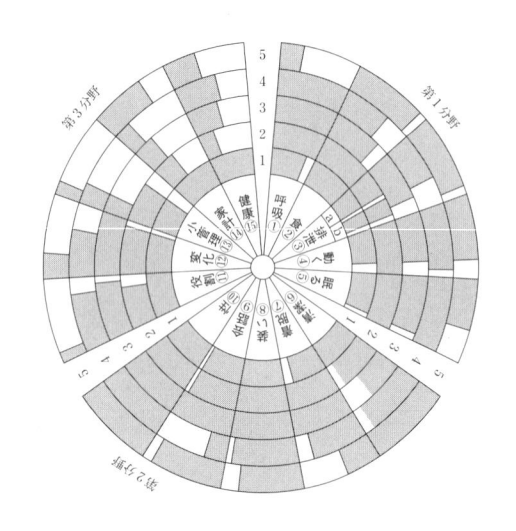

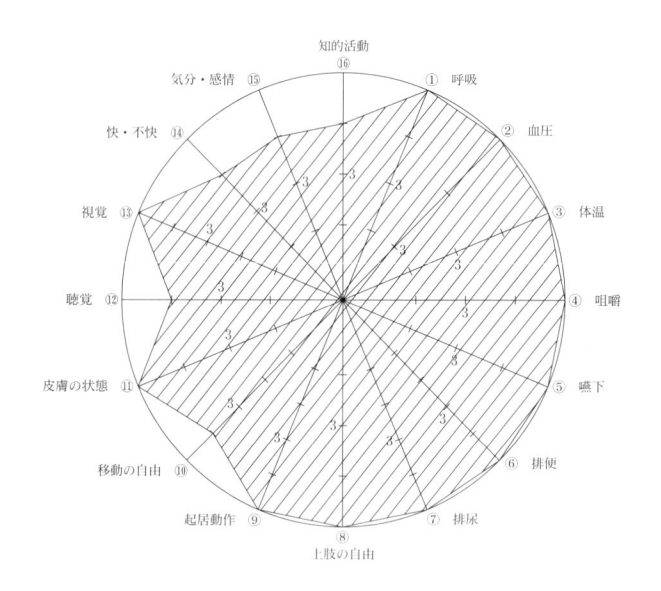

＜記憶欠落期＞

（ⅰ）欠落した認識
- 掃除機や冷暖房器具の扱い方がわからないことが多い。
- 健康にとってどんな食べ物が良いかわからないことが多い。
- 排泄の不調時の対応がわからないことが多い。
- 不眠への対策がわからないことが多い。
- 洗濯をしようという意識が薄い。
- 記憶に乱れが生じている。
- 生活のこまごましたことを解決する力が減っている。
- 難しい金銭管理ができなくなっている。
- 身体の不調への対応の仕方がわからなくなりつつある。

（ⅱ）残っている力・健康な力
- 身体的機能は至って健全である。
- 習慣となっている日常的な生活を営むだけの認識は十分にある。
- 人と会話をしたり，出かけたりはできる。
- 装いに関心を持ち，自分らしさを表出することができる。
- 相手を思いやる気持ちが十分ある。
- 自分のことは自分でしようという自立心は失われていない。
- 小さな変化を心地よいと感じ，生活に変化を求める気持ちはある。
- 手元にあるお金を使うことができ，欲しいものを選ぶことができる。
- 身体の不調を訴えることができ，健康回復への希望を持っている。

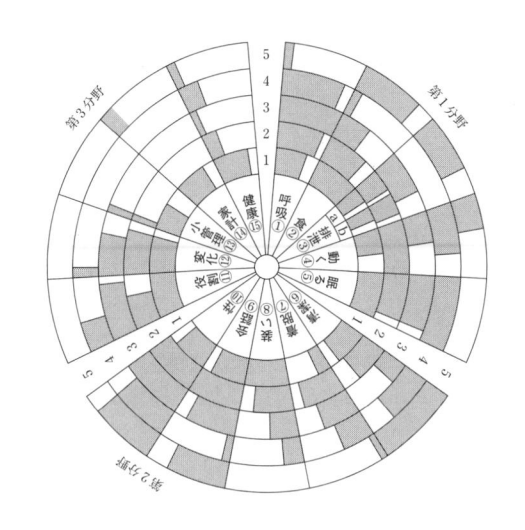

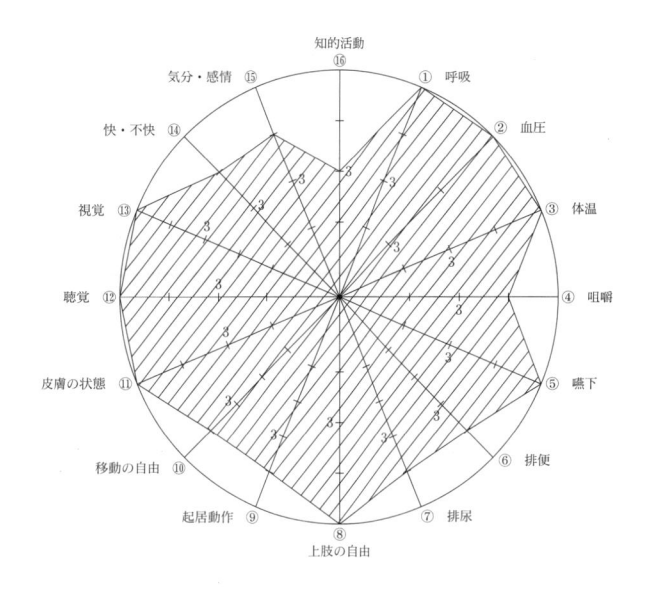

＜bグループ＞

（i） 欠落した認識 　　　＜排泄障害出現期＞
- 食事の量や質に関心を持てなくなり，過食や拒食になりやすい。
- 今どこで排泄すべきかがわからなくなり，排泄に失敗が多くなる。
- 動く意欲が減ってきたり，また逆に徘徊などが始まる。
- 身体細部の汚れに無頓着になり，入浴への関心も薄くなる。
- 装いに関心がなくなり，自分らしさの表出はできにくくなる。
- 記憶の乱れは進み，人との会話が成り立たないことが多くなる。
- 日常のこまごましたことを決定したり，解決したりができなくなる。
- 収支計算ができなくなり，家計の管理は全面的に難しくなる。
- 身体の不調への対応ができなくなる。

（ii） 残っている力・健康な力
- これまで習慣的に行なってきた事柄は，なんとか維持できる。
- 陽光を気持ちよく感じることができ，さっぱり感もあるなど，快の感情をたっぷりと持っている。
- 何でも食べられる。
- 下肢の動きは不自由になるが，上肢は不自由がない。
- 人と交わることを望んでおり，人への思いやりも十分ある。
- 聴覚・視覚に問題がない。
- 心身の不調を感じることはできる。

<cグループ>

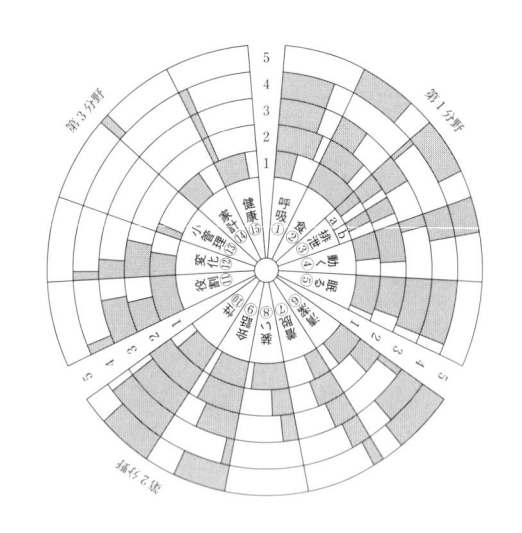

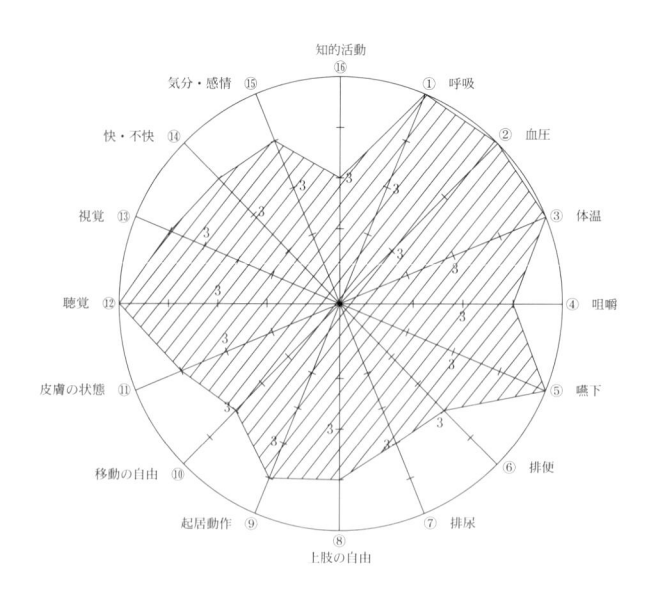

<混乱期>

(i) 欠落した認識
- 食べ物は，あれば食べるが，自発的に調整しようという気持ちはない。
- 便意・尿意が欠落しはじめ，排泄の失敗や問題行動が多くなる。
- 徘徊または閉じこもりが多くなる。
- 着替える意欲が薄くなり，装いへの関心はますます希薄になる。
- 人と話すことに苦痛を感じるようになり，意思疎通が難しくなる。
- 居室の管理や金銭管理，また健康管理への関心は極端に薄くなる。

(ii) 残っている力・健康な力
- 日常生活動作（ADL）ができるだけの認識力は残っている。
- なんでも飲み込む力はある。
- 昼と夜の区別がわかり，起きる意欲は十分にある。
- お風呂に入りたいと感じ，入ればさっぱりしたと感じることもできる。
- 装いに関心はないが，身につけているものを誉められれば嬉しいと感じる力はある。
- 性に対する関心は，健康である。
- 自分は誰か，はっきりと認識している。
- 生活に変化がないことを辛いと感じ，変化を求めている。
- お金の意味がわかり，買いたいものを描く力もわずかながら残っている。

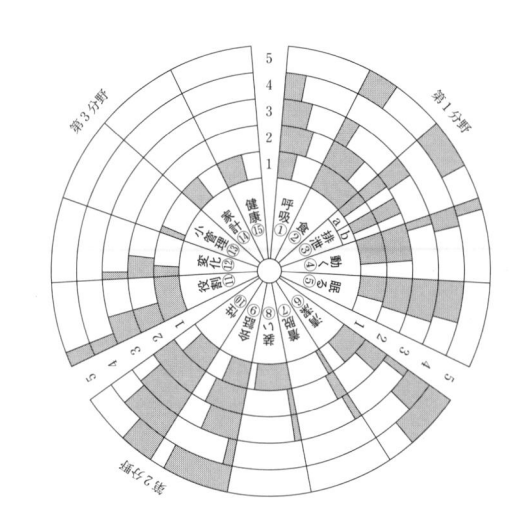

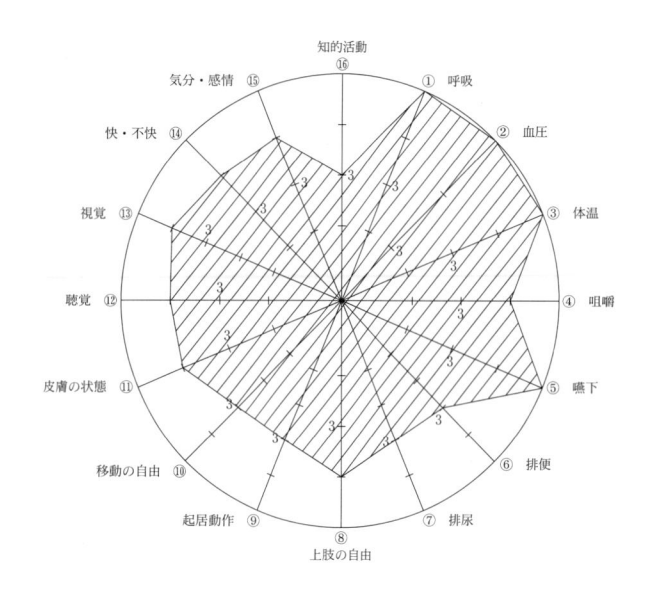

＜dグループ＞

(i) 欠落した認識　　　　　　　　　　　　　　　　　　　　　　　　　＜混迷期＞
・健康な成人に比べて，認識はちょうど3分の1にまで落ちている。
・生活のあらゆるところに，満遍なく問題が現われる。
・自分らしさの表出は完全に失われる。
・徘徊や閉じこもりは，特に激しくなる。
・社会とのつながりを持つことは，自力ではまったくできない。

(ii) 残っている力・健康な力
・残っている力は，健康時に比べて30％ある。
・食べ物がわかり，空腹を感じることができる。
・何でも飲み込む力はある。
・世話されることに，恥じらいの気持ちを持っている方が多い。
・さっぱり感はある。
・自分を評価されれば嬉しいと感じる力はある。
・会話は成立しにくいが，人と交わりたいという気持ちはたっぷりとある。
・お金の意味はわかっていることが多い。

<eグループ>

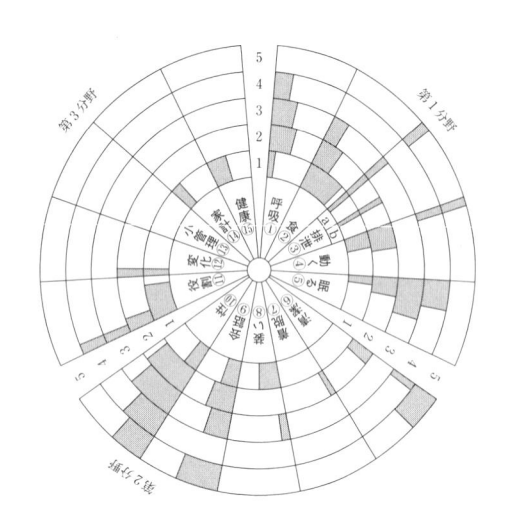

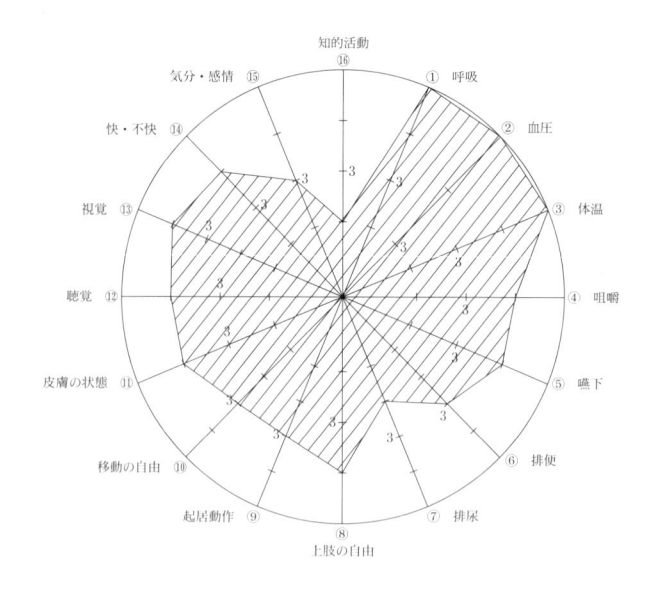

<閉じこもり期>

（ⅰ）欠落した認識
- 排泄は欠落状況寸前である。つまり，便意・尿意を感じず，排泄の終了もわからない。さらにトイレの場所を認知できず，失禁状態となる。
- しかし，レーダーチャートからは，排便の障害は排尿の障害に比べて，幾分よいことがわかる。
- 動きたいという意志が欠落しはじめ，閉じこもりの状態に入る。
- お風呂に入りたいという感情が失せている。
- 衣服や装いへの関心はまったくない。
- 伝えよう・話そうという意欲もなくなっている。
- 自分が誰かもわからなくなりかけている。

（ⅱ）残っている力・健康な力
- "呼吸""血圧""体温"という生命維持機構に障害はない。
- 陽光や新鮮な空気を気持ちよく感じる力は残っている。
- 食べ物はわかる。
- 動きたいという感情や，起きようという意志は残っている。
- さっぱりしたという感じも味わえる。
- 会話は成立しないことが多いが，人と話すことには大きな苦痛がない。
- 自分が男か女かはわかり，スキンシップは心地よいと感じる。
- 心身の異常を感じる力も少し残っている。

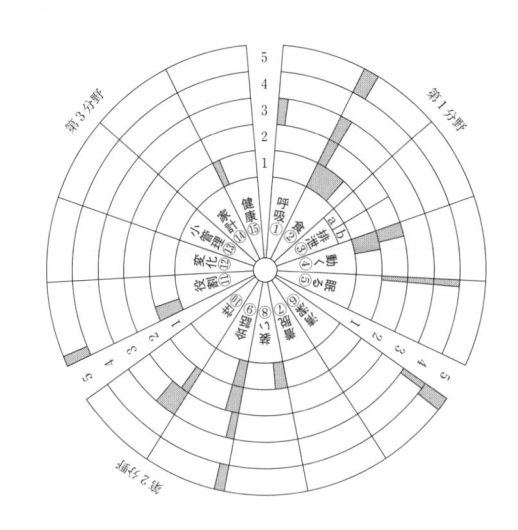

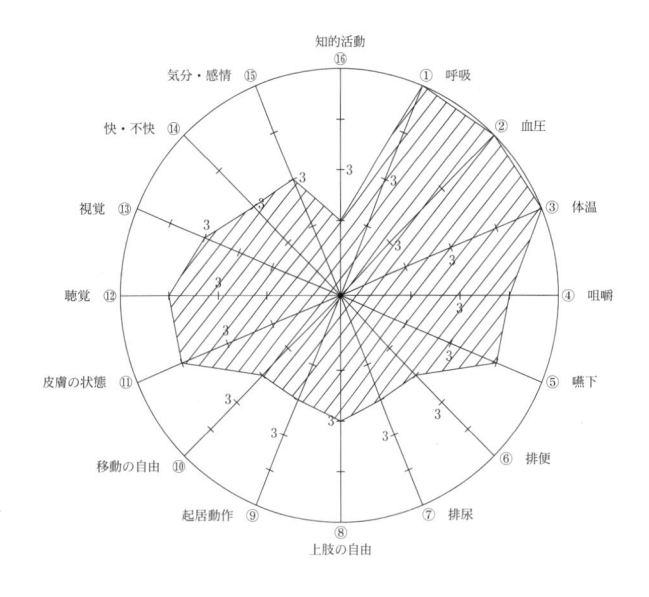

<fグループ>

（i） 欠落した認識 <自己安穏期＞

- 残っている力はわずか5％である。
- 寝たきりか閉じこもりきりの状態である。
- 自分らしさはまったく表出できない。
- 会話も成立しない。
- 生きることに必要なすべての判断を他人に委ねている。

（ii） 残っている力・健康な力

- "呼吸" "血圧" "体温" に異常はなく，生命維持力は十分にある。
- 食べ物はわかる。
- さっぱりしたという感じは，かろうじて残っている。
- スキンシップを心地よいと感じる力も，かろうじて残っている。
- 人の声や音は聞こえている。
- 自分が誰かはわかることがあり，相手が誰かもわかることがある。

4．"スタンダードケアプラン"立案の試み

前節で見てきた各グループの方々にある"残された力"の具体的な側面に光を当て，各グループ別に，ケアの標準化を試みる。

(1) "スタンダードケアプラン"策定の大原則
① 失われた能力を追いかけない。
② 残された力，健康な力を活用する。
③ 人間として尊厳ある生活を実現する。
④ 心地よいと思える刺激を提供する。
⑤ 「なじみの関係」「なじんだ暮らし」を維持する。

上記の5つの原則は，どのグループに属する方々にも適用できる，「認知症ケアの指針」にあたるものである。

(2) 各グループの"スタンダードケアプラン"

＜aグループ＞
1．なじんだ暮らし，普通の暮らしのなかであれば，自分らしさを保って生活できるので，積極的な生き方ができるように支援する。
2．自信を喪失しないように支える（決して，叱ったり，責めたりなどしない）。
3．"できないことは何か"を，具体的に，ていねいに見極め，その点についてのみ，何気なく援助する。

＜bグループ＞
1．なじんだ暮らし，普通の暮らしのなかで，その方らしさが強調されるような（得意なことが活かせるような）生活のプログラムを創る。
2．人と交わることが楽しいと感じられる時間や，その機会を多く創り出す。
3．自然との触れ合いや，ペットなどとの触れ合いを大事にする。
4．心身の不調に対する訴えには，十分に耳を傾けて対応する。

＜cグループ＞
1．これまで習慣的に行なってきた事柄は，継続して行なえるように，自立維持のプログラムを創る。
2．"自分の役割がある""自分も役に立てている"という，自信につながるような支援プログラムを創る。
3．問題と見られる行動が多くなるが，決して否定的な言葉や態度をとらない。

4．自発性は乏しいが，外からの刺激やかかわりには反応できるので，快となる刺激をたっぷりと提供する。（昔を思い起こすような会話，音楽，ユーモアと笑いなど）
5．社会との接点を保てるようなプログラムを創る。

　＜dグループ＞
1．今の自分の居場所に安心感や確信が持てるように，生活環境を整える。
2．住環境に危険要素がないように整える。
3．行動に振り回されるのではなく，残された健康な力を見極め，その力が燃えるように，"生活の活性化"という点に目標を合わせる。
4．決して，孤独にさせたり，隔離したり，抑制したりしない。
5．薬の力に頼ろうとしない。

　＜eグループ＞
1．安心した，居心地のよい空間を創り，その方のリズムで暮らせるように支援する。
2．自発性の欠如が目立つ時期であるが，できるかぎり閉じこもりの生活にならないように，生活の刺激を多くする。
3．積極的にスキンシップやボディタッチをして，人と触れ合っているという安心感が持てるようにする。
4．陽光のなかできれいな空気を感じられるように，条件を整えて，外出の機会を多く創り出す。
5．食べる楽しみを奪わないよう，食の工夫をする。
6．こだわりがあれば，そのこだわりを大切にする。

　＜fグループ＞
1．安らかな死が迎えられるように，家族とも十分なコンタクトを取りながら，あらゆる条件を整える。
2．人間の尊厳が保たれるよう，かかわりの質に十分な配慮をする。
3．残されたわずかな力を評価し，その力に積極的に支援の力を貸す。

　上記の各グループ別の"スタンダードケアプラン"は，グループを超えて活用することも可能である。
　つまり，aグループからfグループまでに掲げられたケアプランは，合計26項目あり，患者・利用者の個別の条件や状況に応じて，適切な文章をこの26項目のなかから選んで，ケアプラン（ケア方針）として明記することができる，というわけである。

5．結論

認知症と診断された方々へのケアプランを作成するにあたっては，以下の手順をふんで行なえばよい。

（1）「KOMI チャート」の「認識面」を正確にマークする。
（2）「KOMI レーダーチャート」を作成する。
（3）「認識面」の黒マークを数えて，「KOMI の認知症スケール」と照らし合わせ，その方が今どのグループに属するかを検討する。
（4）当該グループの"スタンダードケアプラン"を参考にしながら，個別のケアプランを立案する。

6．本研究の価値と今後への期待

本章において述べた事柄は，今後のわが国の認知症ケアに大きな貢献をするものと自負している。本研究の価値と，今後への期待については，以下に箇条書きにまとめてみた。

①認知症はこれまで，一般的に「軽度」「中程度」「重度」という区分がなされていたが，ケアの視点で考案された「KOMI の認知症スケール」では，6類型（グレード）化が可能である。

②「KOMI の認知症スケール」は，認知症のグレードを示すものではあるが，認知症の方々は，必ずしも a グループから順次に下がって f グループに落ちるのではない。グループは，あくまでもその方の今の状態を示すものである。したがって，適切な場と適切なケアが提供されれば，必ずグループのランクは上がっていくはずである。その意味で，「KOMI の認知症スケール」の発想は，ケアの存在の意義を明確に示すとともに，認知症という病気が，決して固定した症状を持つものではないということを示唆するものである。

③「KOMI の認知症スケール」は，認知症と診断されたすべての方に対して適用できる。さらに，認知症の方が暮らす"場"を問題にしない。したがって，在宅でも，施設でも，または病院にあっても，全国共通のスケールとしての価値を有している。

④「KOMI の認知症スケール」によってグループ名が導き出されたならば，

それに連動して作成された"スタンダードケアプラン"を手引きにして，標準的なケアプランの作成は，誰にでもできるようになる。

⑤ケアプランを立案する職種を限定する必要がない点も優れている。

⑥「KOMIの認知症スケール」によって認知症を判定しようとすれば，必ず「KOMIチャート」の「認識面」のチェックが必要である。さらに「KOMIレーダーチャート」の作成も不可欠の要素になる。

⑦このことから，判定者になるためには，「KOMI理論」と「KOMI記録システム」について，一定程度の系統的な学習が必要であることを示唆している。

以上，本章によって明らかになった事柄は，すでに実践現場で活用可能な段階に到達しており，かつかなりの実証事例を積み重ねている実態があることを付記しておく。

最後に，「KOMIの認知症スケール」の活用法と「KOMIチャートシステム」との関連についてであるが，すでに本著において解説したように，「KOMIチャートシステム」を正確に活用した場合には，本章で述べた「KOMIチャート」と「KOMIレーダーチャート」の読み取りは，「KOMIチャートシステム」のなかにおいてなされているはずであり，結果としては，「KOMIの認知症スケール」における"スタンダードケアプラン"と同様の内容が，「ケア方針（目指すこと）」として導きだされるはずである。

したがって，「KOMIチャートシステム」をきちんと活用できる方がいる場合には，あえて認知症の"スタンダードケアプラン"を用いなくてもすむが，それでも，「グランドアセスメント」から「ケア方針（目指すこと）」を導く際に，この"スタンダードケアプラン"を参考にすることによって，よりケアの方向をスッキリと表現することができるようになることだろう。その意味で，本章を参考にする価値は高いと思われる。

<small>「KOMIの認知症スケール」の活用と「KOMIチャートシステム」との関連</small>

補章「Q ＆ A」

　これまで多くの方々から、「KOMI チャートシステム」の活用の仕方や、活用時の留意点、さらに「KOMI レーダーチャート」や「KOMI チャート」の判定項目の判断基準など、具体的で、大事なポイントに関するご質問をいただきました。そのつど、口頭で、あるいは文書でお答えしてきましたが、ここにあらためて、そうした質問のなかから、今後も大事だと思われるものをピックアップし、「Q&A」という形にして、筆者の考え方を、より多くの方々にお伝えしようと思います。今後の実践に、お役立てください。

1．「KOMI チャート」に関する質問と答え

＜一般的な活用にかかわる質問＞

【質問 1】「KOMI チャート」の「認識面」は、学生にとっては評価が難しいように思うのですが、いかがでしょうか？

【答え】 この質問は、「KOMI チャート」の根本的なところに触れていますので、少し詳しく述べてみます。

　そもそも、人間の認識（何を考え、何を思っているか）を推し量ること自体が難しいことですので、77 項目の判定内容にそって、完全に事実を記載することは不可能です。まして、認知症がある方や、認識に障害がある方の実態を正確に知ることは難しいと思います。

　しかし、「KOMI 理論」においては、健康な大人をモデルにして判定項目を作成していますので、あくまでも人間一般の常態を前提とし"健康に暮らす大人の状態"を基準にして考えていけば、それとの比較である程度の事実が見えてきます。ですから、この基準について、まずは十分に学生たちと話し合うことが大切です。たとえば、「空気の汚れがわかる」とはどういう状態をさすのか、この認識が乱れると、人はどういう反応を示すものなのかなどと、面倒でも 1 つひとつの文言を検討してみるのです。すると、私たちは、普段何気なく、当たり前のように、いろいろな判断をして、健康を維持して生きているのが見えてきます。この、"当たり前のように""常識として"判断している状態を黒マークの基準にするのです。そうすると、対象者に、1 つひとつの判定項目にそって質問して確かめなくても、少しお話ししたり、状況を観察するだけで、つまり、その方の言動を通して、どこまで認識が残っているか、または乱れているかを、瞬時に、しかも簡単に見てとることが可能になってきます。一緒に話していて、つじつまがあっているか、物事にどこまで関心を向けているかなど、自然にその方の「認識面」のレベルや特徴が見えてくるものです。ケアの専門家になるには、すばやくこの状態を見て取れるように訓練しなければなりません。これはある程度教えられ、訓練しなければ身につかないものなのです。ですから、ケアの視点で対象を見るとは、具体的にどういうことかを、1 つひとつ解説してあげなければならないのです。このプロセスを省いて、学生個人の責任と実力でマークさせようとしても、見る角度が人によって異なってしまい、うまくいきません。

　したがって、「KOMI チャート」の判定項目が難しいのではなく、判定項目にあるような視点で、人がとらえられないということが問題なのです。くどいようですが、ケアの専門家として育つには、このテーマは避けて通れませんので、大事な授業

内容と考えて，教案の工夫をしてみてください。慣れてくれば，ちょっと会って話しただけで，対象の状況を把握することが可能になりますから，1週間の実習でも「KOMIチャート」を活用して，ケアプランを立案することができるまでに，実力をアップすることができます。そうなれば，どこで働いてもいい仕事をしますね。

しかし，出会ったばかりの頃や，あまりにも認識が損なわれている状態にある方の場合は，完璧に正しくマークすることは困難です。そのために"要観察マーク"つまり"ギブアップマーク"がありますので，遠慮しないで，このマークを使ってください。だんだんと事実が見えてきて，かなり早く，正確に付けられるようになります。

【質問2】「KOMIチャート」をマークするとき，"黒マーク○％，白マーク○％"というように，割合でマークすることが多いと思うのですが，受け持ちの判断で，人によってその基準が違ったりすることがあると思います。これはどのように考えたらいいでしょうか？

【答え】色の判断の基準は，①でも書きましたように，事実は1つしかありませんから，訓練すれば，誰が付けても限りなく一致してくるものです。援助者の信条や個性的な判断基準で付けていくものではないからです。

しかし，色の割合は，なかなか正確には決められません。それは人間の生活過程の性質に依拠しています。毎日寸分も違わない生活を送っている人など存在しないからです。観察する人の判断で，多少の誤差が出ることは仕方がないのです。ある人は黒が50％で白が50％だと考え，ある人は黒が60％で白が40％と考える。これくらいの誤差は，＜誤差のうち＞として，大目に見てください。でも，気にかかるようなら，チームで話し合って，こういう状態のときは，こういう色の割合にしようと，合意事項を作っておけばいいでしょう。

ただし，付けられた記録を見て，その対象者の状況を知らない人が見たときにわかるようにするには，意味のある箇所については，マークの割合や色の意味の根拠を，文字に記載しておくことが必要となります。そのために"注釈欄"が設けられています。

【質問3】「KOMIチャート」には黒マークの数が表示されていますが，何か意味があるのでしょうか？

【答え】黒マーク数は，その方の「わかること」「できること」など，"もてる力"の総量と考えられます。そのため，黒マーク数の多寡によって，今現在のその方の生活の制限の度合いや不自由さの状態が推し量れるのです。しかしここには価値観は入っていません。つまり黒マーク数が多ければ自立度は高いと評価できますが，逆に低いからといって，その方が悪いとか，なっていないとか，そういう価値観を伴うものではないということです。あくまでも援助者の価値観を差し挟まずに，その方の"もてる力"の総量として見てください。そして，具体的ケアの展開に活かしたり，また，黒マーク数の変化や黒マークの入り方を見ることによって，ケアの評価に役立ててください。

【質問4】「KOMIチャート」の「行動面」をマークするとき，病院に入院中の患者の場合，家族の手を借りることが多い項目は，事実のまま記入すればいいでしょうか？

【答え】そのとおりです。病院であろうと，施設であろうと，また在宅であろうと，事実に基づいてマークしてください。それと同時に，家族の援助マークが多い方の場合は，家族の介護負担についてもアセスメントしてください。

【質問5】「KOMIチャート」は，対象の状況の変化に合わせると，作成日から少しずつ変化していくと思いますが，その変化をいつ修正するのですか？ サマリーを書くたびに修正するのでしょうか？

【答え】一般的に「KOMIチャート」の修正時

期は決まっていません。また「KOMIチャート」は毎日記録しなければならないものでもありません。しかし，対象者に明らかな変化が生じて，ケア計画を立て直すときや，一定の期間を決めて修正し直すとき，さらにサマリーを書くときには，必ず付け直してください。そのことによって，なされたケアを評価することができます。

【質問6】「KOMIチャート」の判断項目は，均等になるように5項目にしていると伺い，細部にわたって考え抜かれていることを感じました。しかし，先生もおっしゃっていたように，"食べる"の項目はもう少し細かいほうが，誰もが同じ判断を下せるのではないかと思いました。特に「認識面」の②食べるの3番「適切な食物量や水分量がわかる」です。いつも判断に迷ってしまいます。糖尿病の方はこの部分は重要だと思いますが，何かアドバイスをいただければと思います。

【答え】ご指摘のとおりです。食事や排泄の項目は，とても5項目では足りないことはわかっているのですが，「KOMIチャート」という図形の限界で，これ以上のことはここではアセスメントできません。したがって，この項目はアバウトにしか判定できないのです。そこで，糖尿病の方の場合は，わかっているけれど守られない場合や，とてもわかっているとは思えないほどに行動が乱れている場合など，言動や状況と照らし合わせながら，およその事実で判定していきます。しかしどんな場合も，黒マークや白マークの意味や事実については，その判断の裏づけが，"注釈欄"に記載されることになっていますから，その方にとって大事なポイントは，必ず「グランドアセスメント」に挙がってきます。結果的に見て，ケアプラン立案時にもその点が挙げられて検討されるということになりますから，すべて「KOMIチャート」上の色塗りで解決しようと考えなくてもよいのです。

＜「KOMIチャート」③排泄について＞

【質問1】私の病院には，尿意があり，昼間はリハビリパンツでトイレに行かれているのですが，夜間はオムツで失禁状態という方が多くいらっしゃいます。その場合は，「KOMIチャート」行動面の"排泄"の3番の色塗りの面積を変えれば良いのでしょうか？

【答え】これは，「KOMIチャート」の色塗り以前の問題がありますね。つまり，そもそも尿意がある方なのに，夜間はオムツに排尿させられているわけでしょう。夜間もトイレに誘導して差し上げるわけにはいきませんか？　そうすれば，しだいに排尿の自立が見られるようになります。失禁は人工的に作られることが多いのです。

今の状態を「KOMIチャート」に移すとすれば，援助が半分，白が半分です。もっとも，リハビリパンツで自力でトイレに行かれているのであれば，半分は黒，半分は白です。

【質問2】排泄面の1番のチェックですが，摘便で肛門から排泄している場合は「自然にできない」ということでよいのでしょうか？　普通には摘便という行動はしないと思うので「できない」でよいと思うのですが，肛門から出てはいますし……。

【答え】1番の「肛門から自然に排泄しているかどうか」という質問は，人工肛門でないかぎり，すべて黒マークになります。摘便するということは確かに自然ではないのですが，肛門から排泄しているという点を重視します。

しかし，この方の場合は，「KOMIレーダーチャート」の"排便"の項目が2番か3番に落ち込みますね。

＜「KOMIチャート」⑨伝える・会話するについて＞

【質問1】「KOMIチャート」の行動面⑨-3番に「短い会話ができる（手話・点字・ワープロ

などを含む)」とありますが，ALSの方で，ワープロやパソコンで素晴らしく豊かに対話していると思われるような方も，ここに入るのでしょうか？

【答え】そのとおりです。この方の場合，3番が黒マークになるだけでなく，5番「1日の会話量が充分にある」という項目にも黒マークが入ります。

【質問2】「KOMIチャート」の行動面⑨－5番「1日の会話量」についてですが，重症心身障害児で，言語的なコミュニケーション手段は持っていないのですが，介護者の話しかけに表情よく聞いているように思われ，話しかけたときはいつでも視線が合うという場合は，黒マークでよいのでしょうか？

【答え】このような方との会話は，「会話量」というより「会話場面量」と表現したほうがいいですね。会話の場面を積極的に作ることで，利用者さんが豊かな気持ちになるのですから，多くの会話場面が作られているのでしたら，黒マークでいいと思います。ただしパーセントは考えてください。

＜「KOMIチャート」⑩性にかかわることについて＞

【質問】「KOMIチャート」行動面の「性にかかわること」ですが，判断ポイントの身体的ケアの意味を教えてください。清拭など清潔ケアも入るのでしょうか？

【答え】この場合の「身体的ケア」には，清拭や入浴の介助などが含まれています。また足のマッサージや足浴，さらには食事介助や洗面の介助，トランスファーなども，スキンシップの場面とみなしてよいと思います。さらに患者さんにとっては，わずか15秒の脈拍測定でも"看護師との触れ合い"を感じるものです。

＜「KOMIチャート」⑪役割を持つについて＞

【質問1】「KOMIチャート」行動面の⑪役割の1番「家族や親族に支えられている」の項目で，天涯孤独の人は白マークになるのでしょうか？ また，家族・親戚と絶縁状態にある方も？ たとえ天涯孤独でも里親などがいて，コミュニケーションがとれているなら黒でよいと思うのですが，施設の方なら白になるのでしょうか？

【答え】まったく家族がいない場合や，家族・親族と絶縁状態の方は白マークです。

しかし，施設の人や里親がいて，家族と同じ条件にあれば，支えられ方によって黒マークになります。いずれにしても，状態について"注釈欄"に記載しておくと参考になると思いますし，場合によっては，ケアプラン上に挙げなければならないこともあるでしょう。

【質問2】「KOMIチャート」行動面の⑪役割の3番「周囲に特定の（特に行き来のある）友人・知人がいる」の項目で，入所中にできた友人はこのなかに入るのでしょうか？（会釈する程度なら入らないと思うのですが，）どの程度なら入るのでしょう？

お互いにコミュニケーションがしっかりとれていて，わざわざ出向く（たとえば相手のベッドサイドまでとか）などの行動があれば，退所したあとまで関係が続かなくても，これに入れてもよいのでしょうか。

【答え】おっしゃるように，会釈だけでは特定の友人とはいえないでしょう。でも，施設のなかでお互いの部屋を行ったり来たりして，頻繁に会話があれば，入所中だけの関係でも，友人とみなしていいと思います。

【質問3】「KOMIチャート」行動面の⑪役割の5番「社会との接点を持っている」の項目で，老健施設は家庭ではないという解釈でよろしいでしょうか？ つまり，老健を利用している方は，

社会との接点を持っていると見ていいのですね？

また，ボランティアの方が家に入っている場合，その方とのかかわりは「社会との接点」になるのでしょうか？

【答え】老健施設は，家とはみなしませんから，老健に3ヶ月入所している場合は，「社会との接点を持っている」と考えてもいいと思います。しかし「特養」化している現状では，「老健」も家とみなせる場合もあるかもしれません。その方が置かれた状況によりますね。老健に入所している方が，デイに出たり，買い物に行ったりしていれば，それ自体「社会との接点」ですから，黒マークになります。

また，この項目は，基本的に「外出」して居場所を広げているかどうかを問うていますので，ボランティアさんと外出できれば黒マークですが，来てもらって話をするだけでは，十分とはいえません。

<「KOMIチャート」⑭家計について>

【質問】「KOMIチャート」の行動面の⑭の1番「店で欲しいものを自分で選んでいる」の項目は，病院内の売店まで行くことはできないのですが，欲しい物の指示を出して買ってきてもらっている場合は，「選んでいる」というふうに判断してもいいのですか？ それとも「援助」になってしまうのでしょうか？ 半々または，割合で塗っていけばよいのでしょうか？

【答え】この項目の質問の意図は，店に行って買い物をしているかどうかにありますので注意してください。

つまり，ⅰ：自ら店に行って品物を選んでいれば黒マークです。ⅱ：店に連れていってもらって，自ら品物を選べば黒マークと援助マーク。ⅲ：店には行けないが品物を依頼する場合は，援助マークになります。また，具体的に品物を選べない状態なので，適切なものを買ってきてもらっているときも援助マークになります。この両者の違いは「認識面」の5番「具体的に買いたいものを考えることができる」という項目が，黒マークになっているか白マークなのかを見ることによって，どちらの意味なのかがわかってきます。このポイントは，これまでの私の解釈を強化したものとなっていますので，注意してマークしてください。

ただし，買いものが「通信販売」の形態をとった場合には，自ら買いたい商品を具体的に選ぶことができれば黒マークになります。

さらに，「行動面」の判定項目の2番「自ら物を買っている」という項目の解釈も，上記の延長線上で考えてください。つまり，ⅰ：自らお店に行ってお金を払って買っている場合は黒マーク。ⅱ：お店に連れていってもらって，お金を払っている場合は黒マークと援助マーク。さらにⅲ：買ってきてもらっている場合は，援助マークです。

通信販売の形態では，自分で購入の手続きをしている場合は，黒マークですが，誰かに手続きを頼んでいる場合は，援助マークになります。

2．「KOMIレーダーチャート」に関する質問と答え

<1の呼吸について>

【質問1】レーダーチャートの"呼吸"の項目で，挿管している方は4番になりますか？ また気管切開をしている方でも，人工呼吸器や酸素を使用せず，呼吸は自力でできている方がいますが，そのような場合も4番ですか？

【答え】KOMIチャートやレーダーチャートは，あくまでも健康で自然に暮らしている人をモデルにしていますので，気管切開をしていたり，挿管したりしている方は，それ自体が生活を制限することが多いという理由で4番です。だからといって，その方の価値を否定しているわけではありません。

【質問2】喉頭癌で喉頭を全摘出し，永久気管孔造設の患者は，レーダーチャートの"呼吸"の項

目では2～4番のどの項目に当てはまるのでしょうか？

【答え】この状態で普通に呼吸できていると思われますが，人口肛門造設の方と同じとらえ方で，4番にマークし，必ず注釈欄に「喉頭全摘出後の永久気管孔造設」と記入してください。この方の場合は，特に空気の質に対する配慮が要りますね。しかし，今呼吸のテーマが生活上の問題にならなければ，永久気管孔造設自体をケアプランの対象に挙げる必要はありません。

<5の嚥下について>

【質問】水分等でむせますが，とろみをつければむせずに食べられます。そして，食事はほとんどとろみをつけた状態で提供しているので，今現在はむせることはありません。レーダーチャートの"嚥下"の項目は，何番にチェックが入りますか？

【答え】このケースは，むせることがないといっても適切な援助が提供されている状況下のことであり，どのような形状のものでも嚥下できるということではないので，2番になるでしょう。

それと関連して，「唾液が気管に入ってしまって，肺炎を起こしていると思われるのですが，むせている様子が見られないケースがあります。その場合は何番にチェックが入りますか？」という質問を受けることがあります。よく観察すれば，大きくむせる症状がなくても必ずなんらかのサインがあるものと思われます。この場合も，食物の嚥下状況なども考慮したうえで，2番以降を選ぶことになります。そして，選んだ番号の根拠を"注釈欄"に記載してください。こういう方の場合は"口腔ケア"に力を入れることで症状がおさまることがありますので，是非，試みてください。

<6の排便について>

【質問】テレミン座薬はグリセリン浣腸と同じと考えて，補助具・器具等に入れるのでしょうか？

【答え】座薬は薬ですので，補助具・器具等には入れません。座薬でコントロールしている場合は，その程度に合わせて1番から3番にチェックしてください。ただし，座薬でコントロールしている旨，"注釈欄"に記入してください。

<7の排尿について>

【質問1】オムツを常時使用しているケースは，排泄物の性状にかかわらず4番にマークするというコメントがあります。「身体機能面の評価」記録というとらえ方から，不安感からオムツをしているケースや，リハビリパンツのようなものをはいている場合はどうなるのでしょうか？

【答え】不安感からオムツやリハビリパンツを着用している状況というのにもいくつかパターンがあると思います。1．ほとんど失禁はないが（一応コントロールできている状態）心配で，たとえば，外出時にオムツやリハパンを着用している場合。2．実際に尿漏れや失敗があるので，安全のためにオムツやリハパンを着用している場合。3．ナースコールでの訴えで，ポータブルやトイレで排泄ができるときもあれば，出てしまっていることがある，というような場合。

1と2では，違うと思います。2は，実際に機能が衰えているわけで，常時オムツやリハパンを使用しているのであれば4番ですね。1のパターンは，正常に近いので，1番でいいと思います。3の場合は，失禁する割合が多ければ，自然にオムツになってしまう可能性がありますから，その場合は4番ですが，できるかぎり排泄の自立を確立するために，時間でのトイレ誘導をするなどして，オムツにするのは避けてほしいものです。尿漏れや失敗の回数が少ない中間状態の場合は2番にマークし，その旨を"注釈欄"に記入してください。

【質問2】自己導尿されている方は，レーダーチャートのどこにチェックをすればよいでしょうか？

【答え】やはり4番でしょう。つまり自然には排尿できていないのですから……。この場合も，必ず"注釈欄"にその旨を記入しておいてください。

＜8の上肢の自由について＞

【質問】両手は自由に動き使えるのですが，知覚麻痺により温度がわからない場合はどうなるのでしょうか？

【答え】普通，温度感覚がない場合，自由に上肢が使えると考えるでしょうか。日常生活に危険が一杯ある状態で生活していることになりますから，2番にチェックが妥当でしょう。

＜11の皮膚の状態について＞

【質問1】「皮膚の状態」には，胸腔ドレーン，点滴，IVHなどは含まれるのですか？

【答え】こうした治療用のチューブもすべて含まれます。この場合は，チューブの数などによって，2番か3番にチェックしてください。

【質問2】洗顔や洗髪をしても，顔などに皮脂汚れのように表皮剥離がでてくるのは，2番の汚れと考えて良いのでしょうか？　また，背部などに，汚れ・傷・発赤はないのですが，痒みがある場合は，どこにチェックしたらよいでしょうか？

【答え】基本的にはそれでよいです。また，背部などに痒みがある場合も，2番にチェックしてください。かゆみが全身に及ぶような場合は，番号が変わります。

＜15の気分・感情について＞

【質問1】普段はよいが身体が思うように動かないとき，怒りっぽくなり，物を投げたりする時はどこにチェックするのがよいのですか？　私は2番にチェックをしてみたのですが……。

【答え】そのとおりです。しかし，この方はいつも2番というわけではないので，レーダーチャートは，そのつど付け直して，変化を確認してください。

【質問2】認知症の方で，何を言ってもいつも笑っている方がいます。こういう方の場合はどこにマークしますか？

【答え】いつも笑っている方は，気分がよさそうに見えますから1番に付けたくなりますが，感情の偏りがあると見るのが正しいでしょう。笑うという表現しかとれないというのは，辛いことです。他の感情をまったく表わせない場合には3番が適切だと思います。

＜16の知的活動について＞

【質問】重心の施設に入所されている利用者です。日常生活動作はある程度自立しており，移動も自由に行ない，食事もスプーンを使って自分で食べています。排泄は時間でトイレへ連れてトイレで行ないます。知的レベルは低く，話はできません。意志の訴えもありません。この利用者は，1番の「乱れがなく……」でしょうか？　それとも施設で生活していますし，社会では当然自立できないので，4番の「24時間見守りが必要」になるのでしょうか？

【答え】16番目の項目は「KOMIチャート」の「認識面」と連動しますので，この方は間違いなく4番です。それに事実，24時間の見守りが必要な方ですよね。私にはむしろ「知的レベルは低く，話はできません。意志の訴えもありません。この利用者は，1番の「乱れがなく……」でしょうか？」というご質問が出ること自体に不思議さを感じます。きっと長年この方のケアに当たっていると，思い入れが大きく，できるところを中心に観察されているからでしょう。重心の場合は，現在の「KOMIレーダーチャート」の判定項目では大まか過ぎて，あまり参考にならないかもしれません。"重心用のレーダーチャート"を作成する必要がありますね。

3．「KOMIチャートシステム」の活用全体に関する質問と答え

【質問1】「KOMIサークルチャート」の1日の日課についてですが、この日時は「KOMIチャート」をとったときのものなのか、発病前の状況を記入すべきなのか教えてください（リハ病院のため、発症前の生活だと数ヵ月前になりますし、入院直前だと他施設での生活状況となるため……）。

【答え】事例の状況によります。入院・入所前の生活が参考になるような場合には、是非その時のものをおとりください。

本文にも記載しましたが、「KOMIサークルチャート」の"日課"欄や"本人の思い"欄は、入院・入所当時に1枚だけ作成するという考え方を止めて、必要な内容に変化が生じた場合には、何枚でも追加して作成するという方向で考えたいですね。

【質問2】「KOMIチャート」の「認識面」の項目をチェックしていくとき、対象者に対して質問形式になってしまうのですが、それでもいいのでしょうか？　それとも他の方法があるのでしょうか？

【答え】「KOMIチャート」は決して質問用紙ではありません。これはとても大事な点です。したがって「認識面」をマークするときには、できるだけ直接的な質問を避け、言動を看護・介護的に観察した結果を表記すべきなのです。人は感じたり、思ったり、考えたりしていることを、自らの言動に表わすものですから、その方の日頃の顔つきや声の色を含めた言動に関心を持っていれば、自然と「認識面」の判定項目が要求している内容に答えられるはずです。

この点は、ケア提供者の観察を養うには最もよい方法ですから、是非、自分を訓練すると思って自覚的に行動してください。しかし、どうしても理解ができない場合もありますから、そういうときには上手に質問することを試みてください。これも観察技術の1つです。

【質問3】当院のアナムネ用紙には職業（引退者には以前の職業）欄があり、「KOMIチャートシステム」にはありませんが、その方の職業が何であるか（あったか）は、社会的背景を見るうえで大切だと思いますが……。

【答え】そのとおりです。「KOMIチャートシステム」には特別にそうした欄を設けておりませんが、「KOMIサークルチャート」の外円の人生の出来事欄に記入することで、職業の内容とその移り変わりが見えると考えています。

【質問4】出会って間もない方に対して"原形と変形"を観察することは限界があると思いますが、それを、たとえば「入院前の生活」のサークルチャートなどからヒントを得ればよいでしょうか？　また"一般と特殊"という観察点から変化を読み取ることでよいでしょうか？

【答え】私たちは初対面の瞬間から"一般と特殊""原形と変形"という2つの視点で、その方を（無意識のうちに）観察しはじめています。専門家としての看護・介護職は、それを意識化することが大切です。そのためには、ナイチンゲールの言う「その人に対する心のこもった強い関心」が必要です。それさえあれば、2過程の同時進行で観察は深まります。もちろんサークルチャートは大いに役立ちます。

【質問5】表現方法に混乱しています。「～のようだ」「～の可能性」など、予見の記録や看護者の主観の記録はしてはいけないと教えられてきました。サークルチャートの"気がかり欄"は、援助者のつぶやき程度でよいと言われ、「グランドアセスメント」の1番は、予見が入っていると思われますが、どのようにとらえればよいですか？

【答え】「～のようだ」とか「～の可能性」といった表現は，症状や病状を予測するときに安易に使ってはいけないというのは，そのとおりです。しかし，生活のなかの看護・介護記録では，予想を交えた表現を使うことは，あまり害にはならないと思います。特に「グランドアセスメント」の1番は，生命力が今後どのような方向で進もうとしているかをふまえて，ケアの方向を見定めるために，大まかに描くのですから，ほとんど問題にならないでしょう。

基本的に「看護記録」は嘘偽りを書かないかぎり罰せられるというものではありません。日記ではないのですが，かといって，医師のカルテでもありません。患者の生活と，それに対応する看護とが見えるようにすることが「KOMIチャートシステム」の目的ですから，目的を見すえた表現を心がけてください。

【質問6】「グランドアセスメント」で表現される"生命力の幅"とは何ですか？

【答え】「グランドアセスメント」には，"生命力の幅"という用語はありませんので，ご注意ください。

"生命力の幅"の一端は「レーダーチャート」の形で見ることができます。なお，生命力の幅が広いということは，生命過程に生命の力が横溢していて，より健康な状態を指します。したがって生活過程も自由闊達に展開できている状態です。反対に生命力の幅が狭いということは，生命過程に消耗や障害があり，弱っている状態を指します。したがって生活過程にも不全や制限あるいは規制などが生じる可能性が高い状態です。

【質問7】「グランドアセスメント」の質問1ですが，生命力の方向を表現するとき，臨床実習では学生に「細胞レベル」から表現するよう指導し，細胞レベルでの回復過程を文章化させていますが，もう少し大まかな表現でもよいのでしょうか。学生はしんどいようです。しかし，「グランドアセスメント」1番で，解剖学・生理学・生化学・病理学の知識がまとまるように思いますが，いかがでしょうか。

【答え】「グランドアセスメント」1番の質問に対しては，一般的には，細胞レベルで答える必要はまったくありません。しかし学生の学習において，このような取り組みは有効かもしれませんので，学生の場合にかぎり，進めてください。その場合も，学習内容は「グランドアセスメント」用紙には直接書かせないで，別の用紙を用意するほうがよいと思います。それは，学生たちが卒業後も「KOMIチャートシステム」を活用して仕事をすることになった場合，「グランドアセスメント」には学校で学んだように書くものだと思い込みやすいからです。それでは作業と内容が複雑すぎて，臨床の仕事においては弊害となる恐れがありますし，卒業生が他のスタッフに及ぼすマイナスの影響も考えなければなりません。"「KOMIチャートシステム」は難しい"という感想は，こうした使い方の間違い（？）からくることもある，ということをわかってください。

さらに付け加えれば，「グランドアセスメント」の1番の質問内容は，ものさし1番のものの見方と連動はしますが，ものさし1番でなされる思考そのものをすべて書くというようには作られていません。この点もご注意ください。つまり，「グランドアセスメント」の1番の質問は，"その病気をケアの視点で書きなさい"という問いではないということです。

【質問8】「KOMIチャート」を患者・家人とともに見たり，付けたりしているところがあると聞きました。現在，カルテ開示について騒がれていますが，カルテ開示とKOMIについてはどうなのでしょうか？ KOMIを使用してカルテ開示をしている病院や施設がありましたら教えてください。

【答え】カルテ開示は医師部門の言葉です。「KOMIチャートシステム」による看護記録の

開示は，求められればすぐにでも応じられますが，実際には求められる前に，一緒に項目を見ながら考えていくという方式をとっているところのほうが多いようです。実際にはケアマネジャーが家族の協力を得て一緒に付けるとか，入院前に家族に記入していただいたものを参考にして，一緒にケアプランを立てるなどの試みが始まっています。「KOMIチャートシステム」は「開示したい記録様式」「一緒に考える記録」なのです。

【質問9】「KOMIチャートシステム」展開の注意点で"現存する記録用紙の書き方や考え方を「KOMIチャート」に当てはめるのではなく，「KOMI理論」展開の道具として「KOMIチャートシステム」の考え方を貫くこと""「KOMIチャートシステム」の部分使用は避けること"とあります。私の病棟では"ケアの5つのものさし"の視点で援助ができているかどうかを日々の記録から読み取り，グランドアセスメントしています。間違いでしょうか？

【答え】"5つのものさし"の視点でのケアの点検はとても大切で，かつ「KOMI理論」展開の基本ですが，この方法では「グランドアセスメント」を頻回に書かねばならなくなりますね。「グランドアセスメント」は，日々の記録から拾うより，やはり原則どおりに「KOMIチャート」や「レーダーチャート」から拾うほうが早く，かつアセスメントしやすいはずです。しかし，日々の記録や実践を，そのつど"5つのものさし"で点検していく姿勢そのものを崩す必要はありません。

【質問10】療養型病棟で，転入院時に「KOMIチャートシステム」の「基本情報シート」から「ケアの展開シート」までを使って計画を立てているのですが，1ヵ月ごとに見直すために「KOMIサマリーチャート」を中間サマリーとして利用していますが，あらためてすべての用紙を使って計画を立てたほうがよいのでしょうか？

【答え】1ヵ月に1度，サマリーチャートでケアを見直すというのは，大変よい方法です。しかしこの場合，必ずしもすべての用紙を使う必要はありません。"本人の思い"や"家族の思い"など，大きな変化がある項目や内容は新たにして，「KOMIチャート」と「KOMIレーダーチャート」を新しくしていけば，自動的に「KOMIサマリーチャート」が描け，結果として「グランドアセスメント」は十分に書けるはずです。

【質問11】病棟で自分の受け持ち患者2名を，「KOMIチャートシステム」を使用して，チームとしての継続看護ができるでしょうか？　してみようとは思っていますが……。病院全体で取り組むのは大変です。

【答え】受け持ち患者2名にきちんと「KOMIチャートシステム」を使った看護を展開することで，チームの方々に「その患者」の状態を伝えることは十分にできると思いますし，その視点でのケアを，チームで継続してもらうことも簡単にできると思います。要するに，ケア計画の内容を納得してもらえればよいのですから……。しかし，「KOMI理論」がまったく理解できないスタッフが多い場合は，治療処置ケアが計画に挙がっていないことを不思議に思われる可能性がありますから，その点についての答えなどをしっかりと用意しておく必要があります。「KOMI理論」とその方法を単独で展開しようとすると，多くの無理解と誤解に悩まされることが多いのですが，まずは自分がしっかりと理解し，模範を示すのだという気構えで取り組んでください。しかしながら，1人であまり背負い込まず，困ったらセミナーの仲間たちの声やアドバイスを聞いてください。皆，同じように苦労して進んできています。

【質問12】「KOMIレーダーチャート」と「KOMIチャート」をそのまま手術室で活用するのは難しいように感じますが，手術室で実際に「KOMI理論」を導入し，実践している病院がありましたら，お話を聞いてみたいと思います。

NICUで作成された「ベビーレーダーチャート」のように，手術室レーダーチャート，手術室チャートなるものを作成された病院があるのでしょうか？

【答え】手術室におけるケアは，特殊ですから，どこの病院でも，手術室用の独自のシートが必ず用意されているはずです。手術室においては「KOMIチャート」をつけるのは無理ですし，またその必要もありませんね。なぜなら「KOMIチャート」は「生活過程判定チャート」であって，生活過程の状態を判定するものだからです。しかし，「KOMI記録システム」を活用している病棟に術前訪問をすることによって，その方の術前の全体像とそこにある「手術への課題」をつかむことは可能ですから，「病棟ナース」と「手術室ナース」の連携を上手にとることで，「KOMI記録システム」が活きてきます。平成16年度の「KOMI理論学会」の「分科会」では，東邦大学医学部付属大橋病院で作成された「KOMI手術レーダーチャート」と「手術看護展開シート」が紹介されますので参考になさってください。

【質問13】私は「KOMIチャート」を病棟看護の質（ケアの質）の評価に利用できないかと思っています。病棟で行なったケアの成果が数字的に表わせたら，スタッフの満足度にもつながるのではないかと思いました。ただ「良くなって退院されたから良かった」ではなく，入院時の病態が退院時にどれだけ改善したのか，看護の影響を考えるツールとして使用するというのは，基本的には誤った使用方法となるのでしょうか，教えてください。

【答え】間違った使用どころか，こうした使い方が可能なところに「KOMIチャート」の利点があります。「KOMIチャート」だけにとらわれず，「KOMI記録システム」として全体でとらえてください。そうすればさらに楽にケアの評価ができると思います。

【質問14】「KOMIチャート」のなかで「虐待」はどのように表現したらよいのでしょうか？情報開示，家族の認識をも含めて状態は表現できるのでしょうか？

【答え】虐待があるとわかっている場合には，「KOMIチャート」にはその具体的姿がくっきりと現われるはずです。空気の問題，食事の問題，排泄，運動，睡眠など，どの項目をとっても，虐待の結果が本来入れるべき援助マークに代わって白マークという形で表現されるでしょうし，"注釈欄"に具体的な姿が表記されるはずです。また役割の1番「家族や親族に支えられている」，さらに2番「自分にとって安定した（心休まる）居場所を持っている」が真っ白になるはずです。こうしたマークの状態は，情報開示も可能ですが，虐待をしている人に直接開示しなければならないときには，説明の仕方を工夫してください。「KOMIチャート」はあくまでも当事者本人の状態を示しています。

【質問15】在宅の患者さんで，家族の援助が多い場合，その家族の介護に対する思いは，プラスして情報を集めるのでしょうか？　あくまでも患者さんからの見方のチャートとして見ればよいのでしょうか？

【答え】家族の介護負担が多い場合の情報のとり方は，いろいろと工夫ができますが，まずは「基本情報シート」の"家族の思い"の欄，さらに「症状・病状シート」の介護者の状態の"備考欄"に詳しい内容を記載しておくとよいでしょう。先にも書きましたが，「KOMIチャート」はあくまでも，患者・利用者本人にかかわる情報が主になります。

【質問16】日々に症状の変わる精神科の患者さんに，「KOMIチャート」は難しいように思うのですが？

【答え】基本的に「KOMI記録システム」とりわけ「KOMIチャート」は，精神疾患を持つ患

者には有効です。しかし激しい急性期症状が出ているときには，一般の急性期状態を同じように考えて，「KOMIチャート」は使用せず，「急性期用のケアリングシート」と「場面シート」の併用で記録していきます。その場合，「KOMIレーダーチャート」を付けると，状態の変化がよく見えます。そして，症状が安定してきたところで，その時点での「KOMIチャート」を付けてアセスメントします。変化を見ていくのに，「KOMI記録システム」はたいへん有効な記録様式です。「KOMIチャート」だけにとらわれないでください。

【質問17】現在，循環器・内分泌内科の勤務です。患者の半分が，心臓カテーテル検査とDM（糖尿病）の教育入院で，クリティカルパスを作っていますが，このような場合でもKOMIを利用できますか？ クリティカルパスは，便利な反面，患者に本当に満足していただけているのか，いつも不安に感じています。

【答え】現在開発されているクリティカルパスは，その内容のほとんどに，治療過程と看護過程とが混合されて記載されています。したがって，本来の看護過程を展開するためには，この2つの用紙を分けて考え，「KOMIケアリングシート」と「KOMI場面シート」を積極的に活用してください。そうすることで，検査入院であっても，また教育入院であっても，本来の看護が展開されている姿が見えてきて，ケア提供者側も安心ですし，そのことは結果的に患者自身に返っていきます。治療や検査のための手助けをすることも大事な仕事ですが，そのなかに看護の姿があるのだということを，ぜひ内外に示してほしいと思います。

【質問18】介護老人保健施設では，ケースワーカー，医師，PT，OTなど，多職種と協働してケアプランを作成することが必要ですが，「KOMI記録システム」を使用する場合，どこの部分で協働作業をしていけばよいとお考えでしょうか？

【答え】「KOMI記録システム」は本来，ケアワーク実践者が使うものです。したがって，看護・介護職はすべての用紙を共有できますが，OTやPTや医師などは，ケアワークをしていないかぎり，一緒にケアプランを立てることはできませんし，時間の無駄使いになります。むしろ，各職種はそれぞれのプランを立てるからこそ，各々の専門性が見えるのであり，そこにチームケアの必要性が生まれてきます。したがって，本来の「KOMI記録システム」の使い方としては，まずケアワーカーたちが「KOMIレーダーチャート」や「KOMIチャート」を作成して「グランドアセスメント」を書き，その後に多職種の人たちに見せて，一緒に考えていただき，修正していくというのがいいのではないかと思います。作成されたアセスメントやケアプランを見て，他職種がケアの立場を理解することは，たやすいと考えるからです。このテーマは，一度，関連職種が集まって話し合いをするといいですね。

【質問19】「KOMIチャートシステム」を採り入れて2年目になります。形から入り，看護師から看護補助者まで，記録用紙への記入などは何とかできてきています。これから内容の充実に努めていくべく，手探り状態ではありますが，総師長，委員会のメンバーとともに，勉強会を実施しています。何かよい書物やご助言などがありましたら教えてください。

【答え】今後は是非とも，「KOMIチャートシステム」から「KOMI記録システム」へと，記録用紙の種類を拡大していくことと，コンピュータを使える人材を増やすことを考えてください。形から入ることも大事ですから，これからの研修のあり方を工夫し，大きく飛躍してくださることを期待しています。

何を読むかというご質問ですが，今年はとうとう，金井一薫の4部作が完成しましたので，それらの読み方の順序をお教えしましょう。まずは，

手ほどきに『ナイチンゲール看護論・入門』です。どうして看護・介護は今，ナイチンゲール看護思想に戻るのか，という基本的な疑問に，この本は答えてくれるからです。次は『ケアの原形論』です。これは，ナイチンゲールの時代から始まる「看護」と「福祉」の歩みと具体的姿，さらにその思想や実践の方向性を解き明かしていますから，歴史的な課題を知るには最適な本です。ケアの原形をしっかりとふまえたならば，次は『KOMI理論』でしょう。看護とは何か，また介護とは何かが整理され，目指す実践の姿が浮かび上がってくるはずです。そして最後に「KOMI理論」展開の道具として開発された本著『KOMI記録システム』をしっかりと学習してください。ここまでたどり着くのに，時間がかかるかもしれませんが，なぜ自分たちはこんなことをしなければならないのか，という疑問を抱きつつ仕事をしないために，"急がば回れ"方式に，この4冊を読破することをお勧めします。

急いでいる場合には，この逆から読んでいってください。

【質問20】最近，経過記録について，場面シートのような書き方ではいけないと言われました（病院機能評価を受審するにあたりサーベイヤーから言われました）。なぜかと言うと，記録されていない日は，看護ケアを行なっていないとみなすからだそうです。また，フローシートに毎日行なったケアをチェックしても，それがどのような内容なのか見えにくいのでダメだと言われました。このような場合，どうすればよいのでしょうか？

【答え】看護記録の書き方は，絶対にこうでなければならないという規則があるわけではありません。評価する人の価値観で決まってしまうという問題もあるとは思いますが，ご指摘の内容は，最近の考え方を反映しているように思われます。

しかし，記録は，システム全体を通して評価されるものと考えます。「KOMI記録システム」に則って記載されていれば，「KOMIケアリングシート」と「KOMI場面シート」だけで終わるのではありませんから，ご心配には及びません。もし仮に急性期にこの2種類でケアを展開しようとするならば，「KOMI場面シート」を，経時記録のように使えばよいのです。

「KOMI記録システム」全体が活用されていけば，むしろ重複記録がなく，時間の短縮と作業の能率が図れるばかりか，看護や介護の実践の内容が見えやすくなりますので，高い評価が得られると思っています。実際に「KOMIチャートシステム」を使っている病院看護部では，これまでの機能評価は，どこもたいへん高い評価を受けています。

【質問21】「KOMI理論」を広めるために，活かすために，まず事例検討から始めたいと思っていますが，有効な方法や注意点などを教えてください。

【答え】「事例検討」をすることは，実力アップを図るためにも，たいへん有効な学習方法です。でもこれは当然1人ではできませんから，仲間が必要ですね。仲間と事例検討をなさるときは，とにかく正確な資料の作成が不可欠ですから，事例を作成する前に，必ず本著を徹底的に学習して，ルールを完全にマスターしてください。記録の書き方の基本や，「KOMIチャート」のマークの仕方がわかったら，同じ事例をグループで付けてみるのです。すると，自分の考え違いや，対象の見方のズレなどに気づかされたりして，勉強になります。こうして，楽しく事例を解いてください，そうすれば，きっと「KOMI理論」の真髄が見えてくるはずです。

【質問22】「KOMIの理論」の柱の1つに「病気を細胞レベルでとらえる」という"疾病論"の視点があり，私はその点に感動しているのですが，それが，どのように「KOMIチャートシステム」に生かされているのでしょうか。また「看護の視

点で病気をとらえる」「良いところ探しをする」というのは同感なのですが，特に急性期看護の観察の視点という部分では，どこにそれが現われてくるのでしょう？　生活過程を整えるうえでも疾患の押さえは必要だと思いますが……。

【答え】たいへんよいご質問です。

「KOMI理論」を理解するうえにおいて，疾患を看護の視点で解くことは不可欠の要素ですが，「KOMIチャートシステム」という記録用紙のなかには，あえてそれらの視点の書き込み欄を設けていません。しかし，だからと言ってこの視点が不要であるということにはなりません。

個別のケアプランを立てるときには，専門家の頭のなかには，まずこの「病気を見る視点」がしっかりとあって，それをベースに個々の生活過程を見ていくものです。しかし，記録は，あくまで仕事の内容を反映させるものであって，学生が訓練を受けるときと同じレポートの内容を要求するものではありません。すべての記録に教科書レベルの理解事項を記入しなければならないとしたら，看護は記録のために恐ろしく無駄なエネルギーを使うことになります。もちろん仕事の効率が落ちますし，何よりも不経済です。

原理を十分に押さえたうえで実践に移す……，これが専門家のあり方です。「病気を細胞レベルでとらえる」という視点は，専門家としての頭を育成するための土台であり，十分に鍛えられた頭で，病気や症状に合わせた「生活の処方箋を描く」のが，「KOMI理論」の方向性です。記録の書式にとらわれず，本質を見つめる眼を忘れないでください。

さらに付け加えれば，急性期看護のあるべき姿は，「KOMIケアリングシート」の考え方の項で詳しく述べましたので，もう一度その部分をお読みください。どんな疾病を持っている方でも，またどのような症状や状態に置かれた方であっても，看護の視点は変わりません。

つまり「生活の処方箋を描いて実践する」という，具体的な形を持って私たちはアプローチするのです。病気の理解は，そのアプローチの前段階にあるものであり，ケア提供者の頭のなかに描かれるべきものなのです。

【質問23】「KOMIチャートシステム」は，認知症以外には，どのような対象に使用できるのでしょうか？

【答え】これは基本的なご質問ですね。ご質問の方はおそらくKOMI理論研究会発刊の『KOMIの痴呆症スケールとスタンダードケアプラン』のみをお持ちだったのでしょう。本著『KOMI記録システム』をお読みいただけると，この疑問はすぐに解けると思いますが，一応，大事な視点なので重複しますが述べてみます。

「KOMIチャートシステム」は，すべての疾患，在宅を含めたすべての施設に適用できます。それゆえに，保健・医療・福祉との連携と協働というテーマをクリアするのです。職種の垣根を越えて，またフィールドの垣根を越えて活用できるところに大きな特徴があります。

ただし，本著に収載したような「認知症のスタンダードケアプラン」方式の研究は，まだ端緒についたばかりですので，今後の研究活動に期待がかかっています。精神障害者のケアプランの指針もほぼ完成し，学会で発表されています。

4．「KOMI記録システム」の電子化に関連した質問と答え

【質問1】当院では，平成19年度に電子カルテを導入し，NANDAの看護診断を採り入れる方針になっています。しかし，昨年よりナイチンゲール看護論を採り入れて，今後も勉強を続けていく予定です。ナイチンゲール看護論を頭に入れて，記録は「POS」で書くことになるのですが，どのように結びつけて考えたらよいのでしょうか？　ナイチンゲール看護論を現場で生かすためには，「KOMI記録システム」の使用が必要だと思う

のですが……？

【答え】基本的には，どの方式をとっても看護の展開は可能と考えてよいのですが，「KOMI記録システム」と「POS方式」とでは，目指す方向性や考えが違いますので，この2つをミックスした記録を書くのは至難の業です。つまり，せっかく「KOMIレーダーチャート」や「KOMIチャート」を使って情報を収集したとしても，次の「グランドアセスメント」のところで「POS方式」の頭に切り替えれば，そこから先の看護過程の展開は問題指向性型で行なわれることになり，従来のケア方針とまったく同じ内容のものが出来上がってしまいます。また，「KOMIチャート」などを使わずに，最初から「POS方式」で記録がなされていくとなると，ナイチンゲール看護論や「KOMI理論」の視点は，具体的にケアプランには活かしきれないと思います。

また，看護診断方式によるケアプランは，患者の個別性を描きだすことが難しく，一定の看護の方向性は導きだせますが，日本の看護師たちにはなかなかなじめないのが現状のようです。「看護診断方式」と「KOMI記録システム」も，併合できないと考えたほうがよいと思います。

あれもこれも採り入れるという発想では，看護師自身の思考が分裂してしまい，結局，自分たちの臨床の足元がぐらついてしまいます。ここで三段重箱の発想を思い出してください。原理を形にして提供できるシステムは，いったいどれなのか，自分はどんな看護をしたいのか，本当に納得いくものを選んでください。この選択に看護師の自立と独立がかかっています。この場合，上司の言うことだからと言って，ご自分の信念を主張せずにいられるかどうか，それは辛いことですが，貴女の看護師としての生き方の問題にもつながってきます。次の質問2・3とも関連していますので，ここは今一度よく思案してみてください。

【質問2】「KOMI記録システム」が電子カルテと連動できると聞きました。当病院にも「KOMIチャートシステム」の導入ができないものかと考えています。具体的準備も進んでいる状況ですが，よい情報があったら教えてください。

【質問3】今年，病院全体で電算機導入を行なっているのですが，この際，看護記録に対して「POS」より「KOMI記録システム」に変更しようとしています。何か注意点があれば教えてください。

【答え】電子カルテ化が進むなかで，「KOMI記録システム」をどう連動させ，稼働させることができるかという問題は，多くの病院看護部においては，切実なものとなりつつあります。せっかく今まで「KOMI理論」の頭で看護・介護を考える力をつけてきたのに，記録の電子化と同時に，そうした思考をすべて台無しにして，一から新しい方式（電子化の場合はほとんど看護診断システム）にしてしまうというのは，乱暴な話です。また物事の進め方としても不経済ですね。

看護師たちが，自分たちは"どんな看護をしたいのか"を，自らの内に問い直し，電子化が進むとどんな看護を提供することになるのかを，しっかり青写真を描いて取り組むべきだと思います。大金をかけて整備して，実現したらこんなはずではなかったと言っても，もうその時は遅いのです。取り組む前の準備段階における検討内容が問われてきます。

さて，この問題に私自身が直接お答えできたらいいのですが，残念ながらコンピュータは専門ではないので，解決策を講じることができません。そこで，目下「KOMI記録システム」を「電子カルテシステム」につなげるための努力をしてくださっているの専門家に，現状をうかがってみましたので，それをもって「答え」にしたいと思います。

《専門家の見解》

　パソコンを使用して「KOMI記録システム」を病院内で活用するためには，普及のテンポが速まっている「電子カルテシステム/オーダリングシステム」との連携が避けて通れない状況になっています。

　「電子カルテシステム/オーダリングシステム」との連携ができない場合には，「KOMI記録システム」を閉じた環境で，看護部独自のシステムとして稼動させるしかありません。また，現在の「電子カルテシステム/オーダリングシステム」に付属している"看護支援システム"は，そのほとんどが「看護診断/POS」を採用しており，「KOMI記録システム」が入らない環境になっています。

　この状況を回避するためには，「電子カルテシステム/オーダリングシステム」と「KOMI記録システム」との関連をよく理解して，システム自体を新たに構築する必要があります。「KOMI記録システム」は，"看護支援システム"のなかでは，＜看護過程管理＞というサブシステムとして位置づけられます。＜看護過程管理＞を，病院内で単独で使用することはできません。ほかに患者さんの移動（入院，退院，転棟，外泊等）を管理するソフトウェアが必要となります。通常この部分は"看護支援システム"に含まれています。

　「電子カルテシステム/オーダリングシステム」を導入される病院では，「電子カルテシステム/オーダリングシステム」の本体が，患者さんの移動（入院，退院，転棟，外泊等）を管理する仕組みになっているために，"看護支援システム"は，「電子カルテシステム/オーダリングシステム」から，患者さんの移動情報をもらう必要があります。これを"システム連携"と呼びます。

　"システム連携"の機能のなかには，患者さんの基本情報を管理する機能も含まれていますので，「KOMIチャートシステム」の「基本情報シート」などで収集する情報の多くは，「電子カルテシステム/オーダリングシステム」で入力されており，病院中のあらゆる部署が共有することになります。

　「電子カルテシステム/オーダリングシステム」のメーカーは多数ありますが，現在ではIBM製，NEC製，富士通製，日立製といったところがメジャーなシステムとして評価されています。

　それぞれのメーカーが病院の規模によりパッケージを複数提供しているため，メジャーなところでも20種類くらいのシステムが存在しています。

　NEC製では，MEGAOAK, PC-ORDERING。富士通製では，CSMAIN, EGMAIN, EGMAIN-EX/FXといったところがよく聞く名前です。ほかにサードパーティ製ではCSI社のMiRaIsも有名です。

　こういったシステムと「看護支援システム」が"システム連携"するには，事前に綿密な連携調整をする必要があります。「KOMI記録システム」には，直接影響はありませんが，「電子カルテシステム/オーダリングシステム」からくる処方，注射，検査などのオーダーデータを取り込み指示受けとする処理や，処置の結果を，「電子カルテシステム/オーダリングシステム」に返す処理も必要となります。これは通常「看護支援システム」で行なわれます。

　このように，「KOMI記録システム」を「電子カルテシステム/オーダリングシステム」と連携して使用する場合には，両システムのボンド役として「看護支援システム」を

「KOMI 記録システム」の位置づけ

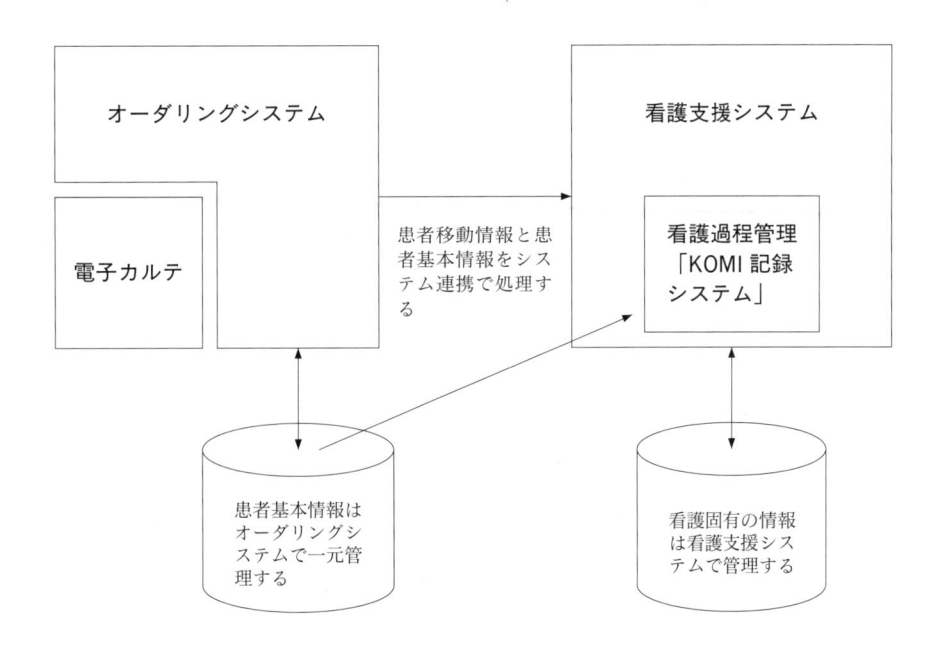

```
┌─────────────────┐              ┌─────────────────┐
│ オーダリングシステム │              │ 看護支援システム  │
│                 │              │ ┌─────────────┐ │
│ ┌─────────┐     │  患者移動情報と患 │ │ 看護過程管理 │ │
│ │ 電子カルテ │     │  者基本情報をシス│ │「KOMI 記録  │ │
│ │         │     │  テム連携で処理す│ │ システム」   │ │
│ └─────────┘     │  る            │ └─────────────┘ │
└────────┬────────┘              └────────┬────────┘
         │                                │
      ╲═╧═╱                            ╲═╧═╱
     患者基本情報は                      看護固有の情報
     オーダリングシ                      は看護支援シス
     ステムで一元管                      テムで管理する
     理する
```

使用することが得策です。「KOMI 記録システム」を内蔵した「看護支援システム」を採用することにより、「電子カルテシステム/オーダリングシステム」との連携が容易となり、さらに一般的に「看護支援システム」が提供する"スタンダードケアプラン"の機能などを使用することも可能となります。

「電子カルテシステム/オーダリングシステム」と「KOMI 記録システム」を内蔵した「看護支援システム」を連携させるには、病院の規模、「電子カルテシステム/オーダリングシステム」の機能範囲、メーカーなどの条件により、その手法や費用が異なります。現状ではケースバイケースで検討を進めていかなければなりません。

では、いくつかの状況を設定し、考えてみましょう。

① 「電子カルテシステム/オーダリングシステム」を導入しない状態で、「KOMI 記録システム」を導入する場合

「看護支援システム」の＜患者移動管理＞と＜看護過程管理＞の部分を導入してください。ただし、この場合は、院内のネットワーク/パソコンの設備が整備されていない状況での導入になりますので、設備費が多くかかることになります。

「看護支援システム」の残りの部分（管理日誌、勤務表等）は、段階的に拡張し導入していくことが可能です。この場合の打ち合わせ/調整の対象は、医事課システムや給食システムといった院内サブシステムとなります。

② 「電子カルテシステム/オーダリングシステム」と同時に「KOMI 記録システム」を導入する場合

「電子カルテシステム/オーダリングシステム」の導入企画段階から、「看護支援システム」を導入したい意向を表明し調整を始めていきます。コンピュータの SE からコンサルティングを受けてください。

予算がとれる場合は、「看護支援システム」

全体を，また予算が厳しい場合には＜患者移動管理＞（オーダリング連携機能込みのもの）と＜看護過程管理＞を導入することをお勧めします。

③「電子カルテシステム／オーダリングシステム」がすでに導入されている場合

すでに「電子カルテシステム／オーダリングシステム」に付属される「看護支援システム」を運用中の場合は，＜患者移動管理＞（オーダリング連携機能込みのもの）と＜看護過程管理＞を，また「電子カルテシステム／オーダリングシステム」に付属される「看護支援システム」が導入されていない（あるいは運用されていない）場合は，「看護支援システム」全体を導入することをお勧めします。

「KOMI記録システム」を病院の現場で運用するには，いろいろな難関があります。周囲（医師，他コメディカル）の理解を得ることが重要なのは言うまでもありません。「KOMI記録システム」は，導入効果が統計表に出にくい面があります，オーダリングシステムのように，事務効率を上げるのに効果があり，即，費用対効果の評価を得られるものはわかりやすいのですが，"ケアの質を向上させる"とか"一級のケアが提供できるようにする"では，なかなか周囲を説得して費用を獲得することが困難なようです。「看護支援システム」とペアで考えることにより，管理日誌や勤務表の導入といった業務改善につながる事項と抱き合わせで導入する方法を模索すべきでしょう。

また，最終的には電子カルテと同様に，看護記録がペーパーレスの運用になることを念頭に置かなければなりません。つまり，"電子ケア記録"も電子カルテと同様にペーパーレスを指向しています。

一番肝要なのは，"餅は餅屋"ということで，「KOMI記録システム」を導入しようと決意したら，すぐにコンピュータのＳＥに相談してコンサルティングを受けることです。看護部門での閉じた活動ではなかなか進展しません。

「電子カルテ／オーダリングシステム」と連携して「KOMIチャートシステム」が稼動した実例も出はじめています。今後は加速度的に"連携システム"が増加することが予測されます。しっかりと周囲の動向を見据えながら，スマートに「KOMI記録システム」の電子化が実現できることを願っています。

最後に一言。

このような"電子ケア記録"の時代は，すぐそこまで来ている気がします。かつて，人力車が自動車に代わり，箒が掃除機に代わったように，手書きの記録も電子記録に代わる時代が来ているのです。私たちは時代の波に逆らって進むことはできません。IT化の動きを無視しては，仕事ができなくなるのなら，むしろ先取りする精神で乗り越えていくことが大事です。

幸い，「KOMI記録システム」は，「KOMIチャートシステム・2000」の時代から，つまり今から5年前に，コンピュータと連動させた「ケアデザイナー」を開発し，さらにこのたび，「ケアデザイナーⅡ」という商品名のソフトを開発して，臨床現場と教育現場において活用しています。このソフトの存在価値は高く，「KOMIチャートシステム」をはじめ，「KOMI記録システム」全体が入力でき，メール交換機能などのデータ交換機能を利用して，相互のやり取りも可能です。教育の場においても，学生たちの実習を支援していま

す。また，このソフトは，ケアプラン作成ソフトとして，たいへん高い評価を受けています。

　小規模な施設やグループで使う場合のシステム構築と，病院のような「電子カルテシステム」と連動させたような形に構築する場合とでは，各々の環境が大きく異なるだけに，ソフト開発の面においても苦労が多いのですが，しかし，「KOMIチャートシステム」は，「KOMIレーダーチャート」と「KOMIチャート」を基盤にして作られているだけに，この2つのチャートは，もともと数値計算ができるように設計されているため，きわめてコンピュータの世界と相性がいいのです。したがって，まだまだこれから大いに開発が進んでいくものと思われます。

　「KOMI記録システム」が持つ特質を活かした"電子ケア記録"が，今後大きく成長していくことは間違いないでしょう。

　したがって，「KOMI記録システム」を活用される方は，できるだけ早くパソコンに精通してください。これからは，看護・介護支援システムとして，どんなソフトを活用して仕事をするかを，選択する時代なのです。

　「KOMI記録システム」が，その選択肢の1つになれることを誇りに思います。

　そして，「KOMI記録システム」が，事業所内で，また同一法人内で，さらに事業所の枠を超えて，地域ネットワークのなかで活用される日が来ることを，心から願っています。

　"人々に第一級のケアを届けたい"という，ナイチンゲールからつながる私の夢は，きっと現代に即した形で実現されることでしょう。

"電子ケア記録"に関するお問い合わせは，ナイチンゲール看護研究所にお寄せください。専門家をご紹介します。

あ と が き

　本著『KOMI記録システム——KOMI理論で展開する記録様式』は，文字どおり，『KOMI理論』の実践編であり，理論展開の道具として価値づけられるものである。

　本年4月に，これまで30年以上の長きにわたって取り組んできた，"看護・介護思想研究"の集大成としての『KOMI理論』（現代社）を上梓したが，続いて，"実践記録研究"の集大成としての本著をまとめ上げることができたことで，今年は筆者にとって，大きな区切りの年となった。
　"実践は，理論に裏づけられて展開してこそ意味があり，また，理論は，実践に支えられてこそ役割を果たす"
　これが筆者の信条である。
　"あとがき"を書く段になって，ようやくこの信条を，納得する形で文字にすることができたという喜びとともに，長年背負い込んできた大きな課題を解いたという安堵感に，心底から浸っている。

　思えば，初代「KOMIチャート」を開発し始めたときから数えて，今年でちょうど10年の歳月が流れている。1つのものを完成させるには，やはりこれほどの時間とエネルギーが必要なのだ，とあらためて思い知らされた。
　しかし，「KOMI理論」が持つ力を信頼して，4回の改訂に，そのつどお付き合いしてくださった多くの方々のお蔭で，途中で潰れることなく，「KOMI理論」で展開する記録様式を，「KOMI記録システム」として完成させることができた喜びは大きい。
　この間に，筆者が眼を通した事例の数は，おそらく3,000を超えているだろう。1つひとつの事例が，また1人ひとりの事例提供者の姿が，筆者に，前に進むエネルギーと勇気を与えてくれたのである。

　記録様式の開発においては，これで完成！　ということはありえない。
　「KOMI記録システム」は，これから先も，心の底から日本の臨床を支えようとする人々によって，活用され，改良され，成長発達していくであろう。
　今は，このレベルまで内容を高められたことを，素直に喜びたいと思う。本著はなんと言っても，10年間の実践の集大成なのである。
　皆さま，これまで本当にありがとう!!

本著の原稿を書きはじめたのは，猛暑の7月に入ってからであった。

　その後，約1ヵ月間，涼しい志賀高原の石の湯ロッジにこもって執筆できたことで，頭のなかが整理され，筆は進んだ。

　家事一切から解放された環境を用意してくれた夫と，お世話になったロッジの方々に，心から感謝したい。

　そして最後に，原稿を素早く整理し，正確な仕事をして支えてくださった，現代社編集部の柳沢節子さんに，感謝の意を表したい。

2004年9月3日：石の湯ロッジにて

金井　一薫

著者　金井一薫(ひとえ)

1969年：東京大学医学部附属看護学校卒業
1976年：慶応義塾大学文学部卒業
1994年：日本社会事業大学大学院・博士前期課程修了
2004年：博士号取得（社会福祉学）

1987年：ナイチンゲール看護研究所を設立。理事・主席研究員
1994年：日本社会事業大学・助教授
1998年：同大学・教授
1996年：KOMI理論研究会設立・会長就任（2010年まで）
2008年：東京有明医療大学設立準備室
2009年：東京有明医療大学・教授（看護学部長）就任
2010年：特定非営利活動法人ナイチンゲールKOMIケア学会
　　　　設立・理事長就任

【単著】
『ナイチンゲール看護論・入門』（現代社）
『ケアの原形論』（現代社）
『KOMI理論』（現代社）
【共著】
『介護概論－新版・介護福祉士養成講座11，第2版』（中央法規出版）
『高齢者・障害者の介護』（中央法規出版）
『ナイチンゲールって，すごい』（小学館）

KOMI記録システム
──KOMI理論で展開する記録様式──

2004年10月31日　第1版第1刷発行　©
2012年2月20日　第1版第6刷発行

著　者　金　井　一　薫
発行者　小　南　吉　彦

印　刷　壮光舎印刷株式会社
製　本　誠製本株式会社

発行所　東京都新宿区早稲田鶴巻町514　株式会社　現代社
　　　　電話03(3203)5061　振替00150-3-68248

＊　落丁・乱丁はお取り替えいたします。

ISBN 978-4-87474-118-4 C 3047

現代社白鳳選書　14
ナイチンゲール看護論・入門
——"看護であるものとないもの"を見わける眼

金井　一薫　著
第1版　1993年　四六判
288頁　定価1,650円(税別)

「看護の仕事は，快活な，幸福な，希望にみちた仕事です。犠牲を払っているなどとは決して考えない，熱心な，明るい，活発な女性こそ，本当の看護婦といえるのです」(ナイチンゲール)

この言葉に出会ったことがきっかけになり，以来30年という歳月を，著者はひたすらナイチンゲール研究に注ぎ込んできた。ナイチンゲールが後世の看護婦たちに残したものは，まだ無垢のままに横たわっており，それらを解明していくことで，看護の世界は大きく開けてくるものと感知しえたからである。ナイチンゲールの看護論は決して古びた思想ではない。むしろ21世紀の看護のあり方と人類の健康を思考していくときに，大いなる道標となる生命感あふれる思想である。

(主な内容)
第1講：ナイチンゲール看護論の本質と現代的課題
第2講：ナイチンゲール看護論の看護実践への適用
第3講：ナイチンゲールとその著作を理解するために

現代社白鳳選書　18
ケアの原形論

金井　一薫　著
第2版　2004年　四六判
280頁　定価1,800円(税別)

看護と福祉の連携と統合を目指す著者は，両分野を支える学問的基盤が強固でないとして，「ケアの原形論」を明らかにするために19世紀イギリスにさかのぼり，"ケアの天才"ナイチンゲールの思想とその業績を分析した。

「ケアの原形論」は，現代の日本において，さまざまに現象している看護と福祉の姿から，今後のあり方やその展望を思考するとき，立ち戻るべき思考のよりどころを教え，さらに本質を見失うことなく，あるべき姿を描けるように導く道標のような役割を持つ。著者は，「原形」思考を基にして日本に合ったケアシステムを構築する責任が，両分野の人たちに求められていると説く。

(主な内容)
序　章
第1章：看護的ケアと福祉的ケアを促した英国の土壌
第2章：近代ケア論の出発点
第3章：ケアの組織論の原形
第4章：わが国の看護の流れと介護の生成過程
第5章：看護の本質と介護の本質
付　録：救貧覚え書(F.ナイチンゲール著，金井一薫訳)

KOMI理論
——看護とは何か，介護とは何か

金井　一薫　著
第1版　2004年　B5判
168頁　2,000円(税別)

KOMI理論は，看護や介護など，他者に対する援助やケアなどの実践そのものを視野に据えて，ケアの原理論として集大成されたものである。
さらにKOMI理論においては，ケアワーク(看護・介護)実践を展開するための実践方法論をも確立し，21世紀の看護・介護現場に，広く活用される可能性を追求している。

(主な内容)
序　章：KOMI理論に流れる思想特性
第1章：ナイチンゲール思想の真髄と全体像
第2章：KOMI理論における目的論
第3章：KOMI理論における疾病論・総論
第4章：KOMI理論における対象論
第5章：KOMI理論における方法論
第6章：KOMI理論における教育論
第7章：KOMI理論における組織・看護論
第8章：アメリカの諸看護論とナイチンゲール看護論との比較研究
第9章：日本で活用された代表的な「アメリカ看護論」と「KOMI理論」との比較研究
第10章：日本における看護・介護論と「KOMI理論」との比較研究
第11章：看護・介護臨床における「KOMI理論」の活用実態と今後の課題

基本情報シート

作成日： 年 月 日

ふりがな		作成者名	
氏　名	様	所属機関	
No.		部　署	職種

生年月日	明・大・昭・平　　年　　月　　日生　（　　）歳	男・女
住　所	〒　　　　　　　　　　　　　　　　　　　電話1	
	電話2	
病　名		身長　　　　cm
		体重　　　　kg
主訴と その経過		

家族構成

□：男性　　□◎：本人　　▯◐：介護者
○：女性　　■●：死亡　　網掛：同居者

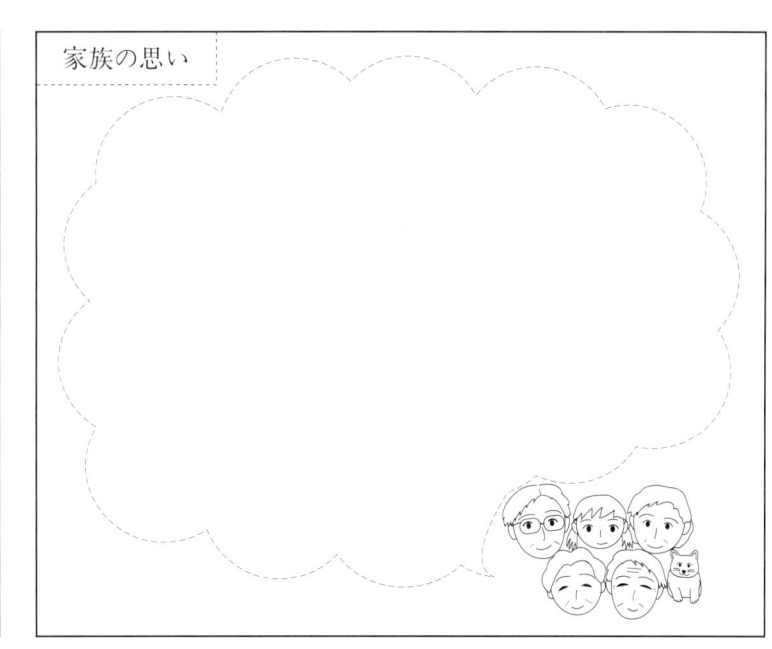

家族の思い

▲緊急連絡先1

ふりがな	
氏　名：	様
住　所：〒	
電話1：	続柄
電話2：	

▲緊急連絡先2

ふりがな	
氏　名：	様
住　所：〒	
電話1：	続柄
電話2：	

▲備　考

固有情報シート

氏名	様
年齢　　歳	性別　男・女

作成日：　　　年　　月　　日

作成者：

▲社会保障制度関連情報

医療保険の種類	□国　　保　　□社　　保（□本人・□家族）　　□生活保護　　□自費
年金受給状況	□国民年金（□老齢　□障害　□遺族）　　□厚生年金（□老齢　□障害　□遺族） □共済年金（□退職　□障害　□遺族）　　□戦傷病者・戦没者年金　　□恩給 □その他（　　　　　　　　　　　　　　　　　　　　　　　）
各種手当・助成	
各種手帳	□健康手帳（老人保健法による）　　　　□身体障害者手帳（　　）級 □療育手帳（　　）区分　　　　　　　□精神障害者保健福祉手帳（　　）級

▲入院／入所者の固有情報

入院／入所の利用開始日	年　月　日	入所形態	□独歩　□歩行器　□車椅子　□担架　□他（　）
入院／入所前の居所	□自宅　□病院　□特養　□老健　□その他（　　　　　　　　　　　）		
過去の履歴 (時期と利用施設)	年　月　～　年　月		
	年　月　～　年　月		

▲在宅者の固有情報（自宅における受診環境）

かかりつけの医療機関(名称)		Tel	
往診可能な医療機関(名称)		Tel	
緊急入院できる施設(名称)		Tel	

▲高齢者の固有情報

介護保険	要介護度（現在）	非該当・経過的要介護(要支援)・支1・支2・Ⅰ・Ⅱ・Ⅲ・Ⅳ・Ⅴ	認定	年　月
	要介護度（過去履歴）	非該当・経過的要介護(要支援)・支1・支2・Ⅰ・Ⅱ・Ⅲ・Ⅳ・Ⅴ	認定	年　月
		非該当・経過的要介護(要支援)・支1・支2・Ⅰ・Ⅱ・Ⅲ・Ⅳ・Ⅴ	認定	年　月
	利用しているサービス			
	介護予防の利用状況			
日常生活自立度	寝たきり	自立・J1・J2・A1・A2・B1・B2・C1・C2	判定	年　月
	認　知	自立・Ⅰ・Ⅱa・Ⅱb・Ⅲa・Ⅲb・Ⅳ・M	判定	年　月
KOMI 認知症スケール	現　在	a・b・c・d・e・f	判定	年　月
	過去履歴	a・b・c・d・e・f	判定	年　月

▲障害者自立支援制度利用者の固有情報（訓練等給付、介護給付区分1～6から選択）

訓練等　・　区分1　・　区分2　・　区分3　・　区分4　・　区分5　・　区分6	認定	年　月

▲権利擁護制度利用者の固有情報

成年後見制度等 の利用状況	□成年後見制度（□後見　□保佐　□補助）　　□地域福祉権利擁護事業
	主な内容：

▲その他の固有情報、備考

症状・病状シート

氏名		様
年齢	歳 性別	男・女

作成日：　　　年　　月　　日

作成者：

▲ 現在ある症状

▲ 既往症

▲ 現在飲んでいる薬

薬品名	どんな症状に有効か

▲ 感染症

□ 無 ・ □ 有 （　　　　　　　　　　）

▲ アレルギー

□ 無 ・ □ 有 （　　　　　　　　　　　　　　　）

▲ 主な介護者の状態

氏　名	
連絡先 Tel	
年　齢	歳　　本人との関係：
健康状態	□良好　　　　　　□すぐれない □治療中の疾患あり　□入院が必要 （疾患名　　　　　　　　　　）
就労状態 就労形態	□就労していない　　□就労している □自営　□常勤　□非常勤（週　日）
経済状態	□安定している　　□不安定 □年金生活　　□生活保護

介護意欲	□十分にある　□不安大　□喪失気味　□喪失
生活リズム	□整っている　□乱れがち　□完全に乱れている
交代可能性	□可能性あり　□可能性検討中　□可能性なし
現在の 介護状態	□問題なし　□介護者間の意思疎通が希薄 □介護疲れが激しく休息が必要　□経済的援助が必要 □介護時間の明らかな不足　□介護知識の明らかな不足 □住環境の改善が必要　□福祉機器類の活用が必要 □その他（　　　　　　　　　　）
介護協力者	□無　　□有　主介護者との関係：
協力者の 支援内容	□家事中心　□移送　□話し相手 □配食　□受診付き添い　□電話での安否確認 □その他（　　　　　　　　　　）

▲ 備　考

KOMI サークルチャート

作成日： 　　年　　月　　日
作成者：

氏名	様		
年齢	歳	性別	男・女

趣味	
嗜好	
特技	

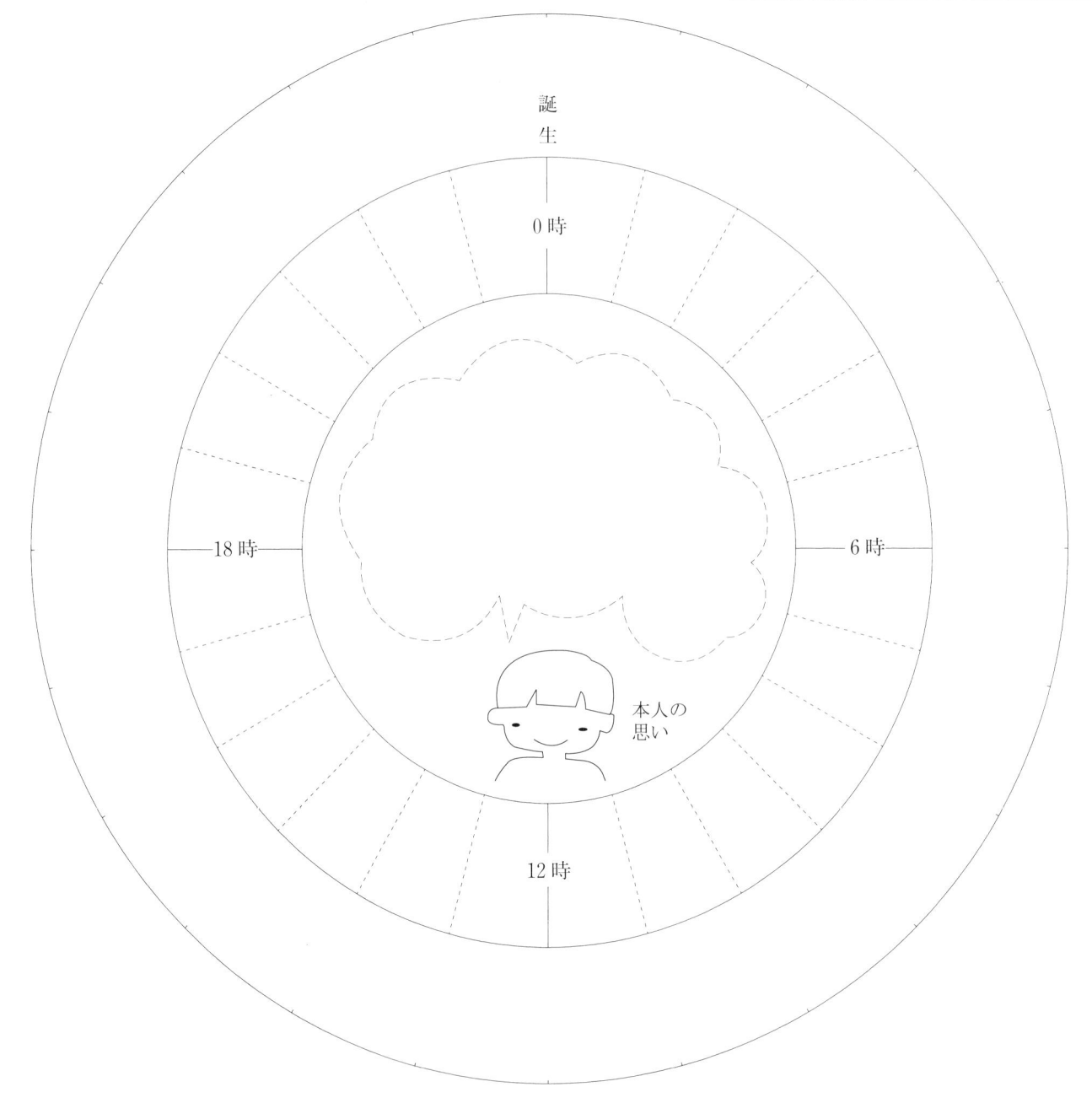

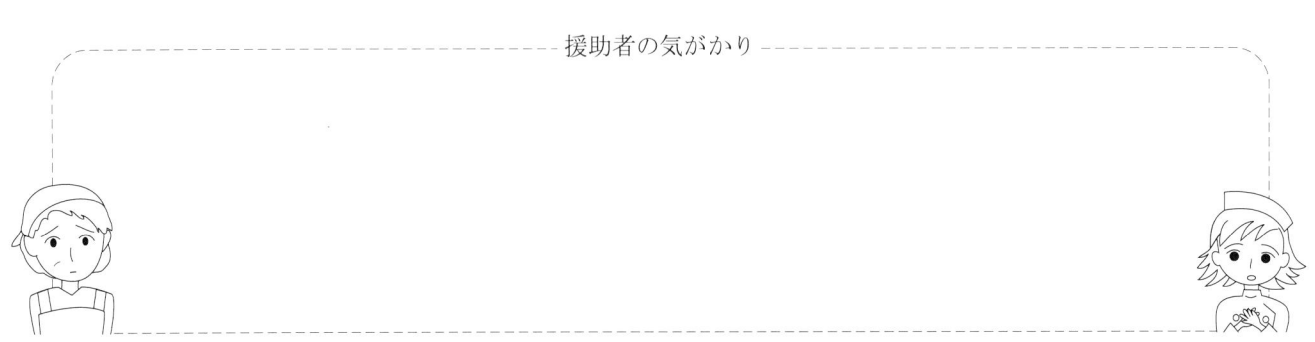

誕生

0時

18時　　　　　　　　　　　6時

本人の思い

12時

------ 援助者の気がかり ------

KOMI レーダーチャート

氏名			様
年齢	歳	性別	男・女

作成日：　　　年　　月　　日

作成者：

レーダーチャート項目：
- ⑯ 知的活動
- ⑮ 気分・感情
- ⑭ 快・不快
- ⑬ 視覚
- ⑫ 聴覚
- ⑪ 皮膚の状態
- ⑩ 移動の自由
- ⑨ 起居動作
- ⑧ 上肢の自由
- ⑦ 排尿
- ⑥ 排便
- ⑤ 嚥下
- ④ 咀嚼
- ③ 体温
- ② 血圧
- ① 呼吸

呼吸
- ☐ 吸引
- ☐ 吸入
- ☐ 体外補助手段（人工呼吸器等）

咀嚼
- ☐ 入れ歯
- ☐ きざみ食
- ☐ ミキサー食
- ☐ 流動食

嚥下
- ☐ とろみ
- ☐ 鼻腔栄養
- ☐ 胃瘻
- ☐ 点滴(静脈)栄養
- ☐ IVH

排便
- ☐ おむつ
- ☐ 差込便器
- ☐ ポータブル
- ☐ 浣腸
- ☐ 摘便

排尿
- ☐ おむつ
- ☐ 尿器・パッド
- ☐ 失禁パンツ
- ☐ ポータブル
- ☐ カテーテル

起居動作
- ☐ つかまりバー
- ☐ ベッド柵
- ☐ 紐

移動の自由
- ☐ 手すり
- ☐ 杖
- ☐ シルバーカー
- ☐ 歩行器
- ☐ 車椅子
- ☐ 電動車椅子

皮膚の状態

聴覚
- ☐ 補聴器
- ☐ 左右差に配慮が必要

視覚
- ☐ 眼鏡
- ☐ コンタクトレンズ
- ☐ 杖
- ☐ 盲導犬
- ☐ 視野欠損に配慮が必要

▲レーダーチャートが示す身体面の特徴・注釈等

KOMIレーダーチャート

生命過程判定項目

(2004年度版)

	項 目	内　　容	補助具・器具 等
1	呼　吸	☐ 1. 自然な呼吸 ☐ 2. 軽い息切れ・息苦しさ ☐ 3. 強度の息切れ・息苦しさ ☐ 4. 気管切開（自力での呼吸不可）	☐ 吸引 ☐ 吸入 ☐ 体外補助手段 　（人工呼吸器等）
2	血　圧 (単位mmHg)	最高血圧　　　最低血圧 ☐ 1. 正常範囲　　140以下　かつ　90以下 ☐ 2. 要注意　　　141〜159 または 91〜94 ☐ 3. 異常 　（高血圧）　　160以上　または 95以上 　（低血圧）　　100以下	
3	体　温	☐ 1. 正常範囲 ☐ 2. 微熱(37℃〜37.9℃)または 　　　低体温(35.5℃以下) ☐ 3. 中等熱(38℃〜38.9℃) ☐ 4. 高熱(39℃以上)	
4	咀　嚼	☐ 1. 何でも噛める ☐ 2. 柔らかいものなら噛める ☐ 3. 舐めることならできる ☐ 4. 咀嚼できない・することがない	☐ 入れ歯 ☐ きざみ食 ☐ ミキサー食 ☐ 流動食
5	嚥　下	☐ 1. 何でも飲み込める ☐ 2. 時々むせることがある ☐ 3. しばしば激しくむせる ☐ 4. 嚥下できない・することがない	☐ とろみ ☐ 鼻腔栄養 ☐ 胃瘻 ☐ 点滴(静脈)栄養 ☐ IVH
6	排　便	☐ 1. 正常 ☐ 2. 軽度の障害がある 　　　(3〜4日に1回の便秘・一過性の下痢・少量の便もれ) ☐ 3. 重度の障害がある 　　　(1週間以上に及ぶ便秘・連続した下痢) ☐ 4. 便失禁（常時おむつを使用している） ☐ 5. 人工肛門造設	☐ おむつ ☐ 差込便器 ☐ ポータブル ☐ 浣腸 ☐ 摘便
7	排　尿	☐ 1. 正常 ☐ 2. 軽度の障害がある 　　　(頻尿・残尿感・少量の尿もれ・尿が出にくいなど) ☐ 3. 重度の障害がある 　　　(乏尿—1日に400ml以下・多尿—1日に3000ml 　　　以上・尿閉・血尿など) ☐ 4. 尿失禁（常時おむつを使用している） ☐ 5. 人工膀胱・人工透析・腹膜透析	☐ おむつ ☐ 尿器・パッド ☐ 失禁パンツ ☐ ポータブル ☐ カテーテル
8	上肢の自由	☐ 1. 両手が自由に使える ☐ 2. 少し不自由なところがあるが、生活に支障はない ☐ 3. 不自由さが生活の広範囲で支障をきたしている ☐ 4. 上肢を使ったすべての動作に介助が必要である	

	項 目	内 容	補助具・器具 等
9	起居動作	□ 1. 立ったり座ったりが自由にできる □ 2. 座位から立ち上がることはできるが、立位の保持には物につかまる必要がある □ 3. 寝た姿勢から起き上がることは自由で、端座位も安定している □ 4. 寝返りはうてる □ 5. 寝返りもうてない	□ つかまりバー □ ベッド柵 □ 紐
10	移動の自由	□ 1. 自力歩行（つかまらずに歩く） □ 2. 何かにつかまって歩く □ 3. 這う・いざる（座ったまま進む） □ 4. 車椅子に乗って自力で移動できる □ 5. 介助がなければ移動できない	□ 手すり □ 杖 □ シルバーカー □ 歩行器 □ 車椅子 □ 電動車椅子
11	皮膚の状態	□ 1. 正常（何の変化・損傷もない） □ 2. 軽い変化・損傷がある 　　（乾燥・汚れ・発赤・擦過傷　等） □ 3. 中程度の変化・損傷がある 　　（湿疹・内出血・水泡・軽い浮腫　等） □ 4. 重度の変化・損傷がある 　　（全身の浮腫・びらん・潰瘍　等）	
12	聴　覚	□ 1. 普通に聞こえる □ 2. 大きめの声・音なら聞こえる □ 3. 耳元の大きな声・音なら聞こえる □ 4. ほとんど聞こえない	□ 補聴器 □ 左右差に配慮が必要
13	視　覚	□ 1. 普通に見える（眼鏡など使用してもよい） □ 2. 新聞の大見出しなら見える □ 3. 顔や物の輪郭ならわかる □ 4. 光はわかる □ 5. 全く見えない	□ 眼鏡 □ コンタクトレンズ □ 杖 □ 盲導犬 □ 視野欠損に配慮が必要
14	快・不快	□ 1. 疼痛や違和感などの不快症状は全くない □ 2. 不快症状が少しある、または時々おこる □ 3. 不快症状は激しくないが常時ある □ 4. 激しい不快症状が常時ある。 　　または不快症状の有無を表出できない	
15	気分・感情	□ 1. 安定している □ 2. 少し落ち込んでいる。 　　または乱れ（イラつき等）がある □ 3. かなり落ち込んでいる。 　　または大きな乱れがある。 □ 4. 表出がほとんどないか、錯乱状態である	
16	知的活動 （記憶・見当識等）	□ 1. 乱れがなく全く生活に支障がない □ 2. 軽度の乱れがある □ 3. 大きな乱れのために生活の広範囲で支障をきたしている □ 4. 24時間、常時の見守りがなければ生活できない	

KOMI チャート

氏名			様
年齢	歳	性別	男・女

作成日： 年 月 日

作成者：

［認識面］
- ■ 本人がわかる・関心がある
- □ 本人がわからない・関心がない
- ▨ 判別できない（要観察事項）

［行動面］
- ■ 本人がしている
- □ 本人がしていない
- ▨ 判別できない（要観察事項）
- ▨ 専門家の援助がはいっている
- ▨ 身内の援助でまかなわれている

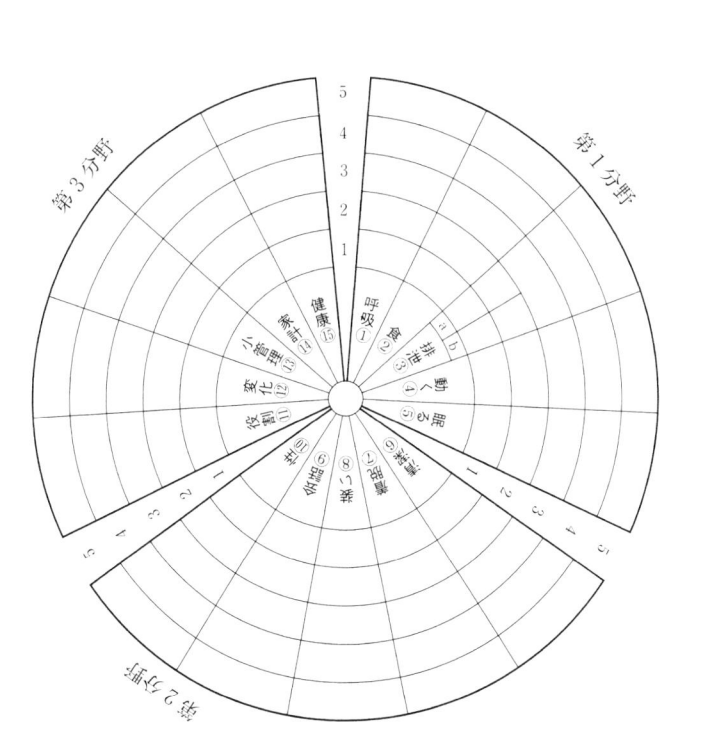

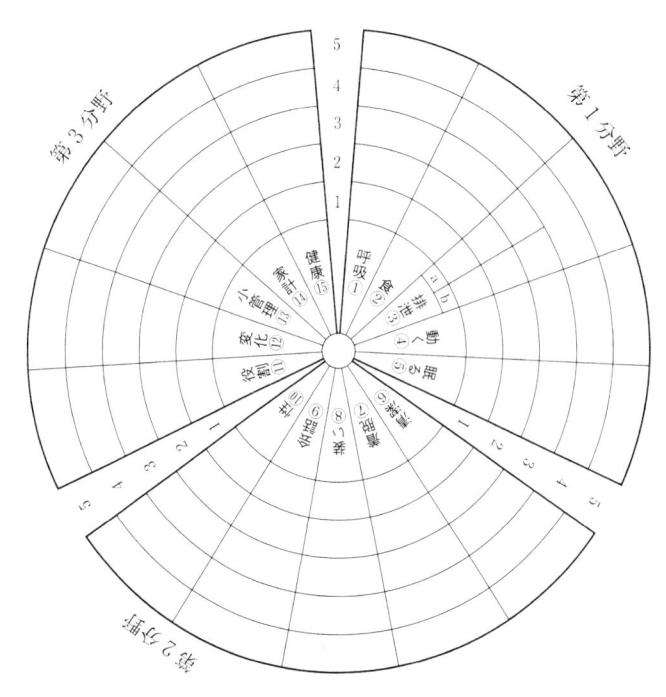

▲黒マーク数

第1分野	第2分野	第3分野	合　計
/27	/25	/25	/77

▲黒マーク数

第1分野	第2分野	第3分野	合　計
/28	/25	/25	/78

▲ KOMI チャートの「認識面」が示す特徴・注釈

▲ KOMI チャートの「行動面」が示す特徴・注釈

生活過程判定項目

KOMIチャート (2004年度版)

生活過程	判定項目	
	認識面	行動面
①呼吸する	1．空気の汚れ（匂い・よどみ・ムッとする感じ）がわかる 2．暑さ・寒さがわかる 3．陽光を気持ちよく感じる 4．新鮮な空気は気持ちよいと感じる 5．空気を清浄にするための各種電気製品（掃除機・冷暖房器具など）の使い方や扱い方がわかる	1．自力で自然に呼吸している 2．息苦しい時には訴えることができる 3．自分で部屋の換気をしている 4．自分で部屋の温度・湿度の調節をしている 5．自分で陽光を取り込んだり、陽光を浴びたりしている
②食べる	1．食べ物がわかる 2．空腹を感じ、異常食欲がない 3．適切な食物量や水分量がわかる 　（過食や拒食にならない） 4．健康にとってどんな食物がよいかわかる 5．人と一緒に食べたいと思う	1．経口的に摂取している 2．自力で摂取している（介助なしで食べている） 3．食事内容に大きな偏り（食事の量と質の偏り）がない 4．自分で配膳・下膳をしている 5．自分で調理をしている
③排泄する	1．便意・尿意がわかる 　a.便意　　b.尿意 2．排泄終了がわかる 　a.便　　b.尿 3．今、どこで排泄すべきかわかる 4．排泄の不調（下痢・便秘・頻尿・乏尿など）に対して解決するための方策がわかる 5．世話されることに羞恥心やためらいなどの気持ちがある	1．（肛門・尿道口から）自然に排泄している 　a.便　　b.尿 2．便意・尿意を表現している 　a.便意　　b.尿意 3．ベッド上でなく、トイレ（ポータブルトイレも含む）で排泄している 　a.便　　b.尿 4．自分で局所を清潔にしている 5．自分で着衣の上げ下ろしをしている
④動く	1．日常のすべての動作に痛みや苦痛を感じない（苦痛など何もない） 2．動きたいという意欲・意志がある 3．健康にとって運動や作業が大切であると思う 4．できる動作や作業は自分の力でやりたいと思う 5．今、自分の行動が自他を過度に消耗させたり、危害を加えたりしていないと自覚している（徘徊・閉じこもり・自傷や他傷行為などが見られない）	1．身体の一部でも動かすことができる 2．寝床の上で楽な姿勢や動作が困難なく自由にとれている 3．室内では自力で困難なく自由に動いている 4．住まいの外（家屋周囲）に、困難なく自力で自由に出入りしている 5．乗用車やバスや電車に乗って、自力で自由に行動している
⑤眠る	1．良く眠れた、または良く眠れないと感じることができる 2．今、昼か夜かがわかる 3．眠りに際して不安や恐怖心がない（暗闇が恐いなど） 4．起きる意欲・意志がある 5．睡眠の不調に対して解決する方策を知っている	1．自力で眠ることができる（薬の力を借りない） 2．必要な睡眠時間がとれている 3．自分で眠るに適した着替えをしている 4．眠りに際して洗面・歯磨きを自分でしている 5．眠るための寝床や寝室の環境を、自分で整えている
⑥身体を清潔に保つ	1．不衛生（便や尿に触れること、不潔な場所や物など）がわかる 2．不潔（下着の汚れ、衣類の汚染など）による身体の不快感を感じる 3．身体細部（爪、目やに、耳垢、鼻毛など）の不潔に気を止めることができる 4．お風呂に入りたいと思う 5．さっぱりしたと感じる	1．自ら手指を清潔にしている 2．自ら口腔内の清潔を保っている 3．自ら身体細部（爪、目やに、耳垢、鼻毛など）の清潔を保っている 4．自分で洗髪をしている 5．自分で入浴やシャワー浴をしている
⑦衣服の着脱と清潔	1．朝起きたら衣服を着替えるのは当然と感じる 2．着替える意欲・意志がある 3．衣服の好みがある 4．季節（気候）に合った衣服がわかる 5．洗濯する意欲・意志がある	1．自力で衣服の着脱ができる 2．朝起きた時など、自分で着たい衣服を選んでいる 3．自分で選んだ衣服の素材や枚数が体温調節に適している 4．脱いだものを自分で整理している 5．自分で洗濯をしている（洗う・干す・取り込む・たたむ・しまう）

網かけの部分には、援助マークは入らない。

⑧身だしなみを整える	1. 髪型や身につけているものを誉められると嬉しいと感じる 2. だらしないこと（シャツが裏表、髪がボサボサなど）がどういうことかわかる 3. 自分の装いに関心を持っている 4. 装いにおける自分の好みを知っている（髪型、装身具、化粧品など） 5. 時・所・目的に適した身だしなみがわかる		1. 自ら朝の洗面・歯磨きをしている 2. 自ら、だらしなくないように、衣服をきちんとこざっぱりと着ている 3. 自ら日々、髪型を整えたり、ひげそり、肌の手入れ、化粧などの身づくろいをしている 4. 自ら（理容師・美容師などの力を借りて）自己を表出している 5. 自ら時・所・目的に適した身だしなみをしている
⑨伝える 会話する	1. 相手が誰かわかる 2. 相手の言うことがわかる 3. 伝えよう・話そうという意欲・意志がある 4. 記憶に大きな欠落や乱れがない 5. 人と話すことに苦痛がない		1. 意味のあるサインを出すことができる（表情・まばたきなど） 2. 質問の意味がわかり、ハイ・イイエで答えることができる 3. 短い会話ができる（手話・点字・ワープロなどを含む） 4. 会話の内容に違和感や乱れ（繰り返し・長い沈黙・脈絡のなさなど）がない 5. 1日の会話量が充分にある
⑩性にかかわること	1. 人前で裸になるのは恥ずかしいと感じる 2. 自分が男性か女性かがわかる 3. スキンシップを心地よいと感じる 4. 異性に対して自然な関心を持っている（異性を極端に嫌ったり、極端に好意を示すことがない） 5. 自己の性に対する自制心がある		1. 生活の場に両性の存在がある 2. 自ら、着衣・髪型・言葉づかいなどを通して、男性性、女性性を表出している 3. スキンシップをする・されるという関係（対象）がある 4. 性的欲求に振り回されず、問題を起こしていない 5. 異性とごく自然に付き合っている
⑪役割（有用感）をもつ	1. 自分は誰かわかる 2. 自分史・おいたちを覚えている 3. 相手のことを思いやる気持ちがある 4. 自分のことは自分で決定しようと思う 5. 家族や社会の中で自分の役割がある		1. 家族や親族に支えられている 2. 自分にとって安定した（心休まる）居場所をもっている 3. 周囲に特定の（特に行き来のある）友人・知人がいる 4. 今やりたいこと、打ち込みたいものに取り組んでいる 5. 社会との接点をもっている（家庭以外にも居場所を広げて生活している）
⑫変化を創り出す	1. 変化のない生活に退屈や辛さを感じる 2. 小さな変化（花一輪、絵、本、音楽など）に心地よさを感じる 3. 変化を望む気持ちがある 4. 具体的に望む事柄を思い描くことができる 5. 変化を創る場合、自分が置かれている今の状況や体力に適した事柄がわかる		1. 長期にわたって1つの部屋に閉じこもったような生活をしていない 2. 生活に変化がない場合には、その辛さを表現できる 3. 自ら室内で小さな変化を創り出し、楽しんでいる 4. 自ら身近にある自然や文化を楽しんでいる 5. 自ら遠方の自然や文化をも楽しんでいる
⑬生活における小管理	1. 居室の不潔や乱れがわかる 2. 日常生活で不足しているものがわかる 3. その日、1日の過ごし方がわかる 4. 日常起こるこまごまとした問題を解決するための判断力がある 5. 居室や居宅に自分らしさを表現したいと思う		1. 自分で居室の清潔を保っている（掃除、整理、整頓） 2. 自分でゴミを分別し、決められた場所に持って行っている 3. 日常生活で不足している物品を自分で補充している 4. 届けられた手紙や品物などを、自分で適切に処理している 5. 自ら安全管理をしている（戸締まり、鍵、火の始末など）
⑭家計（金銭）を管理する	1. お金の意味がわかる 2. 収支の計算ができる 3. 自分が現在使える金額がわかる 4. 1ヵ月の収入の額を知っている 5. 具体的に買いたいものを考えることができる		1. 店で欲しいものを自分で選んでいる 2. 自ら物を買っている 3. 自分で財布の管理をしている 4. 1ヵ月の生活費の出し入れを自分でしている（銀行や郵便局などの利用） 5. 自ら、預貯金や財産全体の管理をしている
⑮健康を管理する	1. 心身の不調（異常・違和感）を感じることができる 2. 不調解決のために必要な情報を入手したいと思う 3. 他者や専門家に相談すべきかどうかの判断ができる 4. 健康回復や健康増進への意欲・意志がある 5. 自分にとって今、必要な健康法や養生法やリハビリがわかる		1. 心身の不調を自分から訴えることができる 2. 不調時には自ら受診し、治療を受けている 3. 必要時には、自ら服薬ができ、かつその管理をしている 4. 健康回復のために必要な療法やリハビリなどには、必要時には積極的に取り組んでいる 5. 自らの健康維持に気を配り、何らかの工夫や対策を講じ、実践している

グランドアセスメント
(ケア計画を導く根拠)

氏名	様
年齢　歳	性別　男・女

作成日：　　　年　　月　　日

作成者：＿＿＿＿＿＿＿＿＿＿

主な疾患：＿＿＿＿＿＿＿＿＿＿＿＿＿＿＿
＿＿＿＿＿＿＿＿＿＿＿＿＿＿＿＿＿＿＿＿
＿＿＿＿＿＿＿＿＿＿＿＿＿＿＿＿＿＿＿＿

ケアの5つのものさし
1. 生命の維持過程（回復過程）を促進する援助
2. 生命体に害となる条件・状況を作らない援助
3. 生命力の消耗を最小にする援助
4. 生命力の幅を広げる援助
5. もてる力・健康な力を活用し高める援助

---

1. 今、この方の生命は、どちらに向かって、どのように変化していこうとしているか？

2. 生命体に"害"となるもの、または生命力を消耗させているものは何か？

3. 今、もてる力、残された力、健康な力は何か？

ケア方針（目指すこと）：箇条書にすること

ケアの展開シート

氏名	様
年齢　　歳	性別　男・女

作成日：　　　年　　月　　日
作成者：

No.	ケア方針（目指すこと）

番号	行ない整える内容

月日	時分	番号	実行内容、結果など	実行者

ケアの展開シート

氏名	様
年齢	歳　性別　男・女

作成日：　　年　　月　　日
作成者：

ケア方針：No.　　　　　　　　　　　　　　　　　　　　　　　（内ページ　　　）

月日	時分	番号	実行内容、結果など	実行者

氏名	様
年齢	歳　性別　男・女

ケア方針：No.　　　　　　　　　　　　　　　　　　　　　　　（内ページ　　　）

月日	時分	番号	実行内容、結果など	実行者

ケアプランシート

氏名	様
年齢	歳	性別	男・女

作成日： 　年　月　日

作成者：

承認印

No.	ケア方針（目指すこと）	番号	行ない整える内容

氏名	様
年齢	歳	性別	男・女

KOMI サマリーチャート

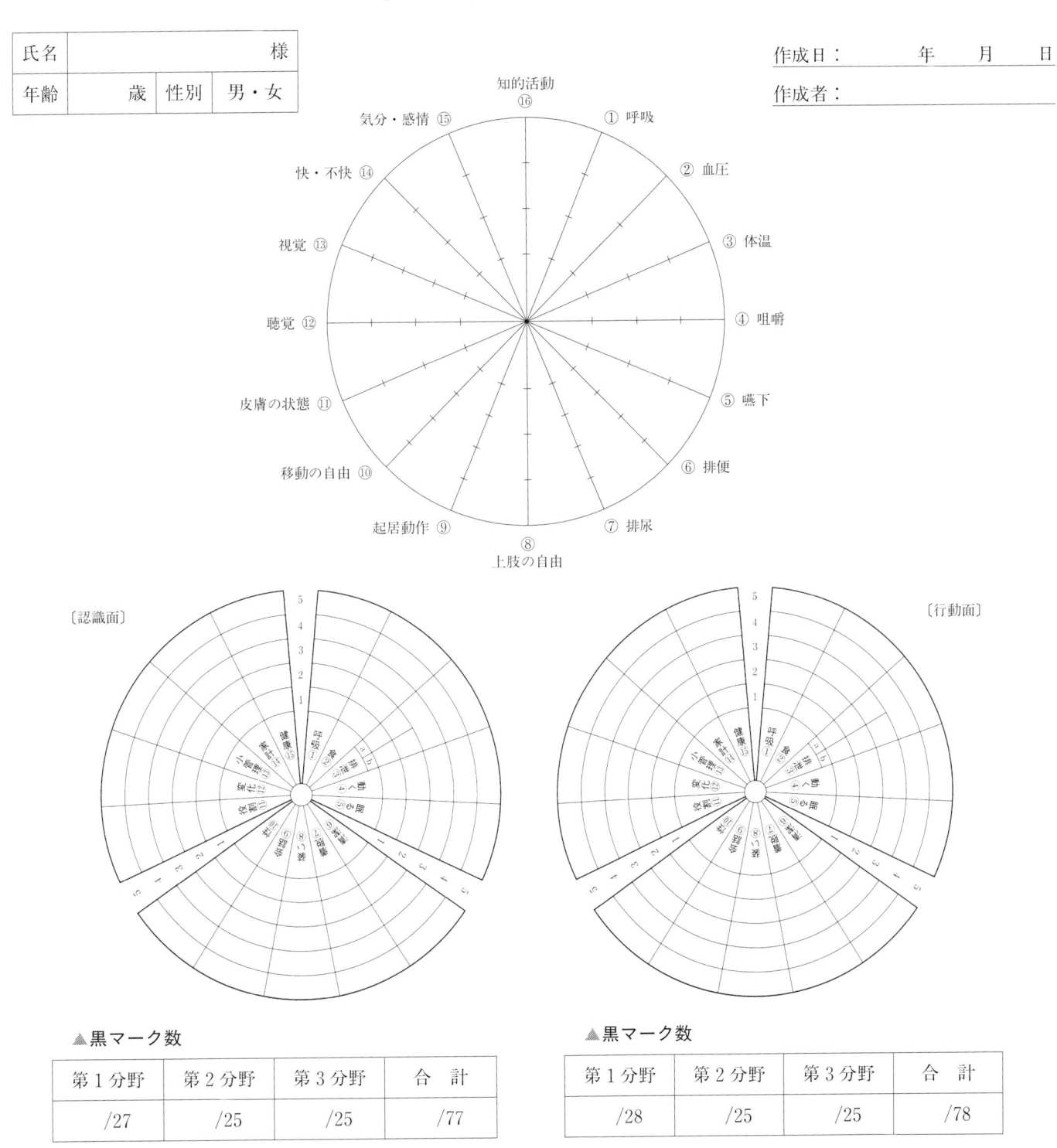

氏名			様
年齢	歳	性別	男・女

作成日： 　年　　月　　日
作成者：

円周ラベル（時計回り、上から）：
知的活動⑯、①呼吸、②血圧、③体温、④咀嚼、⑤嚥下、⑥排便、⑦排尿、⑧上肢の自由、⑨起居動作、⑩移動の自由、⑪皮膚の状態、⑫聴覚、⑬視覚、⑭快・不快、⑮気分・感情

〔認識面〕　　　　　　　　　　　　　　　　　〔行動面〕

▲黒マーク数

第1分野	第2分野	第3分野	合　計
/27	/25	/25	/77

▲黒マーク数

第1分野	第2分野	第3分野	合　計
/28	/25	/25	/78

― 伝えたい諸情報 ―

チャート履歴

氏名		様
年齢	歳	性別 男・女

作成日：　　年　　月　　日

作成者：

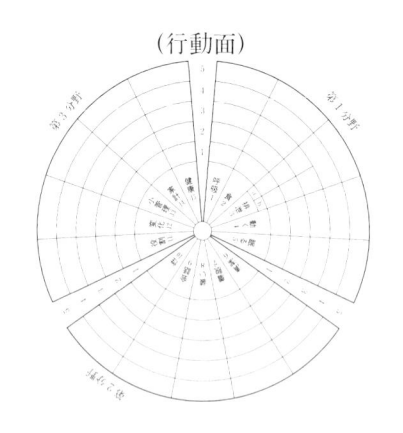

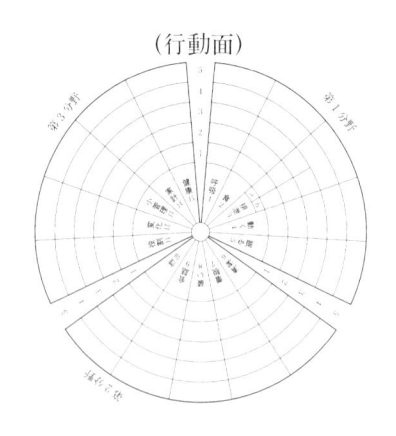

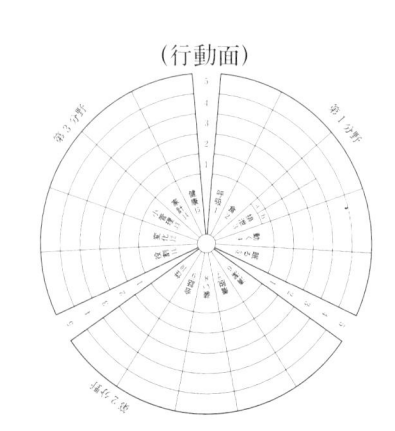

サマリーチャート作成日：　　年　　月　　日

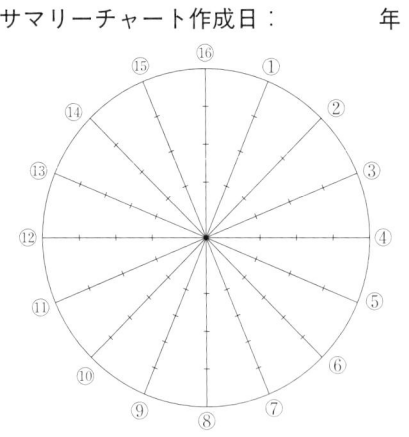

（認識面） 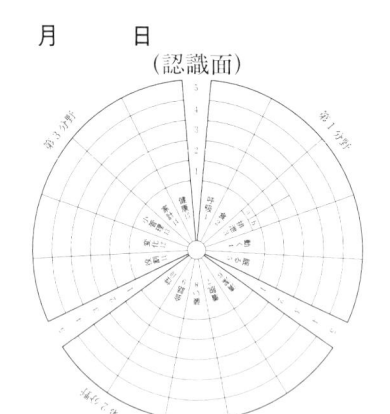　　　　　　　（行動面）

第1分野	第2分野	第3分野	合計
/27	/25	/25	/77

第1分野	第2分野	第3分野	合計
/28	/25	/25	/78

サマリーチャート作成日：　　年　　月　　日

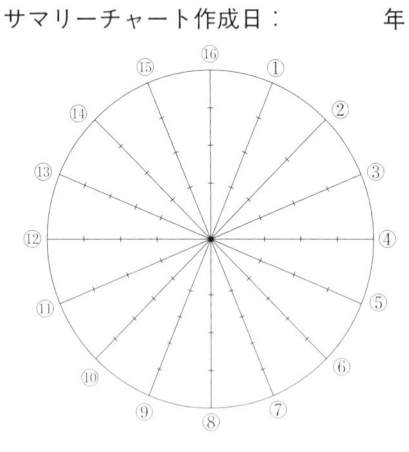

（認識面） 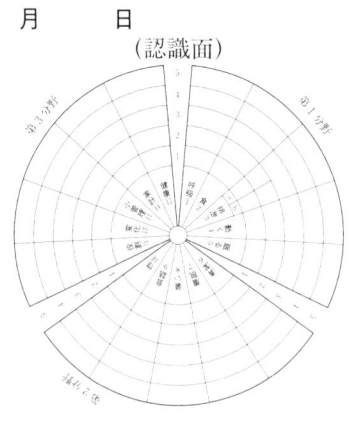　　　　　　　（行動面）

第1分野	第2分野	第3分野	合計
/27	/25	/25	/77

第1分野	第2分野	第3分野	合計
/28	/25	/25	/78

サマリーチャート作成日：　　年　　月　　日

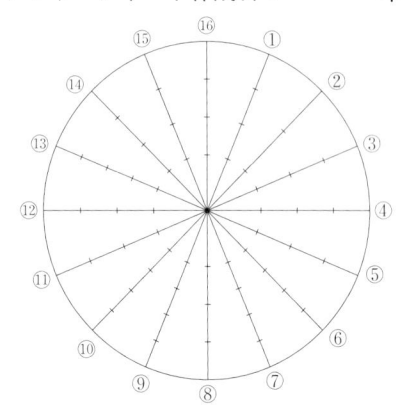

（認識面） 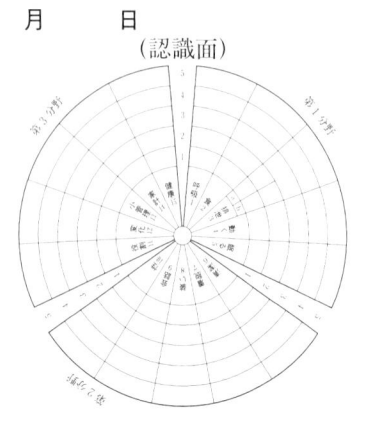　　　　　　　（行動面）

第1分野	第2分野	第3分野	合計
/27	/25	/25	/77

第1分野	第2分野	第3分野	合計
/28	/25	/25	/78

KOMIケアリングシート

氏名 _____　　　　　　　　　　　　　　　　　　　　　　　No. _____

項目	ケアの内容	月	日	月	日	月	日	月	日	月	日

項目	サイン										

KOMI ケアリングシート（急性期モデル）

氏名 _____　　　　　　　　　　　　　　　　　　　　　　　　　　　No. _____

項目	ケアの内容	月 日	月 日	月 日	月 日	月 日
換気	室内の空気の入れ替え					
	深呼吸の促し					
陽光	ブラインド、カーテンの開閉					
食事	経管栄養					
	水分（お茶、水のみ）					
	流動食					
	きざみ・ペースト：自力・一部・全介					
	粥（3分・5分・7分・全）：自・一・介					
	普通食　　　　　：自力・一部・全介					
	食事量					
排泄（便）	ベッド上（オムツ・便器）					
	室内（ポータブルトイレ）					
	トイレ　　　　　：自力・一部・全介					
排泄（尿）	バルンカテーテル					
	ベッド上（オムツ・尿器）					
	室内（ポータブルトイレ）					
	トイレ　　　　　：自力・一部・全介					
活動	ギャッジUPなし					
	ギャッジUP 45度					
	ギャッジUP 90度					
	端座位　　　　　：自力・一部・全介					
	立位　　　　　　：自力・一部・全介					
	車椅子で移動　　：自力・一部・全介					
	病棟内歩行　　　：自力・一部・全介					
	病棟外歩行　　　：自力・一部・全介					
清潔	蒸しタオルでの洗面					
	ベッド上での歯磨き・洗面					
	室内洗面台での歯磨き・洗面					
	洗面所での歯磨き・洗面					
	部分清拭					
	全身清拭					
	足浴、手浴					
	陰部洗浄					
	洗髪　　　　　　：自力・一部・全介					
	部分シャワー　　：自力・一部・全介					
	シャワー　　　　：自力・一部・全介					
	入浴　　　　　　：自力・一部・全介					
睡眠	音、光の配慮					
	睡眠剤使用による睡眠					
	自力での睡眠					
	足浴					
身だしなみ	衣服の着脱　　　：自力・一部・全介					
	髭剃り・整髪　　：自力・一部・全介					
役割	家族の面会					
	知人・友人の面会					
変化	TV・ラジオ・新聞などを楽しむ					
	車椅子散歩					
	サイン					

KOMI ケアリングシート（慢性期モデル）

氏名 _____　　　　　　　　　　　　　　　　　　　　　　　　　　　　No. _____

項目	ケアの内容	月	日	月	日	月	日	月	日	月	日
換気	空気の入れ替え　：自力・一部・全介										
	温度・湿度の調節：自力・一部・全介										
陽光	カーテン等の開閉：自力・一部・全介										
	日光浴　　　　　：自力・一部・全介										
食事	水分の摂取										
	流動食										
	きざみ　　　：自力・一部介助・全介										
	とろみ　　　：自力・一部介助・全介										
	粥　　　　　：自力・一部介助・全介										
	普通食　　　：自力・一部介助・全介										
	方法　　　　：箸・スプーン・フォーク										
	エプロンの使用　：必要・不必要										
排泄	ベッド上　　　：自力・一部・全介										
	ポータブルトイレ：自力・一部・全介										
	トイレ　　　　：自力・誘導・全介										
移動	ベッド上　　：自力・一部介助・全介										
	端座位　　　：自力・一部介助・全介										
	立位　　　　：自力・一部介助・全介										
	歩行器　　　：自力・一部介助・全介										
	車椅子　　　：自力・一部介助・全介										
	杖歩行　　　：室内・建物内・建物外										
	独歩　　　　：室内・建物内・建物外										
睡眠	音・光の配慮：自立・一部・全介										
	着替え　　　：自力・一部・全介										
	靴下の交換　：自力・一部・全介										
	足浴										
	睡眠剤の使用による睡眠										
	自力での睡眠										
清潔	ベッド上での洗面　　：一部・全介										
	室内洗面台での洗面：自・一部・全介										
	洗面所での洗面　　：自・一部・全介										
	口腔ケア　　　：自力・一部・全介										
	部分清拭										
	全身清拭										
	足浴・手浴										
	シャワー　　　：自力・一部・全介										
	入浴　　　　　：自力・一部・全介										
身だしなみ	朝の着替え　　：自力・一部・全介										
	髭剃り・整髪：自力・一部・全介										
	化粧　　　　　：自力・一部・全介										
役割	家族の面会										
	知人・友人の面会										
変化	テレビを楽しむ										
	新聞・雑誌などを読む										
	レクリエーションに参加する										
	買い物などの外出										
管理	居室の清潔　　：自力・一部・全介										
	ゴミ出し　　　：自力・一部・全介										
	洗濯　　　　　：自力・一部・全介										
	サイン										

KOMI 治療展開シート

主治医 _____

氏名 _____   No. _____

月／日	月　日	月　日	月　日	月　日	月　日	月　日	月　日	月　日
入院/入所日数・術後日数								

R ○	P ●	T ◆	BP ×
70	170	41	205
60	150	40	180
50	130	39	155
40	110	38	130
30	90	37	105
20	70	36	80
10	50	35	55
0	30	34	30

- 安静度
- 検　査

- 輸　液

- 注射および薬物

- 処　置

- 症状観察事項

- IN

- OUT

サ　イ　ン

KOMI 場面シート

氏名			様
年齢	歳	性別	男・女

No. _____

月日	時分	場　面	状　　況	作成者

KOMIフレンドリーチャート

作成者・

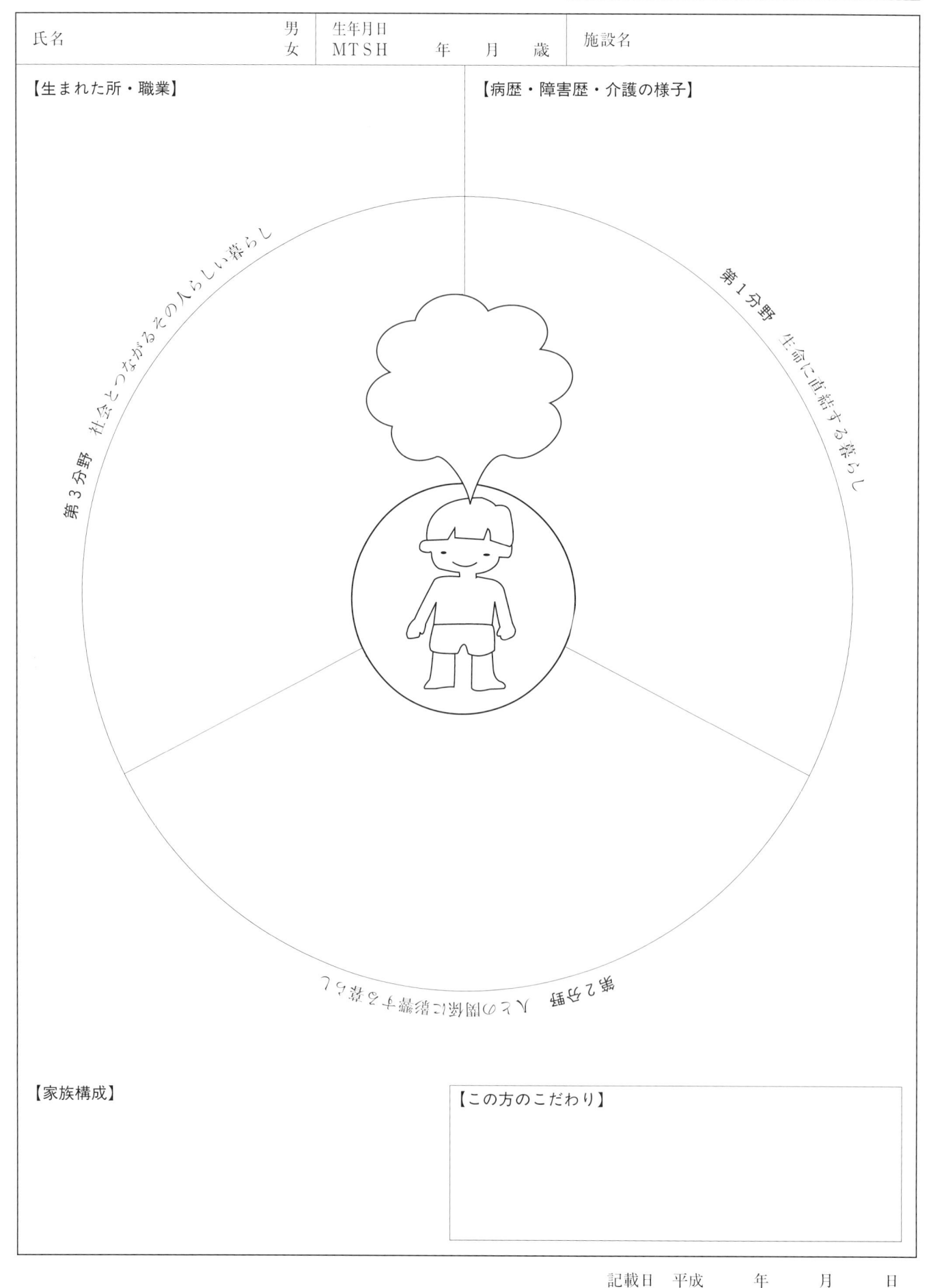

| 氏名 | 男女 | 生年月日 MTSH　年　月　歳 | 施設名 |

【生まれた所・職業】

【病歴・障害歴・介護の様子】

第3分野　社会とつながるその人らしい暮らし

第1分野　生命に由来する暮らし

第2分野　人との関係に由来する暮らし

【家族構成】

【この方のこだわり】

記載日　平成　　年　　月　　日

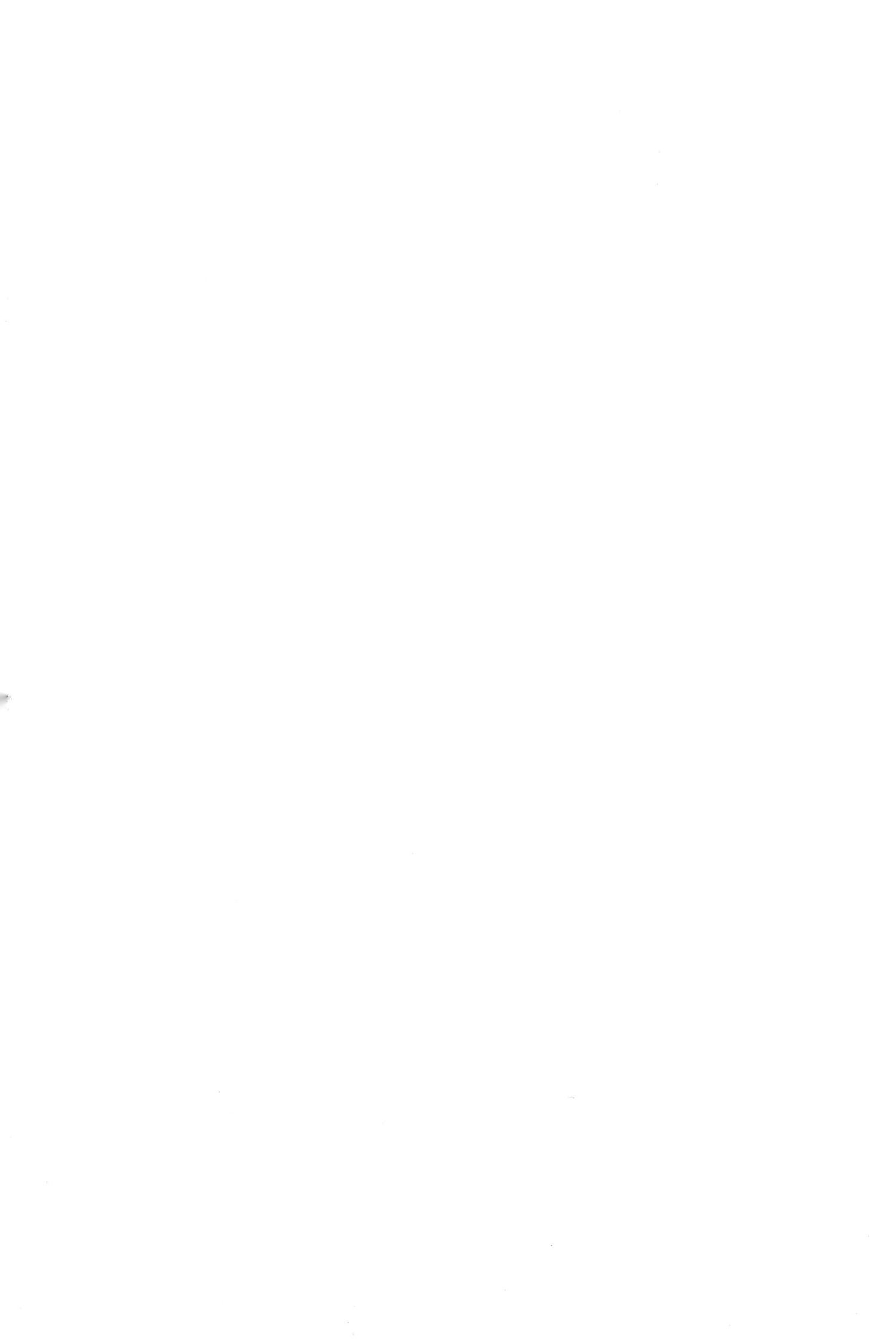